权威解读　配套要求　示范应用

中医病历书写基本规范

（第一版）

《中医病历书写基本规范编写组》编写

主　编　王　阶
副主编　魏军平　吴向红　袁敬柏
编　委　何庆勇　吴　瑞　王会玲
　　　　李小可　吴春雁　闫　颖
　　　　何夏秀　王　丽　赵丹丹

科学技术文献出版社
·北京·

(京)新登字 130 号

内 容 简 介

自 2010 年 7 月 1 日起，卫生部、国家中医药管理局联合印发的《中医病历书写基本规范》（国中医药医政发［2010］29 号）（以下简称"新《规范》"）正式施行，2002 年版《中医、中西医结合病历书写基本规范（试行）》同时废止。新《规范》旨在提高中医病历的标准化、规范化建设，提高中医医疗质量。

本书的编写目的，旨在落实《中医病历书写基本规范》，执行卫生部和国家中医药管理局中医药规范建设的相关规定。本书编写的基本原则是：①突出《规范》重点，注重《规范》内涵；②着重中医病历的特点和科学性、系统性、完整性、法律性；③强化中医临床医师基本功训练，规范医师病历书写行为；④体现和适应医药卫生体制改革的新形势；⑤吸收全国示范中医医院的优秀病历；⑥编写工作由参与卫生部和国家中医药管理局《中医病历书写基本规范》修订工作的项目组专家完成。

本书的主要内容包括：①中医病历书写通则；②中医病历书写基本规范（包括门急诊病历书写内容与要求，门急诊各类记录内容及要求，住院病历书写内容及要求，各类住院病历记录内容及要求举例，各主要临床科室病历书写要点、各类知情同意书模板等）；③中医病历检查评价标准；④附录（包括医疗机构病历管理规定，电子病历基本要求等）。

科学技术文献出版社是国家科学技术部系统惟一一家中央级综合性科技出版机构，我们所有的努力都是为了使您增长知识和才干。

序　一

　　病历，亦称病案、诊籍，是患者疾病发生、发展、诊断、治疗情况的系统记录，是临床医生根据问诊、查体、辅助检查以及对病情的详细观察所获得的资料，经过归纳、分析、整理，书写而成的疾病档案资料。我国病历记录历史悠久，最早的是殷墟出土的商代甲骨文，记录有疾首、疾目、疾齿、疾足、疾趾、疾身等对21种疾病的描述。距今2170年的汉代《史记·扁鹊仓公列传》中记载了淳于意的25个病历，这是我国现存最早的病案。

　　本书由中国中医科学院广安门医院牵头，联合全国多位参与卫生部和国家中医药管理局《中医病历书写基本规范》修订工作的项目组专家共同撰写。本书的编写，对于落实卫生部、国家中医药管理局联合印发的《中医病历书写基本规范》（国中医药医政发[2010]29号），执行卫生部和国家中医药管理局中医药规范建设的相关规定，将会大有裨益。该书对于提高中医病历的标准化、规范化建设，提高中医医疗质量亦将有重要积极作用。

　　稿经数易，行将付梓，乐之为序。

国医大师

张志远

序 二

病历是指医务人员在医疗活动过程中形成的文字、符号、图标、影像、切片等资料的总和,是医务工作者在临床工作中用于记载患者疾病发生发展、演变预后、诊断治疗、防护调摄及其结果的原始档案。殷商时代的甲骨文中对疾病的记述,是最早的原始病案记载,后世的"病历"、"诊籍"和"医案"是它的发展和完善。西汉时期,司马迁在《史记·扁鹊仓公列传》中写道"臣意所诊者,皆有诊籍"。书中记载了西汉名医淳于意的诊籍25则,其格式包括姓名、身份、病史、症状、诊断、治疗和疗效等,包括内、外、妇、儿、五官等科疾病,是我国现存最早的病案。

本书的编写特色是:①着重中医病历的特点和科学性、系统性、完整性、示范性;②强化中医临床医师基本功训练,规范医师病历书写行为;③依托卫生部、国家中医药管理局的相关文件规定,体现和适应医药卫生体制改革的新形势;④以中国中医科学院广安门医院的优秀病历为主,吸收全国示范中医医院的优秀病历;⑤编写工作由参与卫生部和国家中医药管理局《中医病历书写基本规范》修订工作的项目组专家完成。相信本书对于提高中医病历书写水平,加强医院病历的科学化管理,保障医疗安全将大有裨益。

稿经数易,行将付梓,喜上心头,是为序。

中国中医科学院

刘保延

前 言

病历,又称诊籍、脉案、医案、病史、病案,是指医务工作者在中医临床工作中用于记载患者疾病发生发展、演变预后、诊断治疗、防护调摄及其结果的原始档案。中医病历有着悠久的历史,是中医古典医籍的重要组成部分。中华民族自古以来就非常重视医案的记录与流传,在浩如烟海的中医古籍之中,保存了大量的历代医案记录和医案专辑。

殷商时代的甲骨文中对疾病的记述,是最早的原始病历记载。西汉时期,司马迁在《史记·扁鹊仓公列传》中写道"臣意所诊者,皆有诊籍"。所谓"诊籍"即为"病案"。书中记载了西汉名医淳于意的诊籍25则,是我国现存最早的病案。晋·葛洪的《肘后备急方》、隋·巢元方《诸病源候论》中亦可见一些散在的病案记录。唐宋以后,医案开始盛行,宋·许叔微所撰的《伤寒九十论》是我国第一部病案专著。明清时期,收集和研究病案的工作被重视,有不少医案名著至今仍被人们借鉴,如明·薛己《薛氏医案》、清·叶天士《临证指南医案》等,许多医家都提出自己的病案格式,有不少医案名著至今仍被人们借鉴,如韩懋、李诞、吴崑等人都提出自己的病案格式。韩懋在《韩氏医通》"六法兼施章"中提出诊病填写医案一宗。韩氏认为医案应包望形色、闻声音、问情状、切脉理、论病原、治方术6大部分,并制定了较为正式的病案格式。1584年,明代医家吴崑在《脉语》中对病案格式进一步概括,规定了7大部分内容,一是时间籍贯姓名;二是望诊和闻诊,用以合脉;三是病人的苦乐、病由和发病时间,观其精神状态和疾病久暂;四是始发病、治疗措施及疗效;五是昼夜孰甚,寒热孰多,喜恶何物,是疾病现状,以辨气血,察阴阳脏腑;六是写出病名定诊断,以及诊断的理论根据,区分标本缓急,确定某藏当补,某藏当泻;七是处方加减及用药目的,写清处方原则,药物配伍方法。吴氏还明确指出病案后应有医者签名,以示负责,使病家验医者之工拙。韩氏的"六法兼施"和吴氏的补充,对病案格式规范化起着重要的奠基作用。

清代医家魏之琇在明·江瓘《名医类案》的基础上,补充该书问世后其他医家的医案,重加校定,按病证分类编纂,取名为《续名医类案》,于1770年刊行,迄今仍比较流行。此外,徐大椿的《洄溪医案》、近代何廉臣的《全国名医医案类编》、秦伯未的《清代名医医案精华》等,文字通俗,内容完整,也属比较著名的医案专著。虽然前人在病案格式的研究上做出了努力,但由于历史条件的限制,传统的医案都是以行医者的个人习惯记录的,无论是在格式或内容上都存在较大差异,中医病历的格式仍未能做到统一。

新中国成立后,以中医为主体的中医医院诞生,但基本沿用了西医医院的管理模式与方法,包括病历书写,尚无自己的管理思路及相应的规范要求。1953年卫生部召开医教会议,将诊籍、医案、病历统一规范为病案,但无统一的中医病案格式。

1982年,中华全国中医学会内科学会以发展中医学术和保持发扬中医特色为出发点,拟定了《中医病案书写格式和要求》,1983年以(83)卫中司字54号文件,发往全国试行。经过几年的临床实践,初步统一了全国中医病历书写格式。1988年,国家中医药管理局委托中华全国中医学会在《中医病案书写格式和要求》的基础上,广泛征求意见和建议,完成了《中医病案书写规范》,并于1991年在全国各中医医院试行。《中医病案书写规范》首次规定了"中医病案首页格式"和病案书写规范,突出了中医学术特色,体现了中医理论和病案内容的完整结合。

1997年,为适应全国医药卫生体制改革和城镇职工基本医疗保险制度改革的新形势,国家中医药管理局再次组织专家对《中医病案书写规范》进行全面修订,完成了《中医病案规范》,使其更符合中医病历书写习惯,对重复的内容进行删减,减少了无效劳动,提高了病历书写速度。《中医病案规范》中还拟定了"中医病案质量评价标准",对中医病案质量控制起着指导性作用。

2002年9月1日起,《医疗事故处理条例》正式实施,给医疗机构和医务人员带来了全新的法制观念和意识,其中有关于病历信息的公开的规定以及可以直接向人民法院起诉的规定。医疗机构病历资料的书写和管理不仅是医疗工作的重要组成部分,它还为医疗纠纷和医疗事故鉴定与处理提供最重要的法律依据。《医疗事故处理条例》明确患者可以随时要求查阅、复制病历,《医疗事故处理条例》还规定在发生医疗事故的争议时,医疗机构要实行"举证责任倒置"。为此,卫生部、国家中医药管理局颁布了与《医疗事故处理条例》相配套的文件《中医、中西医结合病历书写基本规范(试行)》(以下简称《规范》),对病历内容进行了详细明确的规定,规范了医疗行为,适用于新的法律法规要求和医政要求。

2010年卫生部和国家中医药管理局在总结全国各地执行2002年《规范》情况的基础上,结合当前医疗机构管理和医疗质量管理面临的新形势和新特点,对《规范》进行了修订,制定了《中医病历书写基本规范》(以下简称"2010年新《规范》")。2010年新《规范》与2002年《规范》相比较,更能体现中医诊疗的特色。如在中医门(急)诊的初诊、复诊病历记录中都应包括中医四诊的情况。2010年新《规范》自2010年7月1日起施行。我们"中医病历书写基本规范编写组",为了更好地落实

2010年新《规范》,以中国中医科学院广安门医院为依托,编写了《中医病历书写基本规范(第一版)》一书,旨在提高中医病历书写和管理水平,加强医院病历的科学化管理,提高医疗安全质量,更好地为人民的健康服务。

王 阶

目　　录

卫生部 国家中医药管理局关于印发《中医病历书写基本规范》的通知 …………………… I
中医病历书写基本规范 ……………………………………………………………………… II
1　中医病历书写基本要求 …………………………………………………………………… 1
　　1.1　文字、格式及用语要求 …………………………………………………………… 1
　　1.2　病历书写人员资格要求 …………………………………………………………… 1
　　1.3　病历书写的时限 …………………………………………………………………… 1
　　1.4　病历的修改 ………………………………………………………………………… 2
　　1.5　病历书写基本要求 ………………………………………………………………… 2
　　1.6　病历排列顺序 ……………………………………………………………………… 3
2　门(急)诊病历书写内容及要求 …………………………………………………………… 6
　　2.1　门诊初诊记录 ……………………………………………………………………… 6
　　2.2　门诊复诊记录 ……………………………………………………………………… 8
　　2.3　急诊初诊记录 ……………………………………………………………………… 9
　　2.4　急诊抢救记录 ……………………………………………………………………… 11
　　2.5　急诊留观病程记录 ………………………………………………………………… 11
　　2.6　门(急)诊病历首页 ………………………………………………………………… 12
3　住院病历书写内容及要求 ………………………………………………………………… 13
　　3.1　入院记录 …………………………………………………………………………… 13
　　3.2　24小时内入出院记录 ……………………………………………………………… 17
　　3.3　24小时内入院死亡记录 …………………………………………………………… 18
　　3.4　首次病程记录 ……………………………………………………………………… 21
　　3.5　日常病程记录 ……………………………………………………………………… 23
　　3.6　上级医师查房记录 ………………………………………………………………… 24
　　3.7　疑难病例讨论记录 ………………………………………………………………… 25
　　3.8　交班记录 …………………………………………………………………………… 27
　　3.9　接班记录 …………………………………………………………………………… 29
　　3.10　转出记录 ………………………………………………………………………… 30
　　3.11　转入记录 ………………………………………………………………………… 31
　　3.12　阶段小结 ………………………………………………………………………… 34
　　3.13　抢救记录 ………………………………………………………………………… 36

3.14	有创诊疗操作记录	38
3.15	会诊记录	38
3.16	术前小结	40
3.17	术前讨论记录	42
3.18	麻醉术前访视记录	43
3.19	麻醉记录	44
3.20	手术记录	46
3.21	手术安全核查记录	47
3.22	手术清点记录	47
3.23	术后首次病程记录	49
3.24	麻醉术后访视记录	50
3.25	出院记录	50
3.26	死亡记录	52
3.27	死亡病例讨论记录	53
3.28	病重（病危）患者护理记录	55
3.29	医嘱	56
3.30	体温单	59

4 各主要临床专业病历书写特点 — 61

4.1	心血管专业	61
4.2	呼吸专业	65
4.3	脾胃病专业	67
4.4	内分泌专业	69
4.5	肾病专业	73
4.6	血液专业	75
4.7	神经专业	78
4.8	风湿病专业	81
4.9	肿瘤专业	84
4.10	外科专业	88
4.11	骨伤专业	91
4.12	泌尿专业	93
4.13	肛肠专业	95
4.14	皮肤专业	97
4.15	妇科专业	100
4.16	儿科专业	103
4.17	老年病专业	106
4.18	针灸专业	108
4.19	推拿专业	111

- 4.20 眼科专业 ... 113
- 4.21 耳鼻喉专业 ... 117

5 知情同意书 ... 120
- 5.1 我国关于患者知情同意权的相关法律条文 ... 120
- 5.2 《中医病历书写基本规范》中关于知情同意书的文件要求 ... 121
- 5.3 一般情况告知模板 ... 122
- 5.4 中医临床各科知情同意书模板 ... 128
- 5.5 各科通用知情同意书模板 ... 189

6 中医病历质量检查评价标准 ... 202
- 6.1 门（急）诊病历质量检查评价标准 ... 202
- 6.2 住院病历质量检查评价标准 ... 205

7 附录 ... 213
- 7.1 中华人民共和国执业医师法 ... 213
- 7.2 医疗机构病历管理规定 ... 218
- 7.3 中医电子病历基本规范（试行） ... 220
- 7.4 国家中医药管理局关于修订印发中医住院病案首页的通知 ... 223
- 7.5 卫生部病历书写基本规范 ... 232
- 7.6 医疗机构管理条例 ... 238
- 7.7 医疗事故处理条例 ... 242
- 7.8 中华人民共和国侵权责任法（第七章 医疗损害责任） ... 250
- 7.9 手术安全核查制度 ... 251
- 7.10 处方管理办法 ... 253
- 7.11 医疗机构管理条例实施细则 ... 259
- 7.12 中医病证分类与代码 ... 269

卫生部 国家中医药管理局关于印发《中医病历书写基本规范》的通知

国中医药医政发〔2010〕29号

各省、自治区、直辖市卫生厅局、中医药管理局,新疆生产建设兵团卫生局,中国中医科学院:

为规范中医病历书写,提高病历质量,保障医疗质量和医疗安全,根据《医疗事故处理条例》有关规定,2002年卫生部和国家中医药管理局印发了《中医、中西医结合病历书写基本规范(试行)》(以下简称《规范》)。《规范》执行以来,在各级卫生、中医药管理部门和医疗机构的共同努力下,中医病历质量有了很大提高。

在总结各地《规范》执行情况的基础上,结合当前医疗机构管理和医疗质量管理面临的新形势和新特点,卫生部和国家中医药管理局对《规范》进行了修订,制定了《中医病历书写基本规范》。现印发给你们,请遵照执行。执行中遇到的情况及问题,请及时反馈国家中医药管理局医政司。

二〇一〇年六月十一日

附件：中医病历书写基本规范

中医病历书写基本规范

第一章 基本要求

第一条 病历是指医务人员在医疗活动过程中形成的文字、符号、图表、影像、切片等资料的总和，包括门（急）诊病历和住院病历。

第二条 中医病历书写是指医务人员通过望、闻、问、切及查体、辅助检查、诊断、治疗、护理等医疗活动获得有关资料，并进行归纳、分析、整理形成医疗活动记录的行为。

第三条 病历书写应当客观、真实、准确、及时、完整、规范。

第四条 病历书写应当使用蓝黑墨水、碳素墨水，需复写的病历资料可以使用蓝或黑色油水的圆珠笔。计算机打印的病历应当符合病历保存的要求。

第五条 病历书写应当使用中文，通用的外文缩写和无正式中文译名的症状、体征、疾病名称等可以使用外文。

第六条 病历书写应规范使用医学术语，中医术语的使用依照相关标准、规范执行。要求文字工整，字迹清晰，表述准确，语句通顺，标点正确。

第七条 病历书写过程中出现错字时，应当用双线画在错字上，保留原记录清楚、可辨，并注明修改时间，修改人签名。不得采用刮、粘、涂等方法掩盖或去除原来的字迹。

上级医务人员有审查修改下级医务人员书写的病历的责任。

第八条 病历应当按照规定的内容书写，并由相应医务人员签名。

实习医务人员、试用期医务人员书写的病历，应当经过本医疗机构注册的医务人员审阅、修改并签名。

进修医务人员由医疗机构根据其胜任本专业工作实际情况认定后书写病历。

第九条 病历书写一律使用阿拉伯数字书写日期和时间，采用24小时制记录。

第十条 病历书写中涉及的诊断，包括中医诊断和西医诊断，其中中医诊断包括疾病诊断与证候诊断。

中医治疗应当遵循辨证论治的原则。

第十一条 对需取得患者书面同意方可进行的医疗活动，应当由患者本人签署知情同意书。患者不具备完全民事行为能力时，应当由其法定代理人签字；患者因病无法签字时，应当由其授权的人员签字；为抢救患者，在法定代理人或被授权人无法及时签字的情况下，可由医疗机构负责人或者授权的负责人签字。

因实施保护性医疗措施不宜向患者说明情况的，应当将有关情况告知患者近亲属，由患者近亲属签署知情同意书，并及时记录。患者无近亲属的或者患者近亲属无法签署同意书的，由患者的法定代理人或者关系人签署同意书。

第二章　门（急）诊病历书写内容及要求

第十二条　门（急）诊病历内容包括门（急）诊病历首页［门（急）诊手册封面］、病历记录、化验单（检验报告）、医学影像检查资料等。

第十三条　门（急）诊病历首页内容应当包括患者姓名、性别、出生年月日、民族、婚姻状况、职业、工作单位、住址、药物过敏史等项目。

门诊手册封面内容应当包括患者姓名、性别、年龄、工作单位或住址、药物过敏史等项目。

第十四条　门（急）诊病历记录分为初诊病历记录和复诊病历记录。

初诊病历记录书写内容应当包括就诊时间、科别、主诉、现病史、既往史，中医四诊情况，阳性体征、必要的阴性体征和辅助检查结果，诊断及治疗意见和医师签名等。

复诊病历记录书写内容应当包括就诊时间、科别、中医四诊情况，必要的体格检查和辅助检查结果、诊断、治疗处理意见和医师签名等。

急诊病历书写就诊时间应当具体到分钟。

第十五条　门（急）诊病历记录应当由接诊医师在患者就诊时及时完成。

第十六条　急诊留观记录是急诊患者因病情需要留院观察期间的记录，重点记录观察期间病情变化和诊疗措施，记录简明扼要，并注明患者去向。实施中医治疗的，应记录中医四诊、辨证施治情况等。抢救危重患者时，应当书写抢救记录。门（急）诊抢救记录书写内容及要求按照住院病历抢救记录书写内容及要求执行。

第三章　住院病历书写内容及要求

第十七条　住院病历内容包括住院病案首页、入院记录、病程记录、手术同意书、麻醉同意书、输血治疗知情同意书、特殊检查（特殊治疗）同意书、病危（重）通知书、医嘱单、辅助检查报告单、体温单、医学影像检查资料、病理资料等。

第十八条　入院记录是指患者入院后，由经治医师通过望、闻、问、切及查体、辅助检查获得有关资料，并对这些资料归纳分析书写而成的记录。可分为入院记录、再次或多次入院记录、24 小时内入出院记录、24 小时内入院死亡记录。

入院记录、再次或多次入院记录应当于患者入院后 24 小时内完成；24 小时内入出院记录应当于患者出院后 24 小时内完成，24 小时内入院死亡记录应当于患者死亡后 24 小时内完成。

第十九条　入院记录的要求及内容。

（一）患者一般情况包括姓名、性别、年龄、民族、婚姻状况、出生地、职业、入院时间、记录时间、发病节气、病史陈述者。

（二）主诉是指促使者就诊的主要症状（或体征）及持续时间。

（三）现病史是指患者本次疾病的发生、演变、诊疗等方面的详细情况，应当按时间顺序书写，并结合中医问诊，记录目前情况。内容包括发病情况、主要症状特点及其发展变化情况、伴随症状、发病后诊疗经过及结果、睡眠和饮食等一般情况的变化,以及与鉴别诊断有关的阳性或阴性资料等。

1. 发病情况:记录发病的时间、地点、起病缓急、前驱症状、可能的原因或诱因。

2. 主要症状特点及其发展变化情况:按发生的先后顺序描述主要症状的部位、性质、持续时间、程度、缓解或加剧因素,以及演变发展情况。

3. 伴随症状:记录伴随症状,描述伴随症状与主要症状之间的相互关系。

4. 发病以来诊治经过及结果:记录患者发病后到入院前,在院内外接受检查与治疗的详细经过及效果。对患者提供的药名、诊断和手术名称需加引号("")以示区别。

5. 发病以来一般情况:结合十问简要记录患者发病后的寒热、饮食、睡眠、情志、二便、体重等情况。

与本次疾病虽无紧密关系、但仍需治疗的其他疾病情况,可在现病史后另起一段予以记录。

(四)既往史是指患者过去的健康和疾病情况。内容包括既往一般健康状况、疾病史、传染病史、预防接种史、手术外伤史、输血史、食物或药物过敏史等。

(五)个人史,婚育史,月经史,家族史。

1. 个人史:记录出生地及长期居留地,生活习惯及有无烟、酒、药物等嗜好,职业与工作条件及有无工业毒物、粉尘、放射性物质接触史,有无冶游史。

2. 婚育史、月经史:婚姻状况、结婚年龄、配偶健康状况、有无子女等。女性患者记录经带胎产史,初潮年龄、行经期天数、间隔天数、末次月经时间(或闭经年龄),月经量、痛经及生育等情况。

3. 家族史:父母、兄弟、姐妹健康状况,有无与患者类似疾病,有无家族遗传倾向的疾病。

(六)中医望、闻、切诊应当记录神色、形态、语声、气息、舌象、脉象等。

(七)体格检查应当按照系统循序进行书写。内容包括体温、脉搏、呼吸、血压,一般情况皮肤、黏膜、全身浅表淋巴结,头部及其器官,颈部,胸部(胸廓、肺部、心脏、血管),腹部(肝、脾等),直肠、肛门、外生殖器、脊柱、四肢、神经系统等。

(八)专科情况应当根据专科需要记录专科特殊情况。

(九)辅助检查指入院前所作的与本次疾病相关的主要检查及其结果。应分类按检查时间顺序记录检查结果,如系在其他医疗机构所作检查,应当写明该机构名称及检查号。

(十)初步诊断是指经治医师根据患者入院时情况,综合分析所作出的诊断。如初步诊断为多项时,应当主次分明。对待查病例应列出可能性较大的诊断。

(十一)书写入院记录的医师签名。

第二十条 再次或多次入院记录,是指患者因同一种疾病再次或多次住入同一医疗机构时书写的记录。要求及内容基本同入院记录。主诉是记录患者本次入院的主要症状(或体征)及持续时间;现病史中要求首先对本次住院前历次有关住院诊疗经过进行小结,然后再书写本次入院的现病史。

第二十一条 患者入院不足24小时出院的,可以书写24小时内入出院记录。内容包括患者姓名、性别、年龄、职业、入院时间、出院时间、主诉、入院情况、入院诊断、诊疗经过、出院情况、出院诊断、出院医嘱,医师签名等。

第二十二条 患者入院不足 24 小时死亡的,可以书写 24 小时内入院死亡记录。内容包括患者姓名、性别、年龄、职业、入院时间、死亡时间、主诉、入院情况、入院诊断、诊疗经过(抢救经过)、死亡原因、死亡诊断,医师签名等。

第二十三条 病程记录是指继入院记录之后,对患者病情和诊疗过程所进行的连续性记录。内容包括患者的病情变化情况及证候演变情况、重要的辅助检查结果及临床意义、上级医师查房意见、会诊意见、医师分析讨论意见、所采取的诊疗措施及效果、医嘱更改及理由、向患者及其近亲属告知的重要事项等。

中医方药记录格式参照中药饮片处方相关规定执行。

病程记录的要求及内容:

(一)首次病程记录是指患者入院后由经治医师或值班医师书写的第一次病程记录,应当在患者入院 8 小时内完成。首次病程记录的内容包括病例特点、拟诊讨论(诊断依据及鉴别诊断)、诊疗计划等。

1. 病例特点:应当在对病史、四诊情况、体格检查和辅助检查进行全面分析、归纳和整理后写出本病例特征,包括阳性发现和具有鉴别诊断意义的阴性症状和体征等。

2. 拟诊讨论(诊断依据及鉴别诊断):根据病例特点,提出初步诊断和诊断依据;对诊断不明的写出鉴别诊断并进行分析;并对下一步诊治措施进行分析。诊断依据包括中医辨病辨证依据与西医诊断依据,鉴别诊断包括中医鉴别诊断与西医鉴别诊断。

3. 诊疗计划:提出具体的检查、中西医治疗措施及中医调护等。

(二)日常病程记录是指对患者住院期间诊疗过程的经常性、连续性记录。由经治医师书写,也可以由实习医务人员或试用期医务人员书写,但应有经治医师签名。书写日常病程记录时,首先标明记录时间,另起一行记录具体内容。对病危患者应当根据病情变化随时书写病程记录,每天至少 1 次,记录时间应当具体到分钟。对病重患者,至少 2 天记录一次病程记录。对病情稳定的患者,至少 3 天记录一次病程记录。

日常病程记录应反映四诊情况及治法、方药变化及其变化依据等。

(三)上级医师查房记录是指上级医师查房时对患者病情、诊断、鉴别诊断、当前治疗措施疗效的分析及下一步诊疗意见等的记录。

主治医师首次查房记录应当于患者入院 48 小时内完成。内容包括查房医师的姓名、专业技术职务、补充的病史和体征、理法方药分析、诊断依据与鉴别诊断的分析及诊疗计划等。

主治医师日常查房记录间隔时间视病情和诊疗情况确定,内容包括查房医师的姓名、专业技术职务、对病情的分析和诊疗意见等。

科主任或具有副主任医师以上专业技术职务任职资格医师查房的记录,内容包括查房医师的姓名、专业技术职务、对病情和理法方药的分析及诊疗意见等。

(四)疑难病例讨论记录是指由科主任或具有副主任医师以上专业技术任职资格的医师主持、召集有关医务人员对确诊困难或疗效不确切病例讨论的记录。内容包括讨论日期、主持人、参加人员姓名及专业技术职务、具体讨论意见及主持人小结意见等。

(五)交(接)班记录是指患者经治医师发生变更之际,交班医师和接班医师分别对患者病情及诊疗情况进行简要总结的记录。交班记录应当在交班前由交班医师书写完成；接班记录应当由接班医师于接班后 24 小时内完成。交(接)班记录的内容包括入院日期、交班或接班日期、患者姓名、性别、年龄、主诉、入院情况、入院诊断、诊疗经过、目前情况、目前诊断、交班注意事项或接班诊疗计划、医师签名等。

(六)转科记录是指患者住院期间需要转科时,经转入科室医师会诊并同意接收后,由转出科室和转入科室医师分别书写的记录。包括转出记录和转入记录。转出记录由转出科室医师在患者转出科室前书写完成(紧急情况除外);转入记录由转入科室医师于患者转入后 24 小时内完成。转科记录内容包括入院日期、转出或转入日期,转出、转入科室,患者姓名、性别、年龄、主诉、入院情况、入院诊断、诊疗经过、目前情况、目前诊断、转科目的及注意事项或转入诊疗计划、医师签名等。

(七)阶段小结是指患者住院时间较长,由经治医师每月所作病情及诊疗情况总结。阶段小结的内容包括入院日期、小结日期,患者姓名、性别、年龄、主诉、入院情况、入院诊断、诊疗经过、目前情况、目前诊断、诊疗计划、医师签名等。

交(接)班记录、转科记录可代替阶段小结。

(八)抢救记录是指患者病情危重,采取抢救措施时作的记录。因抢救急危患者,未能及时书写病历的,有关医务人员应当在抢救结束后 6 小时内据实补记,并加以注明。内容包括病情变化情况、抢救时间及措施、参加抢救的医务人员姓名及专业技术职务等。记录抢救时间应当具体到分钟。

(九)有创诊疗操作记录是指在临床诊疗活动过程中进行的各种诊断、治疗性操作(如胸腔穿刺、腹腔穿刺等)的记录。应当在操作完成后即刻书写。内容包括操作名称、操作时间、操作步骤、结果及患者一般情况,记录过程是否顺利、有无不良反应,术后注意事项及是否向患者说明,操作医师签名。

(十)会诊记录(含会诊意见)是指患者在住院期间需要其他科室或者其他医疗机构协助诊疗时,分别由申请医师和会诊医师书写的记录。会诊记录应另页书写。内容包括申请会诊记录和会诊意见记录。申请会诊记录应当简要载明患者病情及诊疗情况、申请会诊的理由和目的,申请会诊医师签名等。常规会诊意见记录应当由会诊医师在会诊申请发出后 48 小时内完成,急会诊时会诊医师应当在会诊申请发出后 10 分钟内到场,并在会诊结束后即刻完成会诊记录。会诊记录内容包括会诊意见、会诊医师所在的科别或者医疗机构名称、会诊时间及会诊医师签名等。申请会诊医师应在病程记录中记录会诊意见执行情况。

(十一)术前小结是指在患者手术前,由经治医师对患者病情所作的总结。内容包括简要病情、术前诊断、手术指征、拟施手术名称和方式、拟施麻醉方式、注意事项,并记录手术者术前查看患者相关情况等。

(十二)术前讨论记录是指因患者病情较重或手术难度较大,手术前在上级医师主持下,对拟实施手术方式和术中可能出现的问题及应对措施所作的讨论。讨论内容包括术前准备情况、手术指征、手术方案、可能出现的意外及防范措施、参加讨论者的姓名及专业技术职务、具体讨论意见及主持人小结意见、讨论日期、记录者的签名等。

(十三)麻醉术前访视记录是指在麻醉实施前,由麻醉医师对患者拟施麻醉进行风险评估的记录。麻醉术前访视可另立单页，也可在病程中记录。内容包括姓名、性别、年龄、科别、病案号，患者一般情况、简要病史、与麻醉相关的辅助检查结果、拟行手术方式、拟行麻醉方式、麻醉适应证及麻醉中需注意的问题、术前麻醉医嘱、麻醉医师签字并填写日期。

（十四）麻醉记录是指麻醉医师在麻醉实施中书写的麻醉经过及处理措施的记录。麻醉记录应当另页书写，内容包括患者一般情况、术前特殊情况、麻醉前用药、术前诊断、术中诊断、手术方式及日期、麻醉方式、麻醉诱导及各项操作开始及结束时间，麻醉期间用药名称、方式及剂量，麻醉期间特殊或突发情况及处理，手术起止时间，麻醉医师签名等。

（十五）手术记录是指手术者书写的反映手术一般情况、手术经过、术中发现及处理等情况的特殊记录，应当在术后24小时内完成。特殊情况下由第一助手书写时，应有手术者签名。手术记录应当另页书写，内容包括一般项目（患者姓名、性别、科别、病房、床位号、住院病历号或病案号）、手术日期、术前诊断、术中诊断、手术名称、手术者及助手姓名、麻醉方法、手术经过、术中出现的情况及处理等。

（十六）手术安全核查记录是指由手术医师、麻醉医师和巡回护士三方，在麻醉实施前、手术开始前和病人离室前，共同对病人身份、手术部位、手术方式、麻醉及手术风险、手术使用物品清点等内容进行核对的记录，输血的病人还应对血型、用血量进行核对。应有手术医师、麻醉医师和巡回护士三方核对、确认并签字。

（十七）手术清点记录是指巡回护士对手术患者术中所用血液、器械、敷料等的记录，应当在手术结束后即时完成。手术清点记录应当另页书写，内容包括患者姓名、住院病历号（或病案号）、手术日期、手术名称、术中所用各种器械和敷料数量的清点核对、巡回护士和手术器械护士签名等。

（十八）术后首次病程记录是指参加手术的医师在患者术后即时完成的病程记录。内容包括手术时间、术中诊断、麻醉方式、手术方式、手术简要经过、术后处理措施、术后应当特别注意观察的事项等。

（十九）麻醉术后访视记录是指麻醉实施后，由麻醉医师对术后患者麻醉恢复情况进行访视的记录。麻醉术后访视可另立单页，也可在病程中记录。内容包括姓名、性别、年龄、科别、病案号，患者一般情况，麻醉恢复情况、清醒时间、术后医嘱、是否拔除气管插管等，如有特殊情况应详细记录，麻醉医师签字并填写日期。

（二十）出院记录是指经治医师对患者此次住院期间诊疗情况的总结，应当在患者出院后24小时内完成。内容主要包括入院日期、出院日期、入院情况、入院诊断、诊疗经过、出院诊断、出院情况、出院医嘱、中医调护、医师签名等。

（二十一）死亡记录是指经治医师对死亡患者住院期间诊疗和抢救经过的记录，应当在患者死亡后24小时内完成。内容包括入院日期、死亡时间、入院情况、入院诊断、诊疗经过（重点记录病情演变、抢救经过）、死亡原因、死亡诊断等。记录死亡时间应当具体到分钟。

（二十二）死亡病例讨论记录是指在患者死亡一周内，由科主任或具有副主任医师以上专业技术职务任职资格的医师主持，对死亡病例进行讨论、分析的记录。内容包括讨论日期、主持人及参加人员姓名、专业技术职务、具体讨论意见及主持人小结意见、记录者的签名等。

（二十三）病重（病危）患者护理记录是指护士根据医嘱和病情对病重（病危）患者住院期间

护理过程的客观记录。病重(病危)患者护理记录应当根据相应专科的护理特点书写。内容包括患者姓名、科别、住院病历号(或病案号)、床位号、页码、记录日期和时间、出入液量、体温、脉搏、呼吸、血压等病情观察、护理措施和效果、护士签名等。记录时间应当具体到分钟。

采取中医护理措施应当体现辨证施护。

第二十四条 手术同意书是指手术前,经治医师向患者告知拟施手术的相关情况,并由患者签署是否同意手术的医学文书。内容包括术前诊断、手术名称、术中或术后可能出现的并发症、手术风险、患者签署意见并签名、经治医师和术者签名等。

第二十五条 麻醉同意书是指麻醉前,麻醉医师向患者告知拟施麻醉的相关情况,并由患者签署是否同意麻醉意见的医学文书。内容包括患者姓名、性别、年龄、病案号、科别、术前诊断、拟行手术方式、拟行麻醉方式、患者基础疾病及可能对麻醉产生影响的特殊情况、麻醉中拟行的有创操作和监测、麻醉风险、可能发生的并发症及意外情况、患者签署意见并签名、麻醉医师签名并填写日期。

第二十六条 输血治疗知情同意书是指输血前,经治医师向患者告知输血的相关情况,并由患者签署是否同意输血的医学文书。输血治疗知情同意书内容包括患者姓名、性别、年龄、科别、病案号、诊断、输血指征、拟输血成分、输血前有关检查结果、输血风险及可能产生的不良后果、患者签署意见并签名、医师签名并填写日期。

第二十七条 特殊检查、特殊治疗同意书是指在实施特殊检查、特殊治疗前,经治医师向患者告知特殊检查、特殊治疗的相关情况,并由患者签署是否同意检查、治疗的医学文书。内容包括特殊检查、特殊治疗项目名称、目的、可能出现的并发症及风险、患者签名、医师签名等。

第二十八条 病危(重)通知书是指因患者病情危、重时,由经治医师或值班医师向患者家属告知病情,并由患方签名的医疗文书。内容包括患者姓名、性别、年龄、科别,目前诊断及病情危重情况,患方签名、医师签名并填写日期。一式两份,一份交患方保存,另一份归病历中保存。

第二十九条 医嘱是指医师在医疗活动中下达的医学指令。医嘱单分为长期医嘱单和临时医嘱单。

长期医嘱单内容包括患者姓名、科别、住院病历号(或病案号)、页码、起始日期和时间、长期医嘱内容、停止日期和时间、医师签名、执行时间、执行护士签名。临时医嘱单内容包括医嘱时间、临时医嘱内容、医师签名、执行时间、执行护士签名等。

医嘱内容及起始、停止时间应当由医师书写。医嘱内容应当准确、清楚,每项医嘱应当只包含一个内容,并注明下达时间,应当具体到分钟。医嘱不得涂改。需要取消时,应当使用红色墨水标注"取消"字样并签名。

一般情况下,医师不得下达口头医嘱。因抢救急危患者需要下达口头医嘱时,护士应当复诵一遍。抢救结束后,医师应当即刻据实补记医嘱。

第三十条 辅助检查报告单是指患者住院期间所做各项检验、检查结果的记录。内容包括患者姓名、性别、年龄、住院病历号(或病案号)、检查项目、检查结果、报告日期、报告人员签名或者印章等。

第三十一条 体温单为表格式,以护士填写为主。内容包括患者姓名、科室、床号、入院日期、住院病历号(或病案号)、日期、手术后天数、体温、脉博、呼吸、血压、大便次数、出入液量、体重、住院周数等。

第四章　打印病历内容及要求

第三十二条　打印病历是指应用文字处理软件编辑生成并打印的病历(如 Word 文档、WPS 文档等)。打印病历应当按照本规定的内容录入并及时打印,由相应医务人员手写签名。

第三十三条　医疗机构打印病历应当统一纸张、字体、字号及排版格式。打印字迹应清楚易认,符合病历保存期限和复印的要求。

第三十四条　打印病历编辑过程中应当按照权限要求进行修改,已完成录入打印并签名的病历不得修改。

第五章　其他

第三十五条　中医住院病案首页应当按照《国家中医药管理局关于修订印发中医住院病案首页的通知》(国中医药发〔2001〕66 号)的规定书写。

第三十六条　特殊检查、特殊治疗按照《医疗机构管理条例实施细则》(1994 年卫生部令第 35 号)有关规定执行。

第三十七条　中西医结合病历书写参照本规范执行。民族医病历书写基本规范由有关省、自治区、直辖市中医药行政管理部门依据本规范另行制定。

第三十八条　中医电子病历基本规范由国家中医药管理局另行制定。

第三十九条　本规范自 2010 年 7 月 1 日起施行。卫生部、国家中医药管理局于 2002 年颁布的《中医、中西医结合病历书写基本规范(试行)》(国中医药发〔2002〕36 号)同时废止。

1 中医病历书写基本要求

病历是指医务人员在医疗活动过程中形成的文字、符号、图表、影像、切片等资料的总和，包括门(急)诊病历和住院病历。中医病历书写是指医务人员通过望、闻、问、切及查体、辅助检查、诊断、治疗、护理等医疗活动获得有关资料，并进行归纳、分析、整理形成医疗活动记录的行为。

1.1 文字、格式及用语要求

a)中医病历要求内容完整，重点突出，主次分明，条理清晰，语句精练，书写整洁，应规范使用医学术语，中医术语的使用依照相关标准、规范执行。要求文字工整，字迹清晰，表述准确，语句通顺，标点正确。简化字应以1964年国家文字改革委员会颁布的第二批简化汉字表为准。

b)病历中所涉及的计量单位按我国的有关标准书写，数字采用阿拉伯数字。

c)病历书写一律使用阿拉伯数字书写日期和时间，采用24小时制记录。

d)病历中每页上均应填写患者姓名、病历号和页序号。

e)医师签名位于右侧，字迹必须清晰易辨。计算机打印病历应有医师手写签名。

f)病历书写应当使用中文，通用的外文缩写和无正式中文译名的症状、体征、疾病名称等可以使用外文。

g)病历中护理记录按照国家中医药管理局颁发的有关护理文件书写要求书写。

1.2 病历书写人员资格要求

a)入院记录由经治医师书写，首次病程记录由经治医师或值班医师书写。门(急)诊病历记录应当由接诊医师书写。

b)日常病程记录由经治医师书写，也可以由实习医务人员或试用期医务人员书写，但应有经治医师签名。

c)手术记录由手术者书写，特殊情况下由第一助手书写时，应有手术者签名。

d)进修医务人员由医疗机构根据其胜任本专业工作实际情况认定后书写病历。

e)病历其他部分书写人员资格见相应章节。

1.3 病历书写的时限

a)"门诊病历"和"急诊病历"中的各种记录及"有创诊疗操作记录"、"手术记录"、"转入记录"、"接班记录"、"会诊记录"、"病程记录"要求及时完成。

　　b)入院记录、再次或多次入院记录应当于患者入院后24小时内完成;24小时内入出院记录应当于患者出院后24小时内完成,24小时内入院死亡记录应当于患者死亡后24小时内完成。

　　c)"首次病程记录"要求在患者入院8小时内完成。

　　d)主治医师首次查房记录应当于患者入院48小时内完成。

　　e)手术记录应当在术后24小时内完成。

　　f)"交班记录"、"转出记录"、"出院记录"要求事前完成。

　　g)"死亡病例讨论记录"要求在患者死亡一周内完成。

　　h)"病历首页"实行按科室(或病区)签署首页制度,要求在出院后两周内完成。

1.4　病历的修改

　　a)病历是重要的医疗文书。病历书写过程中出现错字时,应当用双线画在错字上,保留原记录清楚、可辨,并注明修改时间,修改人签名。不得采用刮、粘、涂等方法掩盖或去除原来的字迹。

　　b)上级医务人员有审查修改下级医务人员书写的病历的责任。

　　实习医务人员、试用期医务人员书写的病历,应当经过本医疗机构注册的医务人员审阅、修改并签名。主治医师、主任医师、副主任医师及科室(病区)主任应经常检查病历书写质量,发现问题及时纠正。

　　c)住院病历经各级医师签署首页并归档后,不能再做任何修改。

1.5　病历书写基本要求

　　a)病历书写应当客观、真实、准确、及时、完整、规范。

　　b)每份病历一般应体现三级医师查房。

　　c)各项化验、检查报告单分类粘贴,整齐有序,标记清楚。要求有专用化验单、检查报告单粘贴纸。

　　d)存档于医疗机构的病历按国家有关档案管理法规保存。

　　e)病历书写应当使用蓝黑墨水、碳素墨水,需复写的病历资料可以使用蓝色或黑色油水的圆珠笔。

　　f)计算机打印的病历应当符合病历保存的要求。

　　g)病历书写应当使用中文,通用的外文缩写和无正式中文译名的症状、体征、疾病名称等可以使用外文。

　　h)病历应当按照规定的内容书写,并由相应医务人员签名。

　　i)病历书写中涉及的诊断,包括中医诊断和西医诊断,其中中医诊断包括疾病诊断与证候诊断。

中医治疗应当遵循辨证论治的原则。

j)对需取得患者书面同意方可进行的医疗活动,应当由患者本人签署知情同意书。患者不具备完全民事行为能力时,应当由其法定代理人签字;患者因病无法签字时,应当由其授权的人员签字;为抢救患者,在法定代理人或被授权人无法及时签字的情况下,可由医疗机构负责人或者授权的负责人签字。

因实施保护性医疗措施不宜向患者说明情况的,应当将有关情况告知患者近亲属,由患者近亲属签署知情同意书,并及时记录。患者无近亲属的或者患者近亲属无法签署同意书的,由患者的法定代理人或者关系人签署同意书。

1.6 病历排列顺序

1.6.1 住院期间的住院病历排列顺序

a)体温单(按日期先后倒排)。

b)长期医嘱单(按日期先后倒排)。

c)临时医嘱单(按日期先后倒排)。

d)住院记录。

e)首次病程记录。

f)病程记录(顺接在首次病程记录之后)(按页数次序顺排)。

g)术前小结。

h)术前讨论记录。

i)手术同意书。

j)麻醉术前访视记录。

k)麻醉同意书。

l)手术记录。

m)麻醉记录单。

n)手术清点记录。

o)手术安全核查记录。

p)手术护理记录单。

q)术后首次病程记录(与术前病程记录分开,另页书写)。

r)会诊记录单(按会诊日期先后顺排)。

s)各种特殊检查报告单(如心电图、超声、放射性核素检查等)(按检查日期先后顺排)。

t)放射检查报告单(包括X线摄片报告单、X线造影报告单、CT检查报告单、MRI检查报告单、介入检查报告单等)(按检查日期先后顺排)。

u)特殊治疗记录单(如血液透析记录单、放射治疗记录单、物理治疗记录单等)。

v)病理检查报告单(按检查日期先后顺排)。

w)检验报告单。

x) 其他原始资料,如病重(危)通知书、知情同意书等。
y) 有关护理记录。
z) 住院病历首页。
aa) 住院证。
bb) 前次住院病历或门诊病历或急诊病历等。
cc) 外院诊疗资料。
dd) 有关医疗证明(患者工作单位的介绍信,外院诊断书,医疗、行政、司法部门的医疗文件副本等)。

1.6.2 出院后的住院病历装订顺序

a) 病历首页。
b) 出院记录或死亡记录。
c) 住院证。
d) 住院记录。
e) 首次病程记录。
h) 病程记录(顺接在首次病程记录之后)。
g) 术前小结。
h) 术前讨论记录。
i) 麻醉术前访视记录。
j) 手术同意书。
k) 麻醉同意书。
l) 手术记录。
m) 麻醉记录单。
n) 手术清点记录。
o) 手术安全核查记录。
p) 手术护理记录。
q) 术后首次病程记录。
r) 会诊记录单(按会诊日期先后顺排)。
s) 死亡病例讨论记录。
t) 其他原始资料,如病重(危)通知书、知情同意书等。
u) 各种特殊检查报告单(如心电图、超声、放射性核素检查等)(按检查日期先后顺排)。
v) 放射检查报告单(包括X线摄片报告单、X线造影报告单、CT检查报告单、MRI检查报告单、介入检查报告单等)(按检查日期先后顺排)。
w) 特殊治疗记录单(如血液透析记录单、放射治疗记录单、物理治疗记录单等)。
x) 病理检查报告单(按检查日期先后顺排)。
y) 检验报告单。
z) 长期医嘱单。

aa) 临时医嘱单。

bb) 体温单。

cc) 有关医疗证明(患者工作单位的介绍信,外院诊断书,医疗、行政、司法部门的医疗文件副本等)。

dd) 前次住院病历、死亡病例的门诊病历或急诊病历。

ee) 院外医疗资料。

ff) 随访记录。

(凡两次以上住院病历,按住院顺序先后装订)。

2 门(急)诊病历书写内容及要求

2.1 门诊初诊记录

【规范要求】

初诊病历记录书写内容应当包括就诊时间、科别、主诉、现病史、既往史,中医四诊情况,阳性体征、必要的阴性体征和辅助检查结果,诊断及治疗意见和医师签名等。

门(急)诊病历记录应当由接诊医师在患者就诊时及时完成。

【格式体例】

<h2 style="text-align:center">门诊初诊记录</h2>

就诊时间: 　　年　月　日　　　　科别:
姓名:　　　　　　　　　　　　　性别:
年龄:　　　　　　　　　　　　　职业:

主诉: 主诉是指促使患者就诊的主要症状(或体征)及持续时间。
现病史: 主症发生的时间、主要病情的发展变化、本次就诊前的诊治经过及目前情况。
既往史: 记录与本次就诊疾病有关的重要既往病史、个人史和过敏史等。
中医四诊情况: 运用中医术语,简明扼要记录望、闻、问、切情况,特别要注意舌象、脉象。
体格检查: 记录生命体征、与本病相关的阳性体征及具有鉴别意义的阴性体征。
辅助检查: 记录就诊时已获得的相关检查结果。
初步诊断:
　　包括中医、西医双重诊断。如初步诊断为多项时,应当主次分明。
治疗意见:
　　指即刻的处理用药措施。内容包括:
a)中医论治:记录治法、方药、用法等。
b)西医治疗:记录具体用药、剂量、用法等。
c)拟行检查治疗项目的具体名称。
d)随诊要求、注意事项。

　　　　　　　　　　　　　　　　　　　　　　　　　　医师签名:

【应用举例】

门诊初诊记录

就诊时间: 2010 年 07 月 15 日　　　　　　　　**科别:** 内分泌科
姓名: 王××　　　　　　　　　　　　　　　　**性别:** 男
年龄: 56 岁　　　　　　　　　　　　　　　　**职业:** 工人

主诉: 间断口干乏力 2 年,加重伴双下肢疼痛 1 周。

现病史: 患者 2 年前无明显诱因出现口干、乏力,于社区测空腹血糖:7.5 mmol/L。患者控制饮食并加强运动,未服用口服药物,症状控制尚可。近 1 周来,患者出现口干、乏力加重,并伴双下肢疼痛,自测空腹血糖 8.4 mmol/L,餐后血糖 13.5 mmol/L,遂来院就诊。刻下症:乏力,口干,多饮,视物模糊,无胸闷憋气,无咳嗽、咳痰,无发热,双下肢疼痛,活动加重,睡眠正常,饮食控制,大便调,日 1 次,小便正常。

既往史: 否认高血压、冠心病等其他慢性病史。否认家族遗传病史。

中医四诊情况: 神清,面色黄白,乏力倦怠,口干多饮,视物模糊,双下肢疼痛,活动加重,睡寐正常,饮食控制,大便调,小便可。舌淡黯,苔白腻,脉濡滑。

体格检查: BP 125/85 mmHg,P 72 次/分,心肺腹未见明显阳性体征,双足背动脉搏动减弱。专科查体:身高 166 cm,体重 80 kg,BMI 29.03 kg/m²。

辅助检查: 随机血糖 8.9 mmol/L;尿常规检验:GLU 1000 mg/dl,余(一)。

初步诊断:
　　中医诊断:消渴病
　　　　　　气阴两虚,夹湿夹瘀
　　西医诊断:2 型糖尿病
　　　　　　合并周围血管病变?

治疗意见:

1. 瑞格列奈片 1 mg tid po 控制血糖。
2. 糖微康胶囊 2.0 g tid po 以益气养阴。
3. 汤药以补气养阴、化瘀利湿为主,方用补阳还五汤、四妙丸加减。药物如下:
　　生黄芪 30 g　　红花 10 g　　当归 10 g　　川芎 10 g
　　生地 12 g　　熟地 12 g　　地龙 10 g　　桃仁 10 g
　　丹皮 10 g　　赤芍 12 g　　元胡 30 g　　伸筋草 30 g
　　木瓜 10 g　　鸡血藤 30 g　　砂仁 6 g　　枳实 10 g
　　川牛膝 10 g
　　　　　　　　　　　　　　　　　　　　7 剂　水煎服　日 1 剂
4. 控制饮食,适量运动,查下肢血管超声。

　　　　　　　　　　　　　　　　　　　　　　　　　　医师签名:×××

2.2 门诊复诊记录

【规范要求】

复诊病历记录书写内容应当包括就诊时间、科别、中医四诊情况,必要的体格检查和辅助检查结果、诊断、治疗处理意见和医师签名等。

门(急)诊病历记录应当由接诊医师在患者就诊时及时完成。

【格式体例】

门诊复诊记录

就诊时间: 年 月 日　　　　　　　　　　**科别:**

记录内容及要求如下:

a)前次诊疗后的病情变化、中医四诊情况、辅助检查结果、补充诊断、更正诊断。

b)各种诊疗措施的改变及其原因。

c)随诊要求、注意事项等。

　　　　　　　　　　　　　　　　　　　　　　　　　　　医师签名:

【应用举例】

门诊复诊病历

就诊时间:2010年06月18日　　　　　　**科别:**肾病科

经服初诊药3天,恶寒发热及头痛身楚已除,腰痛减轻,口干,小便频数、滴沥刺痛明显好转,夜寐安,纳食尚可,小便黄赤、大便秘结。

体格检查:体温36.6 ℃。舌质红,舌苔黄腻,脉滑。右上输尿管点无压痛,右肾区轻度叩击痛。双下肢无水肿。

辅助检查:全血细胞分析:WBC $9.6×10^9$/L,N 82%,L 18%,余正常;尿常规:白细胞5个/HP,红细胞0~1个/HP。

诊断:

　　中医诊断:淋证

　　　　　　热淋

　　西医诊断:急性肾盂肾炎

治疗处理意见:

1. 诺氟沙星胶囊0.2 g/次,tid po,共3天消炎。

2. 进一步查尿β-微球蛋白,尿C反应蛋白,尿细菌培养+药敏。

3. 中药以清热利湿通淋为法。药物如下:

　　通草10 g　车前子30 g　瞿麦10 g　滑石20 g

大黄 10 g　　枳实 10 g　　栀子 10 g　　白茅根 20 g
黄柏 10 g　　凤尾蕨 30 g　　甘草 10 g

3剂　水煎服　日1剂

4. 嘱多饮水，勤排尿，3天后复诊。

医师：×××

2.3　急诊初诊记录

【规范要求】

初诊病历记录书写内容应当包括就诊时间、科别、主诉、现病史、既往史，中医四诊情况，阳性体征、必要的阴性体征和辅助检查结果，诊断及治疗意见和医师签名等。

急诊病历书写就诊时间应当具体到分钟。

门（急）诊病历记录应当由接诊医师在患者就诊时及时完成。

【格式体例】

急诊初诊记录

就诊时间：　　年　月　日　时　分　　科别：
姓名：　　　　　　　　　　　　　　　性别：
年龄：　　　　　　　　　　　　　　　职业：
婚况：　　　　　　　　　　　　　　　地址：
联系人：　　　　　　　　　　　　　　电话：

主诉： 患者急诊就诊的主要症状及持续时间。

现病史： 主症发生的时间、主要病情的发展变化、本次就诊前的诊治经过及目前情况等。重要用药的名称及用法亦应详细记录。

既往史： 记录与本次就诊疾病有关的重要既往病史、个人史和过敏史等。

中医四诊及体格检查： 运用中医术语，记录生命体征、简要的中医四诊情况（特别要注意舌象、脉象），记录望、闻、问、切情况，与本病相关的阳性体征及具有鉴别意义的阴性体征等。

辅助检查： 记录就诊时已获得的相关检查结果。

初步诊断：

包括中医、西医双重诊断。如初步诊断为多项时，应当主次分明。对待查病例应列出可能性较大的诊断。

治疗意见：

a）有关急诊检查项目及已经回报的结果。

b）中医论治：记录理法、方药、用法等。

c）西医治疗：记录各种诊疗措施，药物治疗要具体记录用药名称、药物规格、用量、用法等。

d）抢救危重患者时，应当书写抢救记录，内容及要求按照住院病历抢救记录书写内容及要求执行。

　　e)及时向患者或家属交代病情并记录患者或家属的意见,必要时须患者或家属签字。

　　f)随诊要求、注意事项等。

医师签名：

【应用举例】

急诊初诊记录

就诊时间:2010年08月14日20时00分　　　　**科别**:急诊
姓名:杨××　　　　　　　　　　　　　　　**性别**:男
年龄:26　　　　　　　　　　　　　　　　　**职业**:职员
婚况:未婚　　　　　　　　　　　　　　　　**地址**:北京宣武区×小区×栋×室
联系人:赵××　　　　　　　　　　　　　　**电话**:138××××

主诉:右下腹疼痛4小时。

现病史:患者4小时前无明显诱因突发右下腹痛,持续无缓解,恶心未呕吐,无发热,排便一次,性质正常,便后腹痛无缓解,小便正常。既往史:各种慢性病史。否认药物、食物过敏史。

体格检查:T:37.2 ℃　P:82次/分　R:16次/分　BP:120/70 mmHg

神志清楚,皮肤巩膜无黄染,双瞳孔等大等圆,对光反射正常。颈软,无抵抗,双肺呼吸音清,未闻及干湿啰音,HR 82次/分,律齐,各瓣膜听诊区未闻及病理性杂音。腹软,右下腹压痛,麦氏点压痛(＋),墨菲征(－),反跳痛(－),未及包块,肝脾肋下未触及,肠鸣音不亢,双肾区无叩痛。双下肢不肿,四肢肌力肌张力如常。舌象:舌红苔黄腻。脉象:脉弦滑。

辅助检查:无。

初步诊断:

　　中医诊断:肠痈

　　　　　　　湿热内阻

　　西医诊断:急性阑尾炎

治疗意见:

1. 我院急查全血细胞分析:WBC $11.8×10^9$/L,N％ 82％,L％ 11％。
2. 患者拒绝手术治疗,暂予以内科保守治疗。
3. 急则治标,清热利湿,通腑止痛。药物如下:

　　生大黄^后6 g　丹皮12 g　桃仁9 g　冬瓜仁6 g
　　芒硝3 g　　苡仁15 g　黄芩12 g　生地12 g

2剂　水煎服　日1剂

4. 甲磺酸左氧氟沙星注射液 400 ml ivgtt qd。
5. 转留观,密切观察病情变化,嘱避风寒,饮食清淡。

医师签名:张××

2.4 急诊抢救记录

【规范要求】

抢救危重患者时,应当书写抢救记录。门(急)诊抢救记录书写内容及要求按照住院病历抢救记录书写内容及要求执行。

【格式体例】

抢救记录是指患者病情危重,采取抢救措施时做的记录。因抢救急危患者,未能及时书写病历的,有关医务人员应当在抢救结束后6小时内据实补记,并加以注明。

包括以下内容:

a)一般项目:患者姓名、性别、年龄,因(主诉)于×年×月×日×时×分入抢救室。

b)病情变化情况:就诊时的主症、生命体征及阳性体征。

c)抢救时间及措施:各种抢救措施的具体使用方法(如呼吸机、洗胃等有关内容的记录)、执行时间及实施后的病情变化;详细记录用药(包括特殊用药)名称、用量、给药途径、给药速度、医嘱执行时间等。

d)参加抢救的医务人员姓名及专业技术职务。

e)记录抢救时间应当具体到分钟。

f)记录上级医师及会诊医师意见,并注意标注时间。

g)参加抢救人员名单,主持抢救医师签名,记录医师签名。

2.5 急诊留观病程记录

【规范要求】

急诊留观记录是急诊患者因病情需要留院观察期间的记录,重点记录观察期间病情变化和诊疗措施,记录简明扼要,并注明患者去向。实施中医治疗的,应记录中医四诊、辨证施治情况等。

【格式体例】

凡在急诊观察的患者应随时书写急诊留观病程记录,要求同住院病历的病程记录,内容包括患者的病情变化及证候变化情况、重要的辅助检查结果、上级医师查房意见、会诊意见、所采取的诊疗措施及效果、医嘱更改及理由、向患者及其近亲属告知的重要事项等。注意记录时间应写到具体的时和分。急诊观察患者离院时要记录患者离院时病情、去向及随诊要求。自动离院者要求有患者或患者家属签字。

【应用举例】

2010-08-05 18:15

今日随钱×主任医师查房,患者诉肢体不利好转,仍感麻木,全身疼痛,头晕无明显缓解,纳食尚可,二便正常。查体:BP:110/55 mmHg,神清,应答切题,双侧瞳孔等大等圆,对光反射存在。双肺呼吸音粗,右下肺可闻及少量湿啰音。HR 62次/分,律齐,各瓣膜听诊区未闻及病理性杂音。腹软无压痛,肝脾肋下未触及。双下肢不肿。全身浅感觉对称存在,双侧肢体肌力不对称,生理反射正常,病理反射未引出。检查回报:头颅CT示:老年性脑萎缩改变。检验回报:血生化:K^+ 2.0 mmol/L,Cl^- 112 mmol/L。上级医师查房后指示:患者右下肺可闻及湿啰音,不除外肺部感染,予摄床边胸片。患者治疗方面继续补钾。目前不能除外脊髓神经根炎,建议患者继续观察治疗。余处置不变。

医师签名:钱××

2.6 门(急)诊病历首页

【规范要求】

门(急)诊病历首页内容应当包括患者姓名、性别、出生年月、民族、婚姻状况、职业、工作单位、住址、药物过敏史等项目。

门诊手册封面内容应当包括患者姓名、性别、出生年月、工作单位或住址、药物过敏史等项目。

【格式体例】

门(急)诊病历首页

初诊日期:　　年　　月　　日　　　　　　门诊病历号:
姓名:　　　　性别:　　　　出生年月:　　　　民族:
婚况:　　　　职业:　　　　工作单位:　　　　住址:
联系电话:　　　药物过敏史:

科别	日期(Y-M-D)	中医诊断	西医诊断	医师签名	备注

3 住院病历书写内容及要求

3.1 入院记录

【规范要求】

1. 入院记录是指患者入院后,由经治医师通过望、闻、问、切及查体、辅助检查获得有关资料,并对这些资料归纳分析书写而成的记录。可分为入院记录、再次或多次入院记录、24 小时内入出院记录、24 小时内入院死亡记录。

入院记录、再次或多次入院记录应当于患者入院后 24 小时内完成;24 小时内入出院记录应当于患者出院后 24 小时内完成,24 小时内入院死亡记录应当于患者死亡后 24 小时内完成。

2. 入院记录的要求及内容。

1)患者一般情况包括姓名、性别、年龄、民族、婚姻状况、出生地、职业、入院时间、记录时间、发病节气、病史陈述者。

2)主诉是指促使患者就诊的主要症状(或体征)及持续时间。

3)现病史是指患者本次疾病的发生、演变、诊疗等方面的详细情况,应当按时间顺序书写,并结合中医问诊,记录目前情况。内容包括发病情况、主要症状特点及其发展变化情况、伴随症状、发病后诊疗经过及结果、睡眠和饮食等一般情况的变化,以及与鉴别诊断有关的阳性或阴性资料等。

ⅰ. 发病情况:记录发病的时间、地点、起病缓急、前驱症状、可能的原因或诱因。

ⅱ. 主要症状特点及其发展变化情况:按发生的先后顺序描述主要症状的部位、性质、持续时间、程度、缓解或加剧因素,以及演变发展情况。

ⅲ. 伴随症状:记录伴随症状,描述伴随症状与主要症状之间的相互关系。

ⅳ. 发病以来诊治经过及结果:记录患者发病后到入院前,在院内、院外接受检查与治疗的详细经过及效果。对患者提供的药名、诊断和手术名称需加引号(" ")以示区别。

ⅴ. 发病以来一般情况:结合十问简要记录患者发病后的寒热、饮食、睡眠、情志、二便、体重等情况。

与本次疾病虽无紧密关系但仍需治疗的其他疾病情况,可在现病史后另起一段予以记录。

4)既往史是指患者过去的健康和疾病情况。内容包括既往一般健康状况、疾病史、传染病史、预防接种史、手术外伤史、输血史、食物或药物过敏史等。

5)个人史,婚育史、月经史,家族史。

ⅰ. 个人史:记录出生地及长期居留地,生活习惯及有无烟、酒、药物等嗜好,职业与工作条件及有无工业毒物、粉尘、放射性物质接触史,有无冶游史。

ⅱ.婚育史、月经史：婚姻状况、结婚年龄、配偶健康状况、有无子女等。女性患者记录经带胎产史，初潮年龄、行经期天数、间隔天数、末次月经时间（或闭经年龄）、月经量、痛经及生育等情况。

ⅲ.家族史：父母、兄弟、姐妹健康状况，有无与患者类似疾病，有无家族遗传倾向的疾病。

6）中医望、闻、切诊应当记录神色、形态、语声、气息、舌象、脉象等。

7）体格检查应当按照系统循序进行书写。内容包括体温、脉搏、呼吸、血压，一般情况、皮肤、黏膜、全身浅表淋巴结，头部及其器官，颈部，胸部（胸廓、肺部、心脏、血管），腹部（肝、脾等），直肠、肛门、外生殖器，脊柱、四肢、神经系统等。

8）专科情况应当根据专科需要记录专科特殊情况。

9）辅助检查指入院前所做的与本次疾病相关的主要检查及其结果。应分类按检查时间顺序记录检查结果，如系在其他医疗机构所做检查，应当写明该机构名称及检查号。

10）初步诊断是指经治医师根据患者入院时的情况，综合分析所作出的诊断。如初步诊断为多项时，应当主次分明。对待查病例应列出可能性较大的诊断。

11）书写入院记录的医师签名。

3.再次或多次入院记录，是指患者因同一种疾病再次或多次住入同一医疗机构时书写的记录。要求及内容基本同入院记录。主诉是记录患者本次入院的主要症状（或体征）及持续时间；现病史中要求首先对本次住院前历次有关住院诊疗经过进行小结，然后再书写本次入院的现病史。

【格式体例】

入院记录

姓名：　　　　　　　　　　　　职业：
性别：　　　　　　　　　　　　入院时间：　　年　　月　　日　　时
年龄：　　　　　　　　　　　　记录时间：　　年　　月　　日　　时
民族：　　　　　　　　　　　　发病节气：
婚姻状况：　　　　　　　　　　病史陈述者：
出生地：

主诉：主诉是指促使患者就诊的主要症状（或体征）及持续时间。要求重点突出，高度概括，简明扼要。

现病史：现病史是指患者本次疾病的发生、演变、诊疗等方面的详细情况，应当按时间顺序书写，并结合中医问诊，记录目前情况。内容包括发病情况、主要症状特点及其发展变化情况、伴随症状、发病后诊疗经过及结果、睡眠和饮食等一般情况的变化，以及与鉴别诊断有关的阳性或阴性资料等。重点描述主要症状及其持续时间、入院前经过的检查和治疗（要写明主要检查结果、治疗方法、药物及用法、时间与效果）。

既往史：重点记录重要的过去病史。内容包括既往一般健康状况、疾病史、传染病史、预防接种史、手术外伤史、输血史、食物或药物过敏史等。

个人史：记录出生地及长期居留地，生活习惯及有无烟、酒、药物等嗜好，职业与工作条件及有无工业毒物、粉尘、放射性物质接触史，有无冶游史。

婚育史（月经史）：婚姻状况、结婚年龄、配偶健康状况、有无子女等。

女性患者记录经带胎产史，月经史记录格式为：

$$初潮年龄=\frac{行经期天数}{间隔天数}末次月经时间（或闭经年龄）$$

家族史：父母、兄弟、姐妹健康状况，有无与患者类似疾病，有无家族遗传倾向的疾病。

体格检查：按照体温、脉搏、呼吸、血压，一般情况、皮肤、黏膜，全身浅表淋巴结，头部及其器官，颈部，胸部（胸廓、肺部、心脏、血管），腹部（肝、脾等），直肠、肛门，外生殖器，脊柱，四肢，神经系统等顺序进行书写，扼要记录查体的阳性体征和有鉴别诊断意义的阴性体征。

体格检查内容应当包括中医望、闻、切诊。应当记录神色、形态、语声、气息、舌象、脉象等。

专科情况：按各专科检查要求扼要记录。

辅助检查：入院前所做的与本次疾病相关的主要检查及其结果。应分类按检查时间顺序记录，并写明该机构名称。如果尚未进行任何检查，则写目前尚无检查资料。

初步诊断：包括中、西医双重诊断。如初步诊断为多项时，应当主次分明。对待查病例应列出可能性较大的诊断。

书写入院记录的医师签名。

如有修正诊断、确定诊断、补充诊断时，应写在原诊断的左下方，并签上医师姓名和诊断时间。

【应用举例】

入院记录

姓名：甄××   **职业**：办公室职员
性别：女   **入院时间**：2010 年 09 月 27 日 12 时
年龄：45 岁   **记录时间**：2010 年 09 月 27 日 12 时
民族：汉族   **发病节气**：秋分
婚姻状况：已婚   **病史陈述者**：患者本人
出生地：北京市

主诉：咳喘反复发作 30 余年，加重 2 个月。

现病史：患者 30 余年前嗅闻"敌敌畏"后出现咳喘，先后于儿童医院、北京中医院等医院治疗，诊为"支气管哮喘"，具体治疗过程不详，此后咳喘反复发作，每因天气炎热或刺激性气味或经前诱发，先后采用口服各种药物、穴位埋藏、吸入药物等治疗措施治疗，症状无明显缓解，每年渐进性加重。10 个月前咳喘加重伴声音嘶哑就诊于空军总医院，查喉镜诊为"声带麻痹"，未予特殊治疗；同时查胸部 CT 示"肺间质性纤维化"。2 个月前登山运动后开始出现咳嗽、喘憋，伴有胸闷、心慌，于社区医院口服、静滴消炎药及激素类药物后症状无明显减轻，1 周前就诊于我院门诊，予中药调理，自觉症状有所减轻，仍咳喘、胸憋。现为求进一步系统诊治收入我病区。刻下症:咳嗽,痰量较多,色黄质黏,胸闷,喘憋气促,时有心慌,无明显胸痛,怕热,汗出较多,纳差,眠可,二便调。

既往史: 支气管哮喘病史30余年。否认高血压、冠心病、糖尿病、关节炎等慢性疾病病史。否认肝炎、结核等传染病病史,否认过敏史。

个人史: 出生生长于北京,未到过自然疫源地及地方病流行区,居住及工作环境良好,无粉尘、放射性物质、传染病接触史等。无烟酒嗜好。

婚育史: 26岁结婚,G_1P_1,配偶及女儿身体健康。

$$16\frac{5-6}{28-32}10.09.13$$

家族史: 否认遗传疾病病史。

体 格 检 查

T 36.8 ℃　P 96次/分　R 22次/分　BP 110/70 mmHg

发育正常,营养良好,体形中等,精神好,面容正常,查体合作,对答切题。全身皮肤巩膜无黄染,浅表淋巴结未触及肿大。头颅大小正常。双侧瞳孔等大等圆,对光反射存在。颈软,无抵抗,甲状腺无肿大。口唇无明显紫绀,咽部不红,双侧扁桃体Ⅱ度肿大。胸廓对称,桶状胸,双肺呼吸音略粗,可闻及散在哮鸣音,未闻及明显湿啰音。心率96次/分,心律齐,心音尚可,各瓣膜听诊区未闻及杂音。腹软无压痛,无反跳痛,肝脾肋下未触及,双肾区无叩击痛。双下肢不肿。生理反射正常,病理反射未引出。舌质黯红,舌苔黄腻,脉象滑数。

辅助检查: 血气分析:pH 7.360,PCO_2 58.9 mmHg,PO_2 70.2 mmHg,SO_2 93.3%,BE 5.8 mol/L,BB 53.8 mol/L,HCO_3 33.3 mol/L,TCO_2 35.1 mol/L。全血细胞分析:WBC 5.89×10^9/L,HGB 148 g/L,PLT 257×10^9/L,L% 27.9%,N% 62.7%,E% 2.5%,B% 0.2%。床边心电图:窦性心律,ST-T改变。肺功能检查:通气功能重度混合性障碍,以阻塞为主,弥散功能重度减退;残气量减少,残总比减少,肺总量减少;周边气道阻力增加,中心气道阻力增加,上气道阻力增加,周边弹性阻力增加;支气管舒张功能试验阴性(今日我院急查)。

初步诊断:

中医诊断:喘证

　　　　　痰热蕴肺

西医诊断:1. 慢性阻塞性肺气肿

　　　　　慢性肺源性心脏病?

　　　　　　Ⅱ型呼吸衰竭

　　　2. 支气管哮喘

医师签名:刘××

3.2　24 小时内入出院记录

【规范要求】

患者入院不足 24 小时出院的,可以书写 24 小时内入出院记录。内容包括患者姓名、性别、年龄、职业、入院时间、出院时间、主诉、入院情况、入院诊断、诊疗经过、出院情况、出院诊断、出院医嘱,医师签名等。

【格式体例】

<h2 style="text-align:center">24 小时内入出院记录</h2>

姓名:　　　　　　　　　　　　　　　　**性别**:

年龄:　　　　　　　　　　　　　　　　**职业**:

入院时间:　　　年　　月　　日　　时　　分

出院时间:　　　年　　月　　日　　时　　分

主诉:要求同"入院记录"。

入院情况:记录患者本次疾病的发生、演变以及入院时情况。

入院诊断:要求同"入院记录"。

诊疗经过:记录患者入院后的病情变化、诊疗方案、重要医嘱的执行情况及效果等。

出院情况:记录患者出院时的病情,包括目前重要症状、体征、辅助检查等,特别要注意记录患者出院时的基本生命体征情况。

出院诊断:

出院医嘱:出院后的治疗、调摄的要求及出院带药。

　　　　　　　　　　　　　　　　　　　　　　　　　　　　　　　　医师签名:

【应用举例】

<h2 style="text-align:center">24 小时入出院记录</h2>

姓名:刘××　　　　　　　　　　　　**性别**:女

年龄:32 岁　　　　　　　　　　　　**职业**:教师

入院时间:2010 年 06 月 22 日 16 时 00 分

出院时间:2010 年 06 月 23 日 09 时 30 分

主诉:停经 44 天,下腹隐痛伴少许阴道出血 10 小时。

入院情况:患者末次月经:2010 年 05 月 08 日。06 月 10 日查尿 HCG 阳性;06 月 23 日早晨 6 时开始出现下腹隐痛,伴阴道少量出血而就诊于我院,为求系统诊治,收入我科。入院时症见:面色萎黄,神疲乏力,下腹隐痛,阴道少量出血,无明显其他不适,纳眠可,二便调。查:T 36.3 ℃,血压 115/75 mmHg。痛苦面容,神志清楚,查体合作,心肺腹查体未见明显阳性体征。舌质淡红,苔薄白,脉滑。妇检:宫体如孕40天左右。尿HCG阳性;B超示宫内孕。

入院诊断:
  中医诊断:胎动不安
      气血虚弱
  西医诊断:先兆流产

  诊疗经过: 入院后查血常规,腹部超声均未发现异常,予黄体酮肌注促进黄体功能,中药以益气养血安胎为法,现患者诸症状消失,要求出院。

  出院情况: 腹痛消失,无阴道出血,纳眠可,二便调。

  出院诊断:
    中医诊断:胎动不安
        气血虚弱
    西医诊断:先兆流产

  出院医嘱: 继续口服中药,注意休息,不适门诊随诊。

医生签名: 赵××

3.3 24小时内入院死亡记录

【规范要求】

  患者入院不足24小时死亡的,可以书写24小时内入院死亡记录。内容包括患者姓名、性别、年龄、职业、入院时间、死亡时间、主诉、入院情况、入院诊断、诊疗经过(抢救经过)、死亡原因、死亡诊断,医师签名等。

【格式体例】

24小时内入院死亡记录

姓名: **性别:**
年龄: **职业:**
入院时间: 年 月 日 时 分
死亡时间: 年 月 日 时 分

  主诉: 要求同"入院记录"。

  入院情况: 记录患者本次疾病的发生、演变以及入院时情况。

  入院诊断: 要求同"入院记录"。

  诊疗经过(抢救经过): 记录患者入院后的病情变化、诊疗方案、重要医嘱的执行情况及效果等。并要详细记录疾病恶化的全过程及抢救经过。内容包括:

  a)各种抢救措施的具体使用情况(如呼吸机、洗胃等有关内容的记录)、执行时间及实施后的病情变化。

  b)详细记录用药(包括特殊用药)名称、用量、给药途径、给药速度,医嘱执行时间及治疗后的反应等。

  c)记录上级医师及会诊医师意见,并注意标注时间。

  d)记录向患者家属交待病情的内容和患者家属对诊疗的意见,并请患者家属签字。

  e)记录参加抢救人员姓名和技术职务。

死亡原因:记录患者死亡的原因。

死亡诊断:

医师签名:

【应用举例】

24小时内入院死亡记录

姓名:舒××   **性别**:女

年龄:64   **职业**:退休人员

入院时间:2010年07月08日08时00分

死亡时间:2010年07月09日00时15分

主诉:喘憋1周,加重伴周身浮肿3天。

入院情况:患者1周前无明显诱因出现喘憋、气促、咳嗽、咳白黏痰,量不多,易咳出,不欲饮食。3天前喘憋加重,并伴有周身浮肿,乏力,由120救护车送到我院急诊。查:BP 130/80 mmHg。全血细胞分析:WBC 7.75×10^9/L,RBC 3.1×10^{12}/L,HGB 101 g/L,PLT 92×10^9/L,NEUT% 68.4%,余正常。血气分析:pH 7.234,PCO_2 82.5 mmHg,PO_2 217.8 mmHg,BE 4.3 mmol/L,BB 51 mmol/L。DIC初筛:D-Ⅱ聚体 336 μg/L,FDP 9.7 mg/L。生化一五:BUN 14.66 mmol/L,HCO_3 31.6 mmol/L,TP 42.6 g/L,ALB 23.9 g/L,GLB 18.7 g/L,PA 8.1 mg/dl。TNI 0.051 μg/L。因患者腰骶部压疮,未行胸片检查,诊断为肺部感染,Ⅱ型呼吸衰竭 低蛋白血症 冠心病 心功能Ⅳ级,予以单硝酸异山梨酯扩冠,呋塞米利尿,甲磺酸左氧氟沙星抗感染,二羟丙茶碱、尼可刹米以兴奋呼吸中枢解痉,现患者为求进一步系统治疗收入我区。入院症见:喘息气促,偶有咳嗽、咳白痰,周身浮肿、疲乏无力,3日未正常饮食,小便量少,大便日一行,质干,夜眠可。既往:2008年7月在××医院诊断为:冠心病、高血压病Ⅰ级,慢性肾功能不全,具体治疗情况不详;1999年在外院行子宫切除术,2008年3月行胆囊摘除术;2008年7月于××医院诊断为慢性浅表性胃炎,口服中药治疗。否认糖尿病等慢性病史,否认肝炎、结核等传染病史,否认手术外伤史,服用硝苯地平、氨氯地平后出现剧烈头痛。

  入院诊断:

    中医诊断:脱证

        阴阳离决

    西医诊断:1. 重症肺炎

        感染性休克

        Ⅱ型呼吸衰竭

        呼酸代碱失代偿

    2. 冠状动脉粥样硬化性心脏病
        心功能Ⅳ级
    3. 高血压病Ⅰ级(高危)
    4. 低蛋白血症
    5. 慢性肾功能不全
    6. 胆囊摘除术后

诊疗经过： 入ICU后予病重通知，一级护理；患者Ⅱ型呼吸衰竭，应行气管插管接呼吸机机械通气，患者家属表示放弃有创抢救措施，予无创呼吸辅助通气S/T模式IPAP 13 mmHg，EPAP 8 mmHg，O_2% 50%，陪伴1人；测生命体征tid；参附注射液100 ml iv，20 ml/h iv qd以温阳固脱；白蛋白注射液10 g ivgtt qd以补充白蛋白；呋塞米40 mg、螺内酯片20 mg po qd以利尿消肿；复方氨基酸注射液15-HBC 250 ml＋30%脂肪乳250 ml＋10%GS 320 ml＋50%GS 180 ml＋Vit. C 2 g＋$VitB_6$ 200 mg ivgtt qd以补充营养，0.9% NS 250 ml＋尼可刹米9 mg＋洛贝林1125 mg ivgtt st以兴奋呼吸中枢；0.9% NS 100 ml＋注射用哌拉西林他唑巴坦3.375 g ivgtt tid，盐酸莫西沙星氯化钠250 ml ivgtt qd以抗感染；2010年07月09日0:45患者心跳突然停止，心电监护示一直线，立即予肾上腺素注射液1 mg iv，阿托品注射液0.5 mg iv，患者心率无恢复，家属放弃心肺复苏术、电除颤等有创抢救措施，继予肾上腺素、阿托品组液静注，1:15患者心率、呼吸停止，双侧瞳孔散大及边，对光反射消失，心电图呈一直线，宣布死亡。参加抢救人员：付××副主任医师、王×主治医师。护士：赵××，李××。

死亡原因： 重症肺炎　Ⅱ型呼吸衰竭。

死亡诊断：

中医诊断：脱证
　　　　　阴阳离决

西医诊断：1. 重症肺炎
　　　　　　　感染性休克
　　　　　　　Ⅱ型呼吸衰竭
　　　　　　　呼酸代碱失代偿
　　　　　2. 冠状动脉粥样硬化性心脏病
　　　　　　　心功能Ⅳ级
　　　　　3. 高血压病Ⅰ级(高危)
　　　　　4. 低蛋白血症
　　　　　5. 慢性肾功能不全
　　　　　6. 胆囊摘除术后

医师签名：付××

3.4 首次病程记录

【规范要求】

首次病程记录是指患者入院后由经治医师或值班医师书写的第一次病程记录,应当在患者入院 8 小时内完成。首次病程记录的内容包括病例特点、拟诊讨论(诊断依据及鉴别诊断)、诊疗计划等。

a)病例特点:应当在对病史、四诊情况、体格检查和辅助检查进行全面分析、归纳和整理后写出本病例特征,包括阳性发现和具有鉴别诊断意义的阴性症状和体征等。

b)拟诊讨论(诊断依据及鉴别诊断):根据病例特点,提出初步诊断和诊断依据;对诊断不明的写出鉴别诊断并进行分析;并对下一步诊治措施进行分析。诊断依据包括中医辨病辨证依据与西医诊断依据,鉴别诊断包括中医鉴别诊断与西医鉴别诊断。

c)诊疗计划:提出具体的检查、中西医治疗措施及中医调护等。

【格式体例】

首次病程记录

一般项目:患者姓名、性别、年龄、主诉、入院时间(年、月、日、时)及入院途径(门诊、急诊或转院)。

病例特点:包括重要病史、四诊情况、基本生命体征、阳性发现和具有鉴别诊断意义的阴性症状和体征、已经取得的实验室检查和特殊检查结果。要求简明扼要,充分体现本病例特征。

拟诊讨论(诊断依据及鉴别诊断)

辨病辨证依据:运用中医临床辨证思维方法,汇集四诊资料,得出中医辨病辨证依据。

西医诊断依据:

初步诊断:中医:包括疾病诊断与证候诊断
　　　　　　西医:按疾病的主次依次书写

对于初步诊断不明确的病例,应写出鉴别诊断并进行分析,内容包括中医鉴别诊断、西医鉴别诊断两部分。

诊疗计划:提出具体的检查、中西医治疗措施及中医调护等。

a)拟进行的检查项目及目的。

b)非常规处置,如心电监护、留置胃管、面罩吸氧等。

c)中西医治疗措施,要求写明中医治法、具体的方药名称。

d)具体的中医调护要求。

医师签名:

【应用举例】

首次病程记录

2010-08-28 9:00

患者史××,男性,54岁,干部。主因"间断口干、多饮、多食善饥11年,右下肢浮肿1月余"由门诊于2010年8月28日9时以"2型糖尿病"收入院。

病例特点

1. 患者1999年无明显诱因出现口干多饮、多食善饥、乏力,在当地医院就诊,诊断为"2型糖尿病",后先后服用"格列喹酮"、"二甲双胍"、"阿卡波糖"、"消渴丸"等药物控制血糖,具体用量和使用时间不详,症状时轻时重,未监测血糖变化。4年前改为低精蛋白胰岛素注射治疗。现使用诺和灵30 R注射液早28 IU,晚22 IU。1个月前患者无明显诱因出现右下肢浮肿,查尿常规:尿蛋白25 mg/dl。刻下症:口干多饮,乏力,多食易饥,手足麻木,右下肢时有浮肿,双足凉,足趾时有刺痛感,双下肢乏力,无肢体活动不利,寐安,大便调,夜尿2次。有高血压病史半年,血压最高160/70 mmHg,未系统诊治。否认肝炎、结核病史,否认药敏史。

2. T 36.7 ℃,P 68次/分,R 18次/分,Bp 120/80 mmHg,身高170 cm,体重68 kg,BMI 23.5 kg/m^2。心肺(一),腹软无压痛,无反跳痛,肝脾肋下未触及,双肾区无叩击痛,右侧下肢轻度可凹性水肿,双足背动脉搏动可。舌质暗、边尖红,舌苔薄黄,脉象濡滑。

3. 辅助检查:即刻血糖14.5 mmol/L。尿常规:PRO 25 mg/dl,ERY 150/μl,余正常。生化:GLU 15.2 mmol/l,Cr 152 μmol/L,BUN 10.2 mmol/L,余正常。血常规:HGB 110 g/L,HCT 31.6%,余正常(我科今日急查)。

辨病辨证依据:患者中年男性,主因间断口干、多饮、多食善饥11年,右下肢浮肿1月余入院,现口干、多饮、乏力,多食易饥,手足麻木,右下肢时有浮肿,双足凉,足趾时有刺痛感,双下肢乏力,无肢体活动不利,寐安,大便调,夜尿2次。舌质暗、边尖红,舌苔薄黄,脉象濡滑。病属消渴,证属气阴两虚,夹湿夹瘀,病位在心肝脾肾,病性属虚实夹杂。

西医诊断依据:

1. 间断口干、多饮、多食善饥11年,右下肢浮肿1月余。有高血压史5个月,血压最高160/70 mmHg,未系统诊治。

2. 口干、多饮、乏力,多食易饥,大便调,夜尿2次,手足麻木,右下肢时有可凹性浮肿,双足凉,足趾时有刺痛感,双下肢乏力,无肢体活动不利,寐安。

3. 右侧下肢轻度可凹性水肿,双足背动脉搏动可。

4. 即刻血糖14.5 mmol/L。尿常规:PRO 25 mg/dl,ERY 150/μL。生化 GLU 15.2 mmol/L,Cr 152 μmol/L,BUN 10.2 mmol/L。血常规:HGB 110 g/L,HCT 31.6%。

初步诊断:

  中医诊断:1. 消渴病

       气阴两虚,夹湿夹瘀

     2. 水肿

　　　　　气阴两虚,夹湿夹瘀
　　西医诊断:1. 2型糖尿病
　　　　　　　并发糖尿病肾病Ⅳ期
　　　　　　　并发周围神经病变
　　　　　　2. 高血压病2级(极高危)

诊疗计划:
1. 糖尿病饮食。
2. 诺和灵 30 R 早 28 u、晚 22 u,餐前 15 分钟 ih 以控制血糖。
3. 0.9％NS 250 ml＋注射用血塞通 400 mg ivgtt qd 以活血化瘀。
4. 甲钴胺片 500 μg po tid 以营养神经,缓解症状。
5. 糖微康胶囊 2 g po tid 以益气养阴。
6. 中药以益气、养阴活血祛湿为法:

党参 12 g	生地 20 g	麦冬 15 g	石决明 30 g
沙参 15 g	知母 10 g	猪茯苓^各 30 g	黄连 9 g
赤白芍^各 20 g	当归 12 g	白蒺藜 15 g	牛膝 15 g
龟板 15 g	丹参 15 g	鸡血藤 30 g	苏木 9 g

　　　　　　　　　　　　　　　　3剂　水煎服　日1剂

　　　　　　　　　　　　　　　　医师签名: 肖××

3.5　日常病程记录

【规范要求】
　　日常病程记录是指对患者住院期间诊疗过程的经常性、连续性记录。由经治医师书写,也可以由实习医务人员或试用期医务人员书写,但应有经治医师签名。书写日常病程记录时,首先标明记录时间,另起一行记录具体内容。对病危患者应当根据病情变化随时书写病程记录,每天至少1次,记录时间应当具体到分钟。对病重患者,至少2天记录一次病程记录。对病情稳定的患者,至少3天记录一次病程记录。
　　日常病程记录应反映四诊情况及治法、方药变化及其变化依据等。

【格式体例】
　　病程记录由经治医师书写,也可以由实习医务人员或试用期医务人员书写,但应有经治医师签名。要求及时、准确、详细,文字清晰简练,重点突出,讨论深入。书写日常病程记录时,首先标明记录时间,另起一行记录具体内容。入院及手术后前3天,至少每日记录1次;对病危患者应当根据病情变化随时书写病程记录,每天至少1次,记录时间应当具体到分钟。对病重患者,至少2天记录一次病程记录。对病情稳定的患者,至少3天记录一次病程记录。日常病程记录应反映四诊情况及治法、方药变化及其变化依据等。

　　a)病情变化及治疗情况,特别要注意对生命体征的检查和记录。在病情平稳阶段,要记录患者一般情况如神志、精神、情绪、饮食、二便等;病情骤然出现变化时,要对病情的变化进行详细记录,并对可能的预后(如合病、并病等)进行分析判断。

　　b)各项检查的回报结果,以及前后对比变化及其分析等。

　　c)新开医嘱、停用医嘱及其依据。若变更治法及用药,则要求有理有据。

　　d)原诊断的修改、新诊断的确定,均应说明理由。

　　e)详细记录诊疗操作的情况(如腰穿、骨穿、胸穿等)。

　　f)与患者本人、患者家属、患者单位负责人谈话的内容。必要时请对方签字。

　　g)上级医师查房记录要求写明查房者的姓名、技术职务;具体记录对病史、查体的补充,对患者情况的分析判断以及对检查治疗的具体意见。上级医师查房时,应仔细倾听,如实记录,不得主观揣摩推测。必要时由上级医师亲自书写或核对审查后签名。

　　h)危、急、重、难病例的病程记录应由上级医师亲自书写或审核后签名。

　　i)专科会诊记录由会诊医师亲自在病程记录中或专用会诊单上书写。院外专家会诊或院内大会诊,由经管医师如实记录。

【应用举例】

2010-07-21

　　患者入院第三天,未诉明显不适,纳眠可,昨日小便量 1900 ml。心电监护示:窦性心律,律齐,HR 60~70 次/分,BP 240/100 mmHg。查体:双肺呼吸音清,未闻及干湿啰音。心界叩诊不大,心率 60 次/分,心律齐,各瓣膜听诊区未闻及病理性杂音。检查回报:肿瘤五项:CA125 43.56 U/ml。胸片:右上肺感染,建议治疗后复查。心脏彩超:心包少量积液,主动脉瓣少量反流,二尖瓣少量反流,三尖瓣少量反流,左室舒张功能减低。腹部 B 超:右肾囊肿(4.4 cm×4.7 cm),胆囊多发结石。鉴于患者血压偏高,故临时予硝苯地平片 10 mg+硝酸异山梨酯片 5 mg 舌下含服以降压,后复测血压:156/70 mmHg。患者无咳嗽咳痰,血象不高,肺部听诊阴性,故暂不予抗炎治疗。根据检查回报补充诊断:胆囊结石,右肾囊肿。继续目前治疗,监测血压变化,拟本周五行动静脉瘘成形术。

医师签名:刘××

3.6　上级医师查房记录

【规范要求】

　　上级医师查房记录是指上级医师查房时对患者病情、诊断、鉴别诊断、当前治疗措施疗效的分析及下一步诊疗意见等的记录。

　　主治医师首次查房记录应当于患者入院 48 小时内完成。内容包括查房医师的姓名、专业技术职务、补充的病史和体征、理法方药分析、诊断依据与鉴别诊断的分析及诊疗计划等。

　　主治医师日常查房记录间隔时间视病情和诊疗情况确定,内容包括查房医师的姓名、专业技术职务、对病情的分析和诊疗意见等。

　　科主任或具有副主任医师以上专业技术职务任职资格医师查房的记录,内容包括查房医师的姓名、专业技术职务、对病情和理法方药的分析及诊疗意见等。

【应用举例】

2010-09-18

今日陈××主任医师查房。患者诉腰骶部及双髋关节疼痛,呈钝痛,夜间明显,疼痛无放散,晨僵10分钟,腰背强直,不能采取坐位;无发热,无厌食,无乏力,无体重下降,纳可,眠安,二便调。家族中有类似疾病病史。舌尖红,苔黄腻,脉弦滑。关节疼痛数2个,关节肿胀数0个,关节压痛数16个。患者转侧、翻身困难,生理曲度正常,骶髂关节局部压痛(—),胸廓活动度检查阴性(吸呼气差值7.0 cm),Schober试验阳性,指地距20 cm,双下肢直腿抬高试验(—),双侧髋关节外展、内收、内旋、外旋无受限,双侧"4"字试验(—),骨盆分离挤压试验(—)。双膝关节浮髌试验阴性,双侧未触及腘窝囊肿,无髌骨摩擦感。辅助检查结果:心电图示正常范围心电图。陈主任查房后指示:患者青年女性,慢性病程,腰骶部间断性疼痛12年,腰骶部及双髋关节疼痛,腰背强直,Schober试验阳性,指地距20 cm,舌尖红,苔黄腻,脉弦滑,当地医院检查骶髂关节CT提示关节面破坏,HLA-B27阳性。结合四诊及辅助检查结果,西医诊断:强直性脊柱炎。中医诊断:痹病成立,证属湿热痹阻、肝肾亏虚。予柳氮磺吡啶肠溶片0.5 g tid po以调节免疫,白芍总甙胶囊0.9 g tid po以抗炎镇痛,中药全身浸浴日1次以清热利湿、活血通络止痛,半导体激光照射以通络止痛,中药汤剂以清热利湿通络、滋补肝肾为法,具体方药如下:

苦参10 g　川牛膝15 g　赤芍15 g　黄柏10 g
当归30 g　忍冬藤30 g　土茯苓15 g　炙乳没各5 g
防风10 g　秦艽10 g　穿山龙10 g　羌独活各10 g
葛根20 g　川断15 g　寄生15 g　炒栀子15 g
地骨皮12 g　生熟地各30 g

4剂　水煎服　日1剂

医师签名:高××

3.7 疑难病例讨论记录

【规范要求】

疑难病例讨论记录是指由科主任或具有副主任医师以上专业技术职务任职资格的医师主持、召集有关医务人员对确诊困难或疗效不确切病例讨论的记录。内容包括讨论日期、主持人、参加人员姓名及专业技术职务、具体讨论意见及主持人小结意见等。

【格式体例】

疑难病例讨论记录

凡是诊断、治疗有困难的病例、死亡病例均应进行临床病例讨论,具有典型教学意义的病例,也应进行讨论。病例讨论记录应包括以下内容:

参加人员:(姓名及技术职务)
讨论时间:　年　月　日　时

讨论地点：
主持人：（姓名及技术职务）
讨论内容：
包括经治医师报告病史、发言记录（要求如实记录）、主持人总结。
记录医师：
【应用举例】

疑难病例讨论记录

参加人员：呼吸科李××主任医师、边××副主任医师，风湿科姜×主任医师、何××副主任医师，肾病科占××主任医师，放射科赵×主治医师，呼吸科王×主治医师、刘××住院医师、张××等进修医师和实习医师共26人。

讨论时间：2010-08-17 14:00
讨论地点：呼吸科医生办公室
主持人：李××主任医师
讨论内容：

刘××：汇报病历，内容（略）。

李××：患者病例特点：咯血、胸憋，每晚7～8口，使用激素后，出现便血，下了胃管，排除上消化道出血，入院后去协和、北大查免疫相关检查，C-ANCA（＋），考虑血管炎和韦格内肉芽肿？目前主要问题是便血原因，今日讨论本病人诊断，下一步治疗方案，以及目前治疗缺陷。

赵×：①第一次胸部CT：左下肺结节，周围模糊结节，本病人未形成明显空洞，属韦格内肉芽肿早期，周围磨玻璃样改变，炎性渗出。②第二次胸部CT，肺泡和间质均有出血，病变进展。③第三次胸部CT，冲击治疗后，肺外带出现实变，考虑病情进展。

姜×：患者症状：①咳血。②尿蛋白，肺肾两个脏器均受损害。当时C-ANCA（＋），滴度高，考虑诊断系统性血管炎，ANCA相关性血管炎，韦格内肉芽肿，因为当时没有三联症，鼻腔基本正常。基本除外韦格内肉芽肿。第二次胸部CT，弥漫性病变，应该肺泡灌洗，肾穿最好，ANCA相关性血管炎，韦格内肉芽肿，影像像结核比较多，咯血不多见，肺部活检，可以明确诊断，目前不像韦格内肉芽肿。治疗上以抢救生命为主，检查可以暂缓。消化道出血，血管炎可见：①可能本病造成；②患者混合痔病史，可请肛肠科会诊；③下消化道出血，考虑激素所致。患者胸部CT出血未吸收，有进展。治疗建议进一步激素冲击治疗，行第二次冲击疗法，同时注意保肝。如果患者环磷酰胺能耐受，建议0.8u半个月1次，因为已出现肾损害，如果患者不能耐受，0.2u隔日1次，口服，半个月后使用。治疗应该积极，生存与风险共存，监测胸部CT，激素＋CTX，尽量补充球蛋白、血浆，补充红细胞效果不好，可考虑常规保肝药物，绿丁诺。

占××：①诊断，肺出血，可以除外结核、支气管扩张、红斑狼疮，考虑韦格内肉芽肿，C-ANCA（＋）支持韦格内肉芽肿诊断；若P-ANCA（＋）支持显微镜多动脉炎。韦格内肉芽肿，在肺部表现多样，肺上损害更明显，可以诊断：韦格内肉芽肿。②患者白蛋白低，尿蛋白高，考虑多系统损害。③抗生素的使用，进一步痰培养、血培养明确目前是否存在感染？发热、血象高、恶寒不明显,可行分泌物培养、痰培养。④消化道出血是在小血管炎、冲击之后出现,考虑不是病情进展。血管炎存在活动期、高度、中度、稳定期,患者咳血症状有所减轻,冲击治疗之后,进展情况减慢。患者中性粒细胞、白细胞高,活动度明显不明显,要看胸部CT是否在吸收,如果咳血不明显可以使用小剂量激素,同时判断是否活动,查ESR、CRP。考虑消化道出血,与冲击治疗有关系。治疗:①血浆置换治疗。②冲击治疗:肾功能未出现快速进展。肾活检在本病意义不大。应最小代价追求最大效果,使用激素相对慎重,第一疗程0.5 0.8 0.8,冲击治疗一个疗程,0.5～0.6 mg/kg 口服4～6周,减量,口服40～60 mg,如果加重要行第二部分冲击治疗。注意感染、激素并发症,如果好转,激素改为40 mg,4～6周开始减量;2周减半片,2～3片终身口服。前半年6～8 g环磷酰胺。③ANCA相关性血管炎,诱导期治疗,稳定期治疗,患者消化道溃疡,输血浆比红细胞要好。④合并症的治疗。

边××:占主任介绍一下激素的使用方法。

占××:1 g冲击3天,60 mg维持4～6周;如果再次出现加重,再1 g冲击3天,如肺内出血,靶器官损害,使用环磷酰胺4周1次,0.8～1.0 g后续,环磷酰胺是累积效应。如果冲击无效,可考虑血浆置换,大剂量丙球封闭自身抗体,针对ANCA抗体,同时激素＋环磷酰胺。本患者有肝损害(胆红素偏高),注意查肝损害、转氨酶改变,如果胆红素下降,判断血管炎控制。

李××:本病人明确诊断韦格内肉芽肿,排除肺出血肾炎综合征。治疗方案:①半个月后追加0.4 g环磷酰胺;②甲泼尼龙60 mg ivgtt qd,5～7天,判断是否有效,出血、血常规、CT;③使用血浆200 ml,球蛋白调节免疫;④抗生素停用,观察感染情况;⑤保肝治疗,监测肝功,必要时加静脉保肝药;⑥出血问题,出血减少,止血药,立止血;⑦小米汤,静脉营养;⑧中药辨证治以益气养阴、清热凉血,具体方药如下:

生黄芪15 g	西洋参8 g	阿胶12 g	大枣10枚
山栀15 g	玄参15 g	水牛角粉3 g	茵陈15 g
青蒿15 g	大小蓟各15 g	白及15 g	地榆炭12 g
丹皮9 g	白茅根15 g	仙鹤草15 g	生地15 g
灶心土包30 g			

浓煎100 ml,水煎服,日1剂

记录医师:刘××

3.8 交班记录

【规范要求】

交(接)班记录是指患者经治医师发生变更之际,交班医师和接班医师分别对患者病情及诊疗情况进行简要总结的记录。交班记录应当在交班前由交班医师书写完成。交(接)班记录的内容包括入院日期、交班或接班日期、患者姓名、性别、年龄、主诉、入院情况、入院诊断、诊疗经过、目前情况、目前诊断、交班注意事项或接班诊疗计划、医师签名等。

【格式体例】

交班记录

患者姓名、性别、年龄，因（主诉）于×年×月×日×时以×病收入我病区（或科），已住_____天。入院时病情，入院中、西医诊断。住院期间采取的诊疗经过，目前情况、目前诊断、交班注意事项。

医师签名：

【应用举例】

交班记录

2010-07-04 16:00

患者王××，女性，75岁，主因"心慌、胸闷、胸痛反复发作20年，加重9个月"于2010年6月12日09时收入院。

入院情况：患者诉心慌、胸痛伴后背疼痛时时发作，胸闷，面白体倦，口干，小便量偏少，大便正常。查体：P：68次/分 BP：150/85 mmHg，精神欠佳，发育正常，体形偏胖。口唇轻度紫绀，咽部不红，无扁桃体肿大。双肺呼吸音粗，双下肺可闻及散在细湿啰音。心率68次/分，心律齐，二尖瓣听诊区可闻及2/6级收缩期吹风样杂音。双下肢轻度凹陷性水肿。舌质黯红，舌上少津，舌苔薄黄，脉细。辅助检查：生化回报：GLU：7.52 mmol/L，CK：229 U/L，TG：1.80 mmol/l；DIC初筛：FIB：1.97 g/l，TT：13.0s；快速血气分析：$ctCO_2(B)$：20.5 mmol/L；心梗三项：未见异常；心电图示：窦性心率，心率68次/分，Ⅲ导联病理性Q波；V_4～V_6导联T波低平；不完全右束支传导阻滞。

入院诊断：
  中医诊断：胸痹
      气阴两虚，瘀血内停
  西医诊断：1. 冠状动脉粥样硬化性心脏病
      不稳定型心绞痛
      心律失常
      不完全右束支传导阻滞
      心功能Ⅲ级
    2. 高血压病2级（极高危组）
    3. 高脂血症
    4. 2型糖尿病

诊疗经过：入院后予阿司匹林肠溶片、硫酸氢氯吡格雷片抗血小板聚集；低分子量肝素钠注射液抗凝；单硝酸异山梨酯缓释片，硝酸异山梨酯注射液改善心肌供血；酒石酸美托洛尔片控制心率；苯磺酸氨氯地平片降压；呋塞米片、螺内酯片利尿，减轻心脏负荷；普伐他汀钠片调节血脂；丹红注射液活血化瘀；中药治以益气养阴活血为法。

目前情况： 患者诉时有后背疼痛，偶感胸闷，小便量偏少，双肺呼吸音粗，未闻及干湿啰音，心律齐，心音低钝，二尖瓣听诊区可闻及 2/6 级收缩期吹风样杂音，双下肢无明显水肿。

目前诊断： 同入院诊断。

交班注意事项： 1. 患者目前下肢水肿已消失，观察后决定是否停用利尿剂。
      2. 根据患者心率调整酒石酸美托洛尔用量。
      3. 患者初次发现空腹血糖偏高，拟请内分泌科会诊。

医师签名：孙××

3.9　接班记录

【规范要求】

交（接）班记录是指患者经治医师发生变更之际，交班医师和接班医师分别对患者病情及诊疗情况进行简要总结的记录。接班记录应当由接班医师于接班后 24 小时内完成。交（接）班记录的内容包括入院日期、交班或接班日期，患者姓名、性别、年龄、主诉、入院情况、入院诊断、诊疗经过、目前情况、目前诊断，交班注意事项或接班诊疗计划，医师签名等。

【格式体例】

格式及要求同交班记录。重点描述接班后的四诊检查所见，拟定进一步的诊疗计划和即刻的处理措施。

【应用举例】

接班记录

2010-07-04 17:00

患者王××，女性，75 岁，主因"心慌、胸闷、胸痛反复发作 20 年，加重 9 个月"于 2010 年 6 月 12 日 09 时收入院。

入院情况： 患者诉心慌、胸痛伴后背疼痛时时发作，胸闷，面白体倦，口干，小便量偏少，大便正常。查体：P：68 次/分　BP：150/85 mmHg，精神欠佳，发育正常，体形偏胖。口唇轻度紫绀，咽部不红，无扁桃体肿大。双肺呼吸音粗，双下肺可闻及散在细湿啰音。心率 68 次/分，心律齐，二尖瓣听诊区可闻及 2/6 级收缩期吹风样杂音。双下肢轻度凹陷性水肿。舌质黯红，舌上少津，舌苔薄黄，脉细。辅助检查：生化回报：GLU：7.52 mmol/L，CK：229 U/L，TG：1.80 mmol/L；DIC 初筛：FIB：1.97 g/L，TT：13.0 s；快速血气分析：$ctCO_2$（B）：20.5 mmol/L；心梗三项：未见异常；心电图示：窦性心律，心率 68 次/分，Ⅲ 导联病理性 Q 波；V_4～V_6 导联 T 波低平；不完全性右束支传导阻滞。

入院诊断：
  中医诊断：胸痹
      气阴两虚，瘀血内停
  西医诊断：1. 冠状动脉粥样硬化性心脏病

　　　　　不稳定型心绞痛
　　　　　心律失常
　　　　　不完全右束支传导阻滞
　　　　　心功能Ⅲ级
　　2. 高血压病2级(极高危组)
　　3. 高脂血症
　　4. 2型糖尿病

诊疗经过: 入院后予阿司匹林肠溶片、硫酸氢氯吡格雷片抗血小板聚集；低分子量肝素钠注射液抗凝；单硝酸异山梨酯缓释片、硝酸异山梨酯注射液改善心肌供血；酒石酸美托洛尔片控制心率；苯磺酸氨氯地平片降压；呋塞米片、螺内酯片利尿，减轻心脏负荷；普伐他汀钠片调节血脂；丹红注射液活血化瘀；中药治以益气养阴活血为法。

目前情况: 患者诉时有后背疼痛，偶感胸闷，小便量偏少，双肺呼吸音粗，未闻及干湿啰音，心律齐，心音低钝，二尖瓣听诊区可闻及2/6级收缩期吹风样杂音，双下肢无明显水肿。

目前诊断: 同入院诊断。

接班后诊疗计划: 1. 患者水肿已消失，停用呋塞米片。
　　　　　　　　　2. 暂时不调整酒石酸美托洛尔片用量。
　　　　　　　　　3. 内分泌科会诊以协助诊治。
　　　　　　　　　4. 中药继以益气养阴活血为法。

医师签名：刘××

3.10 转出记录

【规范要求】

转科记录是指患者住院期间需要转科时，经转入科室医师会诊并同意接收后，由转出科室和转入科室医师分别书写的记录。包括转出记录和转入记录。转出记录由转出科室医师在患者转出科室前书写完成(紧急情况除外)。转科记录内容包括入院日期、转出或转入日期，转出、转入科室，患者姓名、性别、年龄、主诉、入院情况、入院诊断、诊疗经过、目前情况、目前诊断、转科目的及注意事项或转入诊疗计划、医师签名等。

【格式体例】

转出记录

　　患者姓名、性别、年龄，职业，于×年×月×日×时因(主诉)×病入我科治疗。经×科_____医师会诊，患者本人及家属同意，转入_____病区或科治疗。
　　要求记录入院情况、入院诊断、诊疗经过、目前情况、目前诊断、转科目的及注意事项。

医师签名：

【应用举例】

转出记录

2010-07-28 9:00

患者高××,女性,72岁,一般人员。主因"左侧肢体活动不利4个月余,加重1天"由急诊于2010年7月27日15时以"中风,脑梗塞"收入ICU。经ICU治疗病情好转,患者本人及家属同意,转入急诊科普通病房治疗。

入院诊断：
  中医诊断：中风
      中经络
      热结血瘀,痹阻脉络
  西医诊断：1. 再发脑梗塞急性期
      2. 高血压病3级（极高危组）

住ICU期间,予心电血压监护,低流量吸氧,病重通知;甘露醇125 ml ivgtt q8 h脱水降颅压;阿司匹林肠溶片0.1 g po qd、0.9% NS 250 ml+注射用奥扎格雷钠80 mg ivgtt qd抗血小板聚集,低分子肝素0.4 ml皮下注射q12 h抗凝;5%GS 250 ml+血塞通0.4 g ivgtt qd活血化瘀。

目前患者左侧肢体活动不利,无明显头晕头痛,无恶心呕吐,饮水稍呛咳,无胸闷胸痛,口干欲饮,食纳可,小便可,昨日无大便。心电监测示:BP 128/66 mmHg,HR 68次/分,R 19次/分,SaO$_2$ 95%。查:神清,精神弱,双侧瞳孔等大等圆,直径约3 mm,对光反射存在,球结膜无水肿。口角右偏,伸舌左偏。颈软,无抵抗,甲状腺无肿大。口唇无紫绀,咽部不红,无扁桃体肿大。胸廓对称,双肺呼吸音清晰,未闻及干湿啰音。心率68次/分,律齐,各瓣膜听诊区未闻及病理性杂音。腹软无压痛,无反跳痛,肝脾肋下未触及,双肾区无叩击痛。双下肢轻度可凹性水肿。神经系统查体:右侧肢体肌力Ⅴ级,左侧肢体肌力Ⅱ+级。为求进一步诊治,拟转入急诊科普通病房。

转出诊断：
  中医诊断：中风
      中经络
      热结血瘀,痹阻脉络
  西医诊断：1. 再发脑梗塞急性期
      2. 高血压病3级（极高危组）

医师签名：石××

3.11 转入记录

【规范要求】

转科记录是指患者住院期间需要转科时,经转入科室医师会诊并同意接收后,由转出科室和转入科室医师分别书写的记录。包括转出记录和转入记录。转入记录由转入科室医师于患者转入后 24 小时内完成。转科记录内容包括入院日期、转出或转入日期,转出、转入科室,患者姓名、性别、年龄、主诉、入院情况、入院诊断、诊疗经过、目前情况、目前诊断,转科目的及注意事项或转入诊疗计划、医师签名等。

【格式体例】

转入记录

患者姓名、性别、年龄,因(转科原由)于×年×月×日×时从×病区转入我病区(或科)。转入时病情,转科中、西医诊断。已采取的诊疗措施、目前情况、目前诊断、接班后诊疗计划。

医师签名:

【应用举例】

转入记录

2010-07-01 17:00

患者孙××,男性,88岁,主因"双下肢水肿3月余"于2010年6月14日入肾病科治疗,因"进一步治疗支气管哮喘并肺部感染"于2010年7月1日从肾病科转入呼吸科。

入院诊断:
  中医诊断:水肿
      脾肾两虚　湿瘀互阻
  西医诊断:1. 慢性肾功能不全失代偿期
      肾性贫血
    2. 高血压病3级(高危)

因住院期间出现喘憋不能平卧,经呼吸科副主任医师会诊,以"支气管哮喘急性发作"由肾内科转入呼吸科治疗。

转出诊断:
  中医诊断:水肿
      脾肾两虚　湿瘀互阻
  西医诊断:1. 慢性肾功能不全失代偿期
      肾性贫血
    2. 高血压病3级(高危)
    3. 肺部感染
    4. 支气管哮喘
    5. 阵发性心房纤颤

目前静点甲泼尼龙 40 mg qd,今日第 3 天,头孢曲松钠抗炎,静点硝酸异山梨酯+二羟丙茶碱等治疗。

转入时,患者神清,精神尚可,咳嗽较多、夜间为主,咳声尖锐、有金属声;咳痰量少、色白、质黏、不易咳出。喘息气促,呼吸费力;轻微活动后喘息症状亦加重,出现呼吸困难症状,自觉呼气、吸气均较困难。能平卧,近 1 周夜间反复出现阵发咳喘、呼吸困难加重、端坐呼吸症状。头晕头蒙,无头痛,无视物旋转扭曲、视野缺损、恶心呕吐等症状。汗出较多,盗汗明显。腰部酸痛、右侧为著。双下肢重度凹陷性水肿。纳少纳呆,频发呃逆,眠差、易醒,小便量少、色黄,大便干、数日一行、排便费力。查体见:T 36.9 ℃,P 80 次/分,RR 26 次/分,BP 120/60 mmHg。体形肥胖。双侧球结膜轻度水肿。双肺叩诊清音,听诊双肺呼吸音粗,两肺散在呼气相低调哮鸣音、右下肺为著,右下肺散在水泡音。HR 87 次/分,律不齐,第一心音强弱不等,各瓣膜听诊区未及明显病理性杂音。双下肢重度凹陷性水肿。舌淡暗,苔薄黄,脉浮滑促。

转入诊断:

  中医诊断:1. 喘证

     痰邪伏肺 复感外邪

    2. 水肿

     脾肾两虚 湿瘀互阻

  西医诊断:1. 支气管哮喘急性发作期

    2. 肺部感染

    3. 慢性肾功能不全失代偿期

     肾性贫血

    4. 高血压病 3 级(高危)

    5. 心律失常

     阵发房颤

转入后诊疗计划:

1. 低盐低脂优质蛋白饮食,持续低流量吸氧 24h/d,留陪一人,心电+氧饱和度监测,记 24 小时尿量。

2. 茶碱缓释片 0.2 po q12 h,0.9%NS 100 ml+二羟丙茶碱注射液 0.5 ivgtt bid,0.9%NS 2 ml+异丙托溴铵气雾剂 0.5 mg+沙丁胺醇气雾剂 1 ml 雾化吸入 bid,沙美特罗替卡松粉吸入剂 50/250 μg bid、异丙托溴铵气雾剂 40 μg tid,以解痉平喘、改善肺功能。

3. 0.9%NS 100 ml+甲泼尼龙 40 mg ivgtt qd,抗气道非特异性炎症、降低气道反应性、解痉平喘。

4. 叶酸片 10 mg po tid、琥珀酸亚铁片 200 mg po tid、重组人红细胞生成素注射液 3000 U im 3 次/周、注射用水 2 ml+腺苷钴胺 1.5 mg im qd,纠正贫血。

5. 别嘌醇片 100 mg po tid,抑制尿酸合成。

6. 硝苯地平控释片 60 mg po qd,降压。

7. 0.9%NS 100 ml+单硝酸异山梨酯注射液 5 ml ivgtt qd,扩冠、改善心肌供血。

8. 呋塞米注射液 60 mg iv qd,利尿。

9. 盐酸氨溴索片 30 mg po tid,盐酸氨溴索注射液 30 mg iv q8h,以稀化痰液。

10. 5%GS 250 ml＋痰热清 20 ml ivgtt qd,清热化痰。
11. 因患者肾功能不佳,暂不予汤药治疗。
12. 及时请上级医师查房,指导诊断和治疗。

医师签名:边××

3.12 阶段小结

【规范要求】

阶段小结是指患者住院时间较长,由经治医师每月所作病情及诊疗情况总结。阶段小结的内容包括入院日期、小结日期,患者姓名、性别、年龄、主诉、入院情况、入院诊断、诊疗经过、目前情况、目前诊断、诊疗计划、医师签名等。

交(接)班记录、转科记录可代替阶段小结。

【格式体例】

阶段小结

住院满 1 个月者必须书写阶段小结。在疾病的诊断与治疗有重大变化时应对病情和治疗及时总结。

阶段小结应重点对住院一段时间以来的诊断与治疗的情况进行总结,并提出今后的治疗计划。

内容包括:入院日期、小结日期,患者姓名、性别、年龄、主诉、入院情况、入院诊断、诊疗经过、目前情况、目前诊断、诊疗计划。

医师签名:

(交班记录、接班记录、转出记录、转入记录、放化疗小结均可代替阶段小结。)

【应用举例】

阶段小结

2010-10-12 16:00

患者曹××,男性,80 岁,主因"间断腹胀大 3 年,加重伴意识障碍 3 天"于 2010 年 9 月 13 日 12:00 入院,目前已住院 29 天。

入院诊断:

中医诊断:昏愦

气虚水停　痰浊内蕴

西医诊断:1. 肝性脑病

2. 肝硬化失代偿期

门脉高压

         腹水
         脾大
          脾亢
         低蛋白血症
    3. 门脉高压性胃病
    4. 肝肾综合征
    5. 肺部感染
    6. 高血压病3级(极高危)
    7. 右侧基底节区、两侧脑室旁多发性腔隙性脑梗塞

住院期间诊疗经过:入院后完善相关检查,监测生命体征,予吸氧,心电监护加氧饱和度;硝苯地平控释片30 mg po qd以降压;螺内酯80 mg po bid,氯化钠注射液100 ml+呋塞米注射液80 mg ivgtt qd以利尿,茵栀黄颗粒6 g po tid退黄利尿;5%葡萄糖注射液100 ml+还原型谷胱甘肽1.2 g ivgtt qd,复方氨基酸注射液(3AA)250 ml ivgtt qd降血氨;乳果糖口服溶液15 ml po tid以通便降血氨;葡萄糖注射液500 ml+谷氨酸钠注射液40 ml ivgtt降血氨;考虑患者肺部感染不能除外,头孢哌酮钠舒巴坦钠皮试阴性后,予0.9%氯化钠注射液100 ml+注射用头孢哌酮钠舒巴坦钠1.5 g ivgtt bid抗感染。中药治以益气行水,祛痰化浊。治疗期间患者血氨降至正常,予停复方氨基酸注射液、精氨酸注射液,患者出现反酸烧心症状,予0.9% NS 100 ml+奥美拉唑钠注射液40 mg po qd抑酸治疗。经治疗后患者反酸烧心缓解,查生化白蛋白低至30 g/L以下,遂予反复输注白蛋白以补充蛋白,提高胶体渗透压利尿。患者持续腹胀大不能缓解,腹水量大,分别于2010年9月20日、2010年9月29日、2010年10月4日、2010年10月9日、2010年10月12日先后5次抽取腹水,患者尿量减少,腹水增多较快,予0.9% NS 100 ml+多巴胺注射液20 mg泵入(慢点,5小时泵完)扩张小动脉利尿,予0.9% NS 100 ml+前列地尔注射液2 ml改善微循环,考虑肝肾综合征,予加用0.9% NS 500 ml+多巴胺注射液40 mg扩容,并予临时输入血浆补充胶体渗透压。

目前诊断:
    中医诊断:昏愦
         气虚水停　痰浊内蕴
    西医诊断:1. 肝性脑病
        2. 肝硬化失代偿期
         门脉高压
         腹水
         脾大
          脾亢
         低蛋白血症
        3. 门脉高压性胃病
        4. 肝肾综合征
        5. 肺部感染

6. 高血压病3级(极高危)

7. 右侧基底节区、两侧脑室旁多发性腔隙性脑梗塞

下一步治疗措施:腹胀,呃逆好转,乏力,无反酸烧心,无恶心呕吐,大便2次/日,小便少,纳食差。下一步按目前方案予硝苯地平控释片30 mg po qd 降压;螺内酯80 mg po bid,0.9% NS 100 ml+多巴胺注射液20 mg 泵入(慢点,5小时泵完)扩张小动脉利尿,予0.9% NS 100 ml+前列地尔注射液2 ml 改善微循环,予 NS 100 ml+注射用头孢哌酮钠舒巴坦钠1.5 g ivgtt bid 抗炎治疗,枯草杆菌二联活菌肠溶胶囊500 mg po tid 调整肠道菌群,乳果糖口服溶液15 ml po bid 以通便降血氨;并监测血压、腹围、血常规、电解质、肝肾功能及病情变化。

医师签名:刘××

3.13 抢救记录

【规范要求】

抢救记录是指患者病情危重,采取抢救措施时作的记录。因抢救急危患者,未能及时书写病历的,有关医务人员应当在抢救结束后6小时内据实补记,并加以注明。内容包括病情变化情况、抢救时间及措施、参加抢救的医务人员姓名及专业技术职务等。记录抢救时间应当具体到分钟。

【格式体例】

抢救记录

急、危、重患者实施抢救,应有抢救记录,包括以下内容:

1. 详细记录病情恶化的过程及时间。

2. 按时间顺序记录采取抢救措施的具体内容、实施时间和治疗后的反应,包括药物的具体用法、用量、给药途径、用药时间等。

3. 记录上级医师及会诊医师意见等,并注意标注时间。

4. 向患者家属交待病情,记录谈话要点,必要时须家属签字。

5. 抢救记录必须在抢救结束后立即记录,及时完成。

6. 参加抢救人员名单。主持抢救医师姓名、职称、签名。记录医师签名。

【应用举例】

抢救记录

2010-10-13 16:00

今日13:45,患者突然腹部剧烈疼痛,伴大汗出,小便失禁,呼之不应,查体:全腹肌紧张,无明确压痛、反跳痛,听诊肠鸣音弱。莫××副主任医师、杨×主治医师立即组织抢救,

初步考虑急性腹痛待查,不除外腹主动脉瘤破裂或肠系膜动脉血栓,急予哌替啶 50 mg 肌内注射,同时予床边监测,低流量吸氧,急测血压 BP 123/74 mmHg,HR 146 次/分,R 26 次/分,血氧未测出,FBS 12.1 mmol/L。患者疼痛无缓解,予复方氯化钠注射液 500 ml ivgtt 快速滴入,听诊双肺满布湿啰音,患者病情迅速恶化,14:25 床边监测示 BP 71/34 mmHg,HR 154 次/分,血氧未测出,改予 0.9% NS 100 ml+多巴胺 100 mg ivgtt 迅速滴入,加大氧流量至 6 L/min;14:37,床边监测示 BP 109/73 mmHg,予床旁心电图。经积极抢救,患者血压、心率较前好转,腹痛略减轻,急送 CT 室行腹部 CT 扫描,结果提示:胸腹主动脉夹层动脉瘤破裂,患者血压下降,心率加快,休克症状加重,向家属交待病情,随时有生命危险,转 ICU 积极抢救。

医师签名:杨×

小抢救记录

2010-09-23 07:00

5:20 患者突发喘憋,张口抬肩,呼吸断续,喉间痰鸣,颜面、爪甲紫绀,心率 40 次/分,血压测不出。考虑患者肺部重症感染,气道分泌物多,咳痰无力,痰液阻塞气道引起窒息,立即由李×副主任医师组织抢救,间断吸痰 2 次,吸出黄色黏稠痰液约 30 ml,立即建立静脉通路,予尼可刹米注射液 375 mg,盐酸洛贝林注射液 3 mg iv 以兴奋呼吸中枢,盐酸氨溴索注射液 30 mg iv 以化痰。电话急通知家属,征得家属同意,通知麻醉科行气管插管;5:25 心电监护示:心率 0,血压测不出,呼吸停止,予持续胸外按压,简易呼吸器辅助呼吸,肾上腺素 1 mg iv st,阿托品 0.5 mg iv 以升压、提高心率;气管插管成功后,从气管插管口处吸出黄色黏稠痰液约 50 ml。5:35 心电监护示室性逸搏心率,心率 30~40 次/分,血压 75/25 mmHg,予肾上腺素 1 mg、阿托品 0.5 mg iv,多巴胺 20 mg iv,0.9% NS 100 ml+多巴胺 80 mg ivgtt qd 以升压、提高心率,盐酸氨溴索注射液 30 mg iv 以化痰;5:40 患者无自主呼吸,室性逸搏心率 20~30 次/分,血压测不出,予便携式呼吸机接气管插管接口处辅助通气,持续胸外按压。5:50 心电监护示:逸搏心率 20~30 次/分,血压测不出,再次予肾上腺素 1 mg,去甲肾上腺素 1 mg iv,持续胸外按压,间断予吸痰 2 次,吸出约 20 ml 黄黏痰液;6:00am 心电监护示室性逸搏心率 10~20 次/分,血压 0,持续胸外按压;6:20 患者血压 0,心率 0,呼吸 0,持续胸外按压,持续呼吸机辅助通气;6:25 患者仍呼吸 0,心率 0,血压 0,双侧瞳孔散大固定,心电图呈直线,宣告临床死亡。死亡直接原因:呼吸衰竭,痰液窒息。参加抢救人员:李×副主任医师、吴××住院医师。护士:郭××、王××。

记录医师:吴××

3.14 有创诊疗操作记录

【规范要求】

有创诊疗操作记录是指在临床诊疗活动过程中进行的各种诊断、治疗性操作（如胸腔穿刺、腹腔穿刺等）的记录。应当在操作完成后即刻书写。内容包括操作名称、操作时间、操作步骤、结果及患者一般情况，记录过程是否顺利、有无不良反应，术后注意事项及是否向患者说明，操作医师签名。

【应用举例】

有创诊疗操作记录

2010-08-24 09:00　　　　　　　　　　动静脉内瘘吻合术

今日行左上肢动静脉内瘘吻合术，术前术区备皮，术前30分钟地西泮10 mg肌注。术中患者平卧位，左上肢外展，常规消毒，铺无菌手术巾，取左上肢桡骨粗隆上方3 cm处行一2 cm左右纵行切口，1％利多卡因局麻后，切开皮肤，钝性分离皮下组织，游离动静脉，结扎静脉远端，剪断静脉，于动脉上沿血管壁方向行小切口，动静脉行端侧吻合，吻合后静脉充盈明显，可触及皮下震颤，可闻及血管杂音。缝合皮肤，纱布覆盖，绷带缠绕术肢安返病房，注意切口有无渗血渗液，嘱勿压迫术肢，适当热敷上臂。

医师签名：占××

3.15 会诊记录

【规范要求】

会诊记录（含会诊意见）是指患者在住院期间需要其他科室或者其他医疗机构协助诊疗时，分别由申请医师和会诊医师书写的记录。会诊记录应另页书写。内容包括申请会诊记录和会诊意见记录。申请会诊记录应当简要载明患者病情及诊疗情况、申请会诊的理由和目的、申请会诊医师签名等。常规会诊意见记录应当由会诊医师在会诊申请发出后48小时内完成，急会诊时会诊医师应当在会诊申请发出后10分钟内到场，并在会诊结束后即刻完成会诊记录。会诊记录内容包括会诊意见、会诊医师所在的科别或者医疗机构名称、会诊时间及会诊医师签名等。申请会诊医师应在病程记录中记录会诊意见执行情况。

【格式体例】

会诊记录

住院号：

姓名：　　　　**性别：**　　　　**年龄：**　　　　**日期：**　　　　**时间：**

_____科_____病区_____床

请求会诊目的：_____

简要病历及印象：

_____

_____

_____

_____

_____

_____

　　谢谢。

此致

　　_____科_____医师

　　　　　　　请求会诊者_____科_____医师_____

会诊大夫意见：

_____

_____

_____

_____

_____

_____

谢邀！

　　　　　　　会诊者_____科_____医师_____

【应用举例】

会诊记录

住院号：×××

姓名：范××　　　**性别：**男　　　**年龄：**52岁　　　**日期：**2010-08-18　　　**时间：**14:40

__肿瘤__科　　　__十九__病区　　　__51__床

请求会诊目的：协助诊治

简要病历及印象：

　　患者主因"腰痛伴镜下血尿4月余,咳血、间断性发热半个月"以"肾癌肺转移"收入院,今日中午患者无明显诱因出现喘憋、口唇紫绀、大汗淋漓,查：HR 130次/分,R 26次/分,BP

170/110 mmHg,右肺呼吸音低,可闻及呼气性干鸣音,未闻及湿啰音。急予地塞米松 5 mg 入壶,二羟丙茶碱 0.25 g 入壶,考虑肺感染? 肺栓塞? 故请贵科会诊以协助治疗。

谢谢。

此致

   __呼吸__ 科 __诸__ 医师

           请求会诊者 __肿瘤__ 科 __副主任__ 医师 __赵××__

会诊大夫意见:

  敬阅病例,查看病人,患者喘息气促,咳痰带血丝,不发热,神清,口唇无紫绀,左肺呼吸音粗,右肺呼吸音较左减低,双肺散在哮鸣音,心律齐,未闻及杂音,双下肢不肿。血常规(2010-08-13):WBC 17.78×10^9/L,N‰90.4‰。胸部 CT(2010-08-10):双肺占位,右肺阻塞性炎症。

    印象诊断:阻塞性肺炎

      余同贵科

  建议:1. 查血常规、生化一五、血气、DIC 初筛、痰病原学,急查胸片。

     2. 盐酸莫西沙星 0.4 ivgtt qd 联合 0.9% NS 100 ml+注射用亚胺培南西司他丁钠 1 g ivgtt q8 h 抗感染;多索茶碱氯化钠 100 ml ivgtt qd 平喘;盐酸氨溴索针 45 mg 静注 bid 化痰。

     3. 如血气无 CO_2 潴留可予 0.9% NS 2 ml+吸入用复方异丙托溴铵 2.5 ml 雾化 bid。

     4. 余同贵科,我科随诊。

  谢邀!

           会诊者 __呼吸__ 科 __副主任__ 医师 __金××__

3.16 术前小结

【规范要求】

  术前小结是指在患者手术前,由经治医师对患者病情所作的总结。内容包括简要病情、术前诊断、手术指征、拟施手术名称和方式、拟施麻醉方式、注意事项,并记录手术者术前查看患者相关情况等。

【格式体例】

术前小结

  日期

  姓名   **性别**   **年龄**

  简要病情:

  术前诊断:

  手术指征:

  拟施手术名称和方式:

拟施麻醉方式：

注意事项：

手术者术前查看患者相关情况：

医师签名：

【应用举例】

术前小结

2010-09-20

姓名：李××　　　　　　**性别：**女　　　　　　**年龄：**28 岁

简要病情： 患者主因"小腹胀痛 30 天"由门诊于 2010 年 9 月 20 日 9:00 以"左卵巢囊肿"收入院。现为住院第 1 天。刻下症：左小腹胀痛，无腰酸、无恶心呕吐，无心慌，无胸闷，无头晕、无头痛，无肛门下坠，纳眠可，二便调。既往体健，否认药物过敏史。查体：一般情况可，心肺（一），腹软，下腹深部压痛（+），无反跳痛，肝脾肋下未触及，双肾区无叩击痛。排泄物未见。妇科检查：外阴　已婚未产型，阴道　畅；宫颈　重糜；子宫　前位，大小正常，无压痛，偏右，活动可，质中；附件　右附件未及异常，左附件可及一囊性肿物，压痛明显，边界不清。辅助检查：血常规　基本正常；尿常规　WBC 36.60/μl，RBC 26.3/μl，EC 35.90/μl，RBC-M 4.73 个/HP，WBC-M 6.59 个/HP，余正常；凝血四项　基本正常；乙肝五项　均为阴性；丙肝抗体　阴性；梅毒抗体　阴性；艾滋抗体　阴性；生化全项　均正常；妇科肿瘤五项　均正常。B 超示：子宫前位，大小约 5.0 cm×4.5 cm×3.6 cm，肌壁回声均匀，宫腔居中，内膜厚 0.6 cm，左卵巢内见一囊性回声 6.5 cm×4.5 cm，壁光滑，内透声好。右附件未见明显肿物。

术前诊断： 左卵巢囊肿

手术指征：

1. 小腹胀痛 30 天。

2. 妇科检查：左附件可及以一囊性肿物，压痛明显，边界不清。

3. 辅助检查：B 超示：子宫前位，大小约 5.0 cm×4.5 cm×3.6 cm，肌壁回声均匀，宫腔居中，内膜厚 0.6 cm，左卵巢内见一囊性回声 6. cm×4.5 cm，壁光滑，内透声好。右附件未见明显肿物。

拟施手术名称和方式： 腹腔镜探查术+左卵巢囊肿剥除术

拟施麻醉方式： 全麻

注意事项：

手术风险及可能出现的问题包括：①麻醉意外；②心脑血管意外；③出血过多；④脏器损伤；⑤伤口愈合不良；⑥伤口感染；⑦膀胱直肠损伤；⑧不可预测的其他情况；⑨中转开腹；⑩术后复发，术后出现卵巢早衰症状，术后输卵管再通。术中注意分清各脏器之间的解剖关系，勿伤及输尿管、膀胱和直肠，注意止血。注意是否有恶性病变，必要时需冰冻。

手术者术前查看患者相关情况： 根据患者症状和体征及辅助检查，考虑目前为卵巢冠囊肿可能性大，具有明确手术指征。患者神清，精神可，头胸部未见异常，腹软，下腹深部压痛（+），无反跳痛。妇科检查:外阴 已婚未产型;阴道 畅;宫颈 重度糜烂;子宫 前位,大小正常,无压痛,偏右,活动可,质中;附件 右附件未及异常,左附件可及一囊性肿物,压痛明显,边界不清。患者目前情况可以接受手术。

医师签名:刘××

3.17 术前讨论记录

【规范要求】

术前讨论记录是指因患者病情较重或手术难度较大,手术前在上级医师主持下,对拟实施手术方式和术中可能出现的问题及应对措施所做的讨论。讨论内容包括术前准备情况、手术指征、手术方案、可能出现的意外及防范措施、参加讨论者的姓名及专业技术职务、具体讨论意见及主持人小结意见、讨论日期、记录者的签名等。

【格式体例】

术前讨论记录

术前讨论记录是指因患者病情较重或手术难度较大,手术前在上级医师主持下,对拟实施手术方式和术中可能出现的问题及应对措施所作的讨论。

a)记录讨论时间、地点及参加讨论者的姓名及专业技术职务。具体记录每个人发言的内容,一般不宜记录综合意见。

b)记录患者一般项目、术前准备情况、术前诊断、手术指征、手术目的、手术方案,可能出现的意外及防范措施。

c)住院医师应于手术前将术前讨论记录书写完成,交由主治医师审阅、修改、补充并签名。

记录者签名:

【应用举例】

术前讨论记录

2010年10月13日

姓名:赵××   **性别**:女性   **年龄**:74岁

术前诊断:右乳癌
　　　　　高血压病1级

诊断依据:

1.患者右乳压痛,感觉麻木,皮肤僵硬,色黑糜烂伴渗液,平时饮食可,二便正常。主因右乳肿物2年余,糜烂伴渗液1年,加重1周。

2.外科情况:右侧胸壁可见一大小约3 cm×4 cm的黑色糜烂肿物,右腋下可触及一蚕豆大小淋巴结,右肩关节活动自如,皮肤浅感觉正常。肝脾肋下未触及,双肾区叩击痛(一)。

3. 血常规:WBC 5.63×10^9/L,RBC 4.06×10^{12}/L,HGB 126 g/L。生化全项回报:Na^+ 141 mmol/L,K^+ 4.1 mmol/L,Cl^- 108 mmol/L,UA 550 μmol/L,HCO_3 21 mmol/L。肿瘤五项:AFP 2.01 ng/ml,CEA 9.06 ng/ml,CA199 5.3 U/ml,CA125 16.07 U/ml,CA153 61.59 U/ml。胸片:①双肺多发转移瘤可能;②上部胸椎变扁,转移不除外;③双侧肋膈角浅钝,双侧少量胸腔积液;④右乳腺术后改变(2006-10-11,本院)。

拟行手术:右乳姑息性切除手术+植皮治疗

拟施麻醉:全麻

术前准备:完善入院后各项检查。无特殊。

术中、术后可能发生的意外:详见手术同意书

防范措施:1. 术前充分准备

     2. 术中仔细操作,严密观察

     3. 术后精心护理,加强观察

科室讨论意见:

周×主治医师:术前分期 $T_4M_2N_2$,原则不考虑手术治疗,以化疗和内分泌治疗为主,手术切除风险大。现乳癌化疗有效率已达到80%,应与患者及家属交代清楚,切除溃疡灶后如不愈合,可能引起感染并使伤口腐烂。

姚×主治医师:从乳癌的治疗原则来说,不主张手术,但考虑溃疡灶有恶臭液体流出,综合患者及家属意见,可切除并植皮。

王×主任医师:可考虑手术,但术前应坚持每日碘伏换药,植皮后应尽量保证一期愈合。

孟×主任医师:患者分期 $T_4M_2N_2$,晚期浸润性乳腺癌,如局部切除,风险非常大,家属要求切除溃疡,但切除部分较大,愈合较差,如再复发及溃烂,切口很难一期愈合,植皮后存活与否,需要考虑,术前一定要向家属交代清楚病情及手术风险。

记录者签名:陈××

3.18 麻醉术前访视记录

【规范要求】

麻醉术前访视记录是指在麻醉实施前,由麻醉医师对患者拟施麻醉进行风险评估的记录。麻醉术前访视可另立单页,也可在病程中记录。内容包括姓名、性别、年龄、科别、病案号,患者一般情况、简要病史、与麻醉相关的辅助检查结果、拟行手术方式、拟行麻醉方式、麻醉适应证及麻醉中需注意的问题、术前麻醉医嘱、麻醉医师签字及填写日期。

【格式体例】

麻醉术前访视记录

姓　名		性别		年龄	
住院号		科别		床号	
术前诊断				择期　急诊	
手术名称					
麻醉方式					
麻醉适应证及需注意的问题					
神志		清醒　嗜睡　昏迷　合作　欠合作　不合作			
一般情况（阳性体征）					
简要病史					
辅助检查					
ASA 分级		Ⅰ　Ⅱ　Ⅲ　Ⅳ　Ⅴ			
术前麻醉医嘱（术前用药）		（地西泮　阿托品　东莨菪碱）			
麻醉医师			日　期		

3.19 麻醉记录

【规范要求】

麻醉记录是指麻醉医师在麻醉实施中书写的麻醉经过及处理措施的记录。麻醉记录应当另页书写，内容包括患者一般情况、术前特殊情况、麻醉前用药、术前诊断、术中诊断、手术方式及日期，麻醉方式、麻醉诱导和各项操作开始及结束时间，麻醉期间用药名称、方式及剂量，麻醉期间特殊或突发情况及处理，手术起止时间，麻醉医师签名等。

【格式体例】

麻醉记录

病房（ 区）　　　床　病人ID　　　病案号　　　2010-09-27 14:03

姓名　　　性别　　　年龄　　　体重　　kg　　身高　　cm　　ASA　　　择期/急诊
术前诊断　　　　　　　　　　　拟施手术
术前用药　　　　　　　　　　　特殊情况
时间　13:45　00:00

氧 l/min

麻醉中用药

监测

℃	P.R.BP
40	240
36	220
34	200
32	180
30	160
28	140
26	120
24	100
22	80
20	60
18	40
16	20

标记

水中输液　　　ml
胶体量　　　0
平衡液　　　0　0
生理盐水　　0　0
其　他　　　0
术中输血　　　ml
全　血
红细胞
血　浆
自体血
其　他
术中出量(ml)
失血
尿量

麻醉剂
麻醉方法　　　　　　　患者位置
术中诊断
实施手术
麻醉开始　　　手术开始 13:00　结束　　　护士
手　术　者　　　　　　　麻醉者

符号　血压×　有创△　脉博●　呼吸·　体温△　麻醉×　置管⊖　手术⊙　拔管Φ

3.20 手术记录

【规范要求】
手术记录是指手术者书写的反映手术一般情况、手术经过、术中发现及处理等情况的特殊记录,应当在术后 24 小时内完成。特殊情况下由第一助手书写时,应有手术者签名。手术记录应当另页书写,内容包括一般项目(患者姓名、性别、科别、病房、床位号、住院病历号或病案号)、手术日期、术前诊断、术中诊断、手术名称、手术者及助手姓名、麻醉方法、手术经过、术中出现的情况及处理等。

【格式体例】
a)记录项目及顺序为:手术日期、术前诊断、术后诊断、手术名称、手术医师、麻醉方法、麻醉医师、手术一般情况、手术经过、术中发现及处理、手术结束时患者的情况。

b)手术记录应在 24 小时内由术者完成。特殊情况下由第一助手书写时,应有手术者签名。

【应用举例】

手术记录

姓名:王×× **性别**:女 **年龄**:68 岁 **手术日期**:2010-10-14 9:20
术前诊断:直肠癌 **血压**:150/70 mmHg
术后诊断:直肠癌
手术名称:直肠癌经腹会阴联合切除术 手术共 4 小时 10 分
手术医师:寇×× 高×× **助手**:李×× 吴×× **护士**:3 人
麻醉医师:李×× 刘×× 陈×× **麻醉方法**:全麻
手术经过:

1. 麻醉满意后,患者取膀胱截石位。常规消毒铺巾。

2. 下腹旁正中切口,下至耻骨,上至脐上 4 cm。逐层切开皮肤、皮下筋膜,打开腹直肌前鞘,将腹直肌推向外侧,暴露后鞘,打开后鞘及腹膜。

3. 洗手探查:腹腔中无液气体,乙状结肠与小肠、侧腹膜粘连。肝脏表面光滑,结肠各段无异常。腹主动脉及肠系膜淋巴结未触及肿大。肿块位于直肠下段、腹膜返折下,约 4 cm×3 cm×2 cm。

4. 切口保护,自动拉钩牵开腹腔,暴露乙状结肠及直肠,将其余肠段推至腹腔上部,盐水纱垫保护。

5. 自降结肠与乙状结肠交接处打开乙状结肠两侧系膜,沿直肠两侧向下至直肠膀胱窝会合。在乙状结肠动脉根部切断动脉,双重结扎。钳夹分断乙状结肠系膜至骶前。锐性分离直肠后壁至尾骨尖。锐性游离直肠前壁,钳夹分断直肠两侧壁,直肠四周充分游离。

6. 于拟定断肠处断肠,断端保护。

7. 会阴组:缝闭肛门,以肛门为中心做一 5 cm×4 cm 的椭圆形切口,依次切开皮肤、皮下组织,切断肛尾韧带,由肛门后方进入骶前与腹腔组会合,再向两侧锐性分离直肠,由会阴组将直肠拖出,钝性及锐性分离直肠尿道隔,将直肠完整切除,标本移台下。缝扎止血,检查无出血,冲洗腹腔,由会阴部置骶前引流管一根,并固定。关闭会阴部切口。

8. 腹部组,冲洗腹腔,检查无出血。在左侧预定造瘘口处切除皮肤约 2 cm×2 cm,切除多余脂肪,十字切开腹外斜肌腱膜,分开肌肉,切开腹膜。将乙状结肠自造瘘口拖出,固定乙状结肠与侧腹膜,清点器械纱布无误,逐层关腹。造瘘口与腹壁逐层固定。切口包扎固定。术毕。

9. 术中病人生命体征平稳,出血约 800 ml,输红细胞悬液 400 ml,术程顺利,术后安返病房。

标本肉眼所见:肿块距肛缘 5 cm,呈溃疡型,约 4 cm×3 cm×2 cm。标本送病理检查。

医师签名:寇××

3.21 手术安全核查记录

【规范要求】

手术安全核查记录是指由手术医师、麻醉医师和巡回护士三方,在麻醉实施前、手术开始前和病人离室前,共同对病人身份、手术部位、手术方式、麻醉及手术风险、手术使用物品清点等内容进行核对的记录,输血的病人还应对血型、用血量进行核对。应有手术医师、麻醉医师和巡回护士三方核对、确认并签字。(手术安全核查及手术安全核查表见附录7.9)

3.22 手术清点记录

【规范要求】

手术清点记录是指巡回护士对手术患者术中所用血液、器械、敷料等的记录,应当在手术结束后即时完成。手术清点记录应当另页书写,内容包括患者姓名、住院病历号(或病案号)、手术日期、手术名称、术中所用各种器械和敷料数量的清点核对、巡回护士和手术器械护士签名等。

【格式体例】

手术清点记录

科别_____ 姓名_____ 性别_____ 年龄_____ 住院病历号_____
手术日期_____年_____月_____日　　手术名称_____
输血：血型_____　　血液成分名称_____　　血量_____ ml

器械名称	术前清点	术中加数	关体腔前	关体腔后	器械名称	术前清点	术中加数	关体腔前	关体腔后
卵圆钳					咬骨钳				
巾钳					骨刀、凿				
持针钳					拉钩				
组织钳					刮匙				
大弯血管钳					脊柱牵开器				
弯血管钳					腹腔牵开器				
直血管钳					胸腔牵开器				
蚊式钳					有齿镊				
直角钳					无齿镊				
扁桃体钳					刀柄				
柯克钳					手术剪				
胃钳					吸引头				
肠钳					电烧（头）				
取石钳									
胆石钳									
胆道探子					大纱垫				
肾蒂钳					小纱垫				
输尿管钳					纱布				
沙式钳					纱条				
持瓣钳					棉片				
阻断钳					棉签				
肺叶钳					阻断带				
心房钳					花生米				
心耳钳					缝针				
哈巴狗					注射器				
气管钳					针头				
剥离子					棉球				
髓核钳									

手术器械护士签名_____　　巡回护士签名_____

体内植入物条形码粘贴处：

填表说明：
　　1. 表格内的清点数必须用数字说明，不得用"√"。
　　2. 空格处可以填写其他手术物品。
　　3. 表格内的清点数目必须清晰，不得采用刮、粘、涂等方法涂改。
（本表为参考表，由于不能涵盖所有手术器械，建议医院根据实际设定器械名称）

3.23　术后首次病程记录

【规范要求】

术后首次病程记录是指参加手术的医师在患者术后即时完成的病程记录。内容包括手术时间、术中诊断、麻醉方式、手术方式、手术简要经过、术后处理措施、术后应当特别注意观察的事项等。

【应用举例】

术后首次病程记录

2010-10-06 11:00

　　患者今日10:00于手术室局麻下行"混合痔外剥内扎术"，术程顺利，详见手术记录。术毕平车推回病房，患者未诉特殊不适。术后医嘱已开，予二级护理，普食，0.9%氯化钠注射液100 ml＋甲磺酸左氧氟沙星3.0 g ivgtt bid 以抗感染。嘱患者24小时内宜卧床少动，控制排便，注意观察肛门疼痛、出血及排尿情况。

医师签名：毛××

3.24 麻醉术后访视记录

【规范要求】

麻醉术后访视记录是指麻醉实施后,由麻醉医师对术后患者麻醉恢复情况进行访视的记录。麻醉术后访视可另立单页,也可在病程中记录。内容包括姓名、性别、年龄、科别、病案号,患者一般情况、麻醉恢复情况、清醒时间、术后医嘱,是否拔除气管插管等,如有特殊情况应详细记录,麻醉医师签字并填写日期。

【格式体例】

<h3 style="text-align:center">麻醉术后访视记录</h3>

姓　名		性别		年龄	
住院号		科别		床号	
术前诊断				择期　急诊	
手术名称					
麻醉方案					
一般情况					
麻醉恢复情况					
清醒时间		是否拔除气管插管			
术后医嘱					
特殊情况(麻醉不良反应及并发症)					
麻醉医师			日期		

3.25 出院记录

【规范要求】

出院记录是指经治医师对患者此次住院期间诊疗情况的总结,应当在患者出院后24小时内完成。内容主要包括入院日期、出院日期、入院情况、入院诊断、诊疗经过、出院诊断、出院情况、出院医嘱、中医调护、医师签名等。

【格式体例】

出院记录

患者姓名,性别,年龄,于_____年____月____日入院,_____年____月____日出院,共住院____天。内容包括:入院诊断、出院诊断、诊疗经过、出院情况(症状、体征、实验检查)、出院带药、出院医嘱(治疗、调摄的要求)。

【应用举例】

出院记录

姓　名	姜××	性　别	男	年　龄	64岁
入院时间	2010-09-25	出院时间	2010-10-11	住院天数	16天
X光号:		CT号:			
入院诊断	1. 中医诊断:眩晕 　　　　　肝阳上亢		2. 西医诊断:1. 高血压病3级(极高危组)高血压脑病 2.2型糖尿病		
出院诊断	1. 中医诊断:眩晕 　　　　　肝阳上亢		2. 西医诊断:1. 高血压病3级(极高危组)高血压脑病 2.2型糖尿病 3. 高脂血症 4. 脂肪肝 5. 双下肢动脉硬化 6. 脑动脉硬化 7. 慢性鼻窦炎急性发作		

入院治疗经过: 患者主因"头晕头痛1天"由急诊以"高血压病"收入院。入院症见:头晕头痛,恶心,无呕吐,颈部僵硬不适,言语謇涩,无肢体活动不利,无神志障碍,纳少,眠可,大便调,小便频。一级护理,吸氧,硝苯地平缓释片、福辛普利钠片、氯沙坦钾片降压,阿司匹林肠溶片抗血小板聚集,阿卡波糖片控制血糖,血塞通活血改善脑循环,吡拉西坦改善脑细胞代谢。根据生化全项回报:TG 2.0 mmol/L,LDL 3.4 mmol/L,2010年9月27日补充诊断:高脂血症,普伐他汀钠降脂。腹部B超回报:脂肪肝。2010年9月30日补充诊断:脂肪肝。双下肢动脉B超回报:双下肢动脉硬化伴多发斑块形成。TCD回报:脑动脉硬化血流频谱形态改变,双侧眼动脉、大脑中动脉、椎动脉、左侧颈内动脉血流速度减低。2010年10月4日补充诊断:双下肢动脉硬化、脑动脉硬化。患者鼻塞、流脓性黄涕,自诉有鼻窦炎病史,考虑为慢性鼻窦炎急性发作,补充诊断并予甲磺酸左氧氟沙星片抗炎。经治疗后现患者病情好转,准予出院。

出院时简要病情: 无头痛、头晕、鼻塞、流脓性黄涕减轻,无恶心呕吐,纳可,二便可,眠可。

出院带药: 诺和灵50 R笔芯300 u×1支/早16 u晚8u,ih;福辛普利钠片10 mg×14#/10 mg po qd;氯沙坦钾片50 mg×14#/50 mg po qd;硝苯地平缓释片10 mg×28#/10 mg po q12 h,普伐他汀钠20 mg×7#/10 mg po qn;甲磺酸左氧氟沙星片100 mg×12#/200 mg po bid

出院医嘱: 低盐低脂饮食,严格控制主食量,出院后密切监测血压、血糖、血脂变化,门诊随诊。

　　　　　　　　　　　　　　　　　　　　　　　　　　　　　　　医师签名:刘××

3.26 死亡记录

【规范要求】

死亡记录是指经治医师对死亡患者住院期间诊疗和抢救经过的记录,应当在患者死亡后24小时内完成。内容包括入院日期、死亡时间、入院情况、入院诊断、诊疗经过(重点记录病情演变、抢救经过)、死亡原因、死亡诊断等。记录死亡时间应当具体到分钟。

【格式体例】

死亡记录

内容包括主诉、入院诊断、诊疗经过、抢救过程、死亡时间、死亡原因、死亡诊断(包括中医、西医诊断,应以上级医师审核后的诊断为准)。

【应用举例】

死亡记录

2010-10-15 02:00

患者王××,女性,65岁,主因"低热14个月,腰痛8个月"由门诊于2010年9月12日10:00入院,2010年10月14日23:25死亡,共住院32天。

入院诊断:

  中医诊断:恶核

      脾肾亏虚,痰凝血滞

  西医诊断:1. 恶性淋巴瘤,侵及咽淋巴环、左锁骨上、纵隔、隆突下、肺门、腹腔淋巴结、肝、脾

      Ⅳ期B组

    2. 右肾移植后

    3. 2型糖尿病

入院后完善相关检查,软食,予艾迪及复方苦参注射液以抗肿瘤;患者喘憋,难平卧,予二羟丙茶碱0.5 g+地塞米松10 mg+庆大霉素8万u雾化,并予二羟丙茶碱0.25 g iv bid以解痉平喘。9月15日执行NVB 40 mg d1,d8,EADM 50 mg d2化疗方案,化疗后予盐酸昂丹司琼止呕、西咪替丁保护胃黏膜及重组人粒细胞集落刺激因子注射液升高白细胞治疗。化疗后疗效不显,10月11日改行依托泊甙软胶囊100 mg+泼尼松40 mg口服qd化疗,同时配合对症治疗。9月14日腹部CT:①恶性淋巴瘤侵犯脾脏;②双肾萎缩;右侧移植肾。2010年10月14日23:18患者突然出现叹息样呼吸,每分钟约4次。心电监测示:P 46次/分,R 4次/分,BP 0。考虑患者淋巴瘤浸润,压迫气道可导致呼吸不畅,呼吸衰竭,予肾上腺素1 mg、阿托品1 mg、利多卡因40 mg两组入壶静点以提高心率。经抢救无效,于23:25呼吸心跳停止,瞳孔

散大固定约 7 mm,心电示波为一直线,宣布临床死亡。死亡原因:①恶性淋巴瘤,侵及咽淋巴环、左锁骨上、纵隔、隆突下、肺门、腹腔淋巴结、肝、脾,Ⅳ期 B 组;②右肾移植后;③2 型糖尿病;④胃肠道感染?⑤呼吸衰竭。中医诊断为:恶核,阴阳离决。患者病情急重,暂未予中药治疗。

死亡诊断:
  中医诊断:恶核
      阴阳离决
  西医诊断:1. 恶性淋巴瘤,侵及咽淋巴环、左锁骨上、纵隔、隆突下、肺门、腹腔淋巴结、肝、脾
       Ⅳ期 B 组
      2. 右肾移植后
      3. 2 型糖尿病
      4. 胃肠道感染?
      5. 呼吸衰竭

医师签名: 何××

3.27 死亡病例讨论记录

【规范要求】

死亡病例讨论记录是指在患者死亡一周内,由科主任或具有副主任医师以上专业技术职务任职资格的医师主持,对死亡病例进行讨论、分析的记录。内容包括讨论日期、主持人及参加人员姓名、专业技术职务、具体讨论意见及主持人小结意见、记录者的签名等。

【格式体例】

死亡病例讨论记录

格式同病例讨论记录,要求于患者死亡后一周内完成。内容应包括死亡原因、救治情况、死亡诊断等。必要时应及时讨论并书写讨论记录。

【应用举例】

死亡病例讨论记录

时间: 2010-09-17 14:00
地点: 呼吸科医生办公室
参加人员: 李××主任医师,李××副主任医师,金××主治医师,刘××、吴××、王××住院医师;李××、王××护士,实习医师等共 18 人。
讨论内容:
  刘××医师汇报病例:患者主因"咳喘反复发作 6 年,加重 1 月余"收入院,患者 6 年前起病,经抗生素等治疗后可好转(具体用药不详)。之后每年于天气变化或受凉后出现上述症状,给予抗感染治疗后好转。近几年来,每年大约发作 1~2 次,每次持续 1~2 个月。2008 年 9

月及2009年10月均因受凉出现发热,咳嗽,痰多,于我科住院治疗,诊断为"支气管扩张合并感染",予以抗感染、化痰、解痉平喘等治疗后好转出院,出院后间断于我科门诊口服中药汤药及中成药治疗,症状控制尚可。本次起病,1个多月前患者着凉后出现咳嗽,咳黄痰,痰黏不易咳出,无发热,于我科门诊就诊,诊断为支气管扩张合并感染,予以盐酸莫西沙星片、头孢克肟胶囊、羧甲司坦口服溶液、丹葶肺心颗粒及中药汤药口服,症状略有缓解,收入院。入院胸片:两肺慢性支气管疾患,左肺陈旧性病变伴肺大泡形成。西医诊断:①支气管扩张合并感染阻塞性肺气肿肺大泡2型呼吸衰竭;②前列腺增生;③耳聋;④右肾囊肿。入院后予以:一级护理,普食,留陪一人,间断低流量吸氧16小时/日;盐酸莫西沙星联合哌拉西林钠他唑巴坦钠抗感染;多索茶碱氯化钠注射液静点联合复方异丙托溴铵+氨溴索/雾化吸入bid解痉平喘;痰热清静点,复方鲜竹沥液、十味龙胆花颗粒以清热化痰;氨溴索静注、羧甲司坦口服溶液口服以稀化痰液;非那雄胺片、盐酸特拉唑嗪片抗前列腺增生,改善小便不畅症状;2010年9月17日5:20患者突发喘憋,张口抬肩,呼吸断续,喉间痰鸣,颜面、爪甲紫绀,心率40次/分,血压测不出,考虑患者肺部重症感染,气道分泌物多,咳痰无力,痰液阻塞气道引起窒息,立即由李×副主任医师组织抢救,间断吸痰2次,吸出黄色黏稠痰液约30 ml,立即建立静脉通路,予尼可刹米注射液375 mg,盐酸洛贝林注射液3 mg iv以兴奋呼吸中枢,盐酸氨溴索注射液30 mg iv以化痰。电话急通知家属,征得家属同意,通知麻醉科行气管插管;5:25心电监护示心率0,血压测不出,呼吸停止,予持续胸外按压,简易呼吸器辅助呼吸,肾上腺素1 mg iv st,阿托品0.5 mg iv以升压、提高心率;气管插管成功后,从气管插管口处吸出黄色黏稠痰液约50 ml。5:35心电监护示室性逸搏心率,心率30~40次/分,血压75/25 mmHg,予肾上腺素1mg、阿托品0.5 mg iv,多巴胺20 mg iv,0.9%NS 100 ml+多巴胺80 mg ivgtt qd以升压、提高心率,盐酸氨溴索注射液30 mg iv以化痰;5:40患者无自主呼吸,室性逸搏心率20~30次/分,血压测不出,予便携式呼吸机接气管插管接口处辅助通气,持续胸外按压。5:50心电监护示:逸搏心率20~30次/分,血压测不出。再次予肾上腺素1 mg,去甲肾上腺素1 mg iv,持续胸外按压,间断予吸痰2次,吸出约20 ml黄黏痰液。6:00心电监护示室性逸搏心率10~20次/分,血压0,持续胸外按压;6:20患者血压0,心率0,呼吸0,持续胸外按压,持续呼吸机辅助通气;6:25患者仍呼吸0,心率0,血压0,双侧瞳孔散大固定,心电图呈直线,宣告临床死亡。死亡直接原因:呼吸衰竭,痰液窒息。

金××:患者老年男性,支气管扩张合并感染,长期营养不良,纳食少,低蛋白血症,故导致患者咳痰无力,虽已使用较大剂量的氨溴索静注加雾化化痰,使用盐酸莫西沙星联合哌拉西林钠他唑巴坦钠覆盖常见社区菌及院内菌,但患者仍排痰不畅,导致最终痰液窒息。对于支气管扩张终末期2型呼吸衰竭严重营养不良患者,救治机会较小,故此类患者平时应注意营养支持,中医方药应长期服用西洋参、紫河车等扶正药物。

李××:患者支气管扩张合并感染,感染反复发作,长期反复使用抗生素,导致容易出现抗生素耐药,患者长期进食差,营养不良,导致患者基础较差,感染不易控制,咳痰无力,最后插管后吸出大量黄黏痰,但心律一直无法恢复。患者无冠心病病史,但支气管扩张、阻塞性肺气肿可导致肺心病,心脏功能较差。总结经验,此类患者应考虑长期应用抗生素,以后住院根据病情严重程度,可考虑直接使用亚胺培南西司他丁钠联合万古霉素抗感染治疗。

李××:首先考虑感染的问题,该患者长期间断使用抗生素,感染不易控制,支气管扩张属结构性肺病,常见菌为绿脓杆菌、鲍曼不动杆菌、金黄色葡萄球菌、支原体、白色念珠菌等,患者曾出现低热、消瘦,结核菌尚不能除外,盐酸莫西沙星、哌拉西林钠他唑巴坦钠基本能覆盖常见致病菌,但对于本患者尚显力度不够,应予以亚胺培南西司他丁钠联合万古霉素,必要时可联合氟康唑抗感染治疗。其次,化痰方面,已使用较大量氨溴索,包括口服化痰药,治疗得当。再次,营养方面,患者长期营养不良,已使用氨基酸、脂肪乳静点,蛋白粉口服,要想改善患者营养状况,非一时之功。第四,中医方面重病人建议患者自行熬药,自煎药物相对更浓一些。本患者扶正祛邪,患者老痰、顽痰,可使用竹茹、海浮石、青礞石、黛蛤散、天竺黄、川贝粉等化痰,可使用西洋参与生晒参扶正。对于此类基础差、感染重的患者,预后差,应全面考虑,用中药要相对量大些。

记录医师:何××

3.28 病重(病危)患者护理记录

【规范要求】

病重(病危)患者护理记录是指护士根据医嘱和病情对病重(病危)患者住院期间护理过程的客观记录。病重(病危)患者护理记录应当根据相应专科的护理特点书写。内容包括患者姓名、科别、住院病历号(或病案号)、床位号、页码、记录日期和时间、出入液量、体温、脉搏、呼吸、血压等病情观察、护理措施和效果、护士签名等。记录时间应当具体到分钟。

采取中医护理措施应当体现辨证施护。

【格式体例】

日期/时间	意识	体温 ℃	脉搏 次/分	呼吸 次/分	血压 mmHg	血氧饱和度 %	吸氧 L/min	入量 名称		出量 名称		皮肤情况	管路护理	病情观察及措施	护士签名
									ml		ml				

本表为参考表,医院应当根据本院各专科特点设定记录项目。

护理记录单填写说明

一、适用范围

1. 病重、病危患者。
2. 病情发生变化、需要监护的患者。

二、眉栏部分

眉栏项目包括:科别、姓名、年龄、性别、床号、住院病历号、入院日期、诊断。

三、填写内容

1. 意识。根据患者实际意识状态选择填写:清醒、嗜睡、意识模糊、昏睡、浅昏迷、深昏迷、谵妄状态。

2. 体温。单位为℃,直接在"体温"栏内填入测得数值,不需要填写数据单位。

3. 脉搏。单位为次/分,直接在"脉搏"栏内填入测得数值,不需要填写数据单位。

4. 呼吸。单位为次/分,直接在"呼吸"栏内填入测得数值,不需要填写数据单位。

5. 血压。单位为毫米汞柱(mmHg),直接在"血压"栏内填入测得数值,不需要填写数据单位。

6. 血氧饱和度。根据实际填写数值。

7. 吸氧。单位为升/分(L/min),可根据实际情况在相应栏内填入数值,不需要填写数据单位,并记录吸氧方式,如鼻导管、面罩等。

8. 出入量
(1)入量。单位为毫升(ml),入量项目包括:使用静脉输注的各种药物、口服的各种食物和饮料以及经鼻胃管、肠管输注的营养液等。
(2)出量。单位为毫升(ml),出量项目包括:尿、便、呕吐物、引流物等,需要时,写明颜色、性状。

9. 皮肤情况。根据患者皮肤出现的异常情况选择填写,如压疮、出血点、破损、水肿等。

10. 管路护理。根据患者置管情况填写,如静脉置管、尿导管、引流管等。

11. 病情观察及措施。简要记录护士观察患者病情的情况,以及根据医嘱或者患者病情变化采取的措施。

3.29 医嘱

【规范要求】

医嘱是指医师在医疗活动中下达的医学指令。医嘱单分为长期医嘱单和临时医嘱单。

长期医嘱单内容包括患者姓名、科别、住院病历号(或病案号)、页码、起始日期和时间、长期医嘱内容、停止日期和时间、医师签名、执行时间、执行护士签名。临时医嘱单内容包括医嘱时间、临时医嘱内容、医师签名、执行时间、执行护士签名等。

医嘱内容及起始、停止时间应当由医师书写。医嘱内容应当准确、清楚，每项医嘱应当只包含一个内容，并注明下达时间，应当具体到分钟。医嘱不得涂改。需要取消时，应当使用红色墨水标注"取消"字样并签名。

一般情况下，医师不得下达口头医嘱。因抢救急危患者需要下达口头医嘱时，护士应当复诵一遍。抢救结束后，医师应当即刻据实补记医嘱。

【格式体例】

医嘱单是医师拟订诊疗措施的原始记录，是护士完成诊疗措施及查核的依据。执行方法有两种：①医嘱本上的各种医嘱，由护士用蓝笔分别抄在长期医嘱单和临时医嘱单上。②不设医嘱本，医师直接将医嘱写在医嘱单上，由护士执行并进行检查核对。执行哪一种均可，但必须符合医嘱单规格要求。

a) 医嘱单分长期医嘱单(以墨字黑线印制)，临时医嘱单(以红字红线印制)。

b) 抄写长短期医嘱应以蓝黑色钢笔分别逐日按项目书写，要符合护理文件书写的一般规则。

c) 长期医嘱(24小时以上的医嘱)，抄录于长期医嘱单上，注明起始日期、时间，停止时在该医嘱后填写日期与时间。

d) 长期备用医嘱(PRN)的抄录法同长期医嘱，但每执行一次应记录于临时医嘱单上。

e) 凡已注明有效期限的长期医嘱，到期自动停止，护士在抄录医嘱时应注明停止日期、时间。

f) 临时医嘱(24小时以内的医嘱)和临时备用医嘱(SOS)应于执行后抄录于临时医嘱单上，注明执行日期、时间。

g) 医嘱应按时间顺序书写，每一条医嘱的第一行应与纵线并齐，一行写不完，第二行应空一格；若只余下剂量和时间则与末尾排齐写于第二行；同一患者若有数条医嘱，且时间相同，只需在第一行写明时间，医生护士于头尾两行签全名，中间可用""标记表示。

h) 患者出院或死亡、手术、转科(由转入科室)应在原长期医嘱下面划一条红线，表示停止以前所有长期医嘱。线下正中用红色墨水笔写明"术后医嘱"、"转入医嘱"或用印章。

i) 医嘱单写满两张后重新整理医嘱，整理时在原医嘱下划一条红线，线下正中用红色墨水笔写"重整医嘱"(或用印章)，标明重整日期，整理者与校对者在前后相应栏内签全名，将继续有效的医嘱按原日期顺序抄录于下。

j) 根据医嘱本抄录医嘱。若发现医嘱有错误，应与医师联系及时纠正。

k) 备注栏内可用于住院处记账。

长 期 医 嘱 单(样式)

姓名　　　　　科别　　　　　床号　　　　　住院病历号

开　始					停　止			
日期	时间	医嘱	医师签名	护士签名	日期	时间	医师签名	护士签名

临 时 医 嘱 单（样式）

姓名　　　　　科别　　　　　床号　　　　　住院病历号

日期	时间	临时医嘱	医生签字	执行护士签字	执行时间

3.30 体温单

【规范要求】

体温单为表格式，以护士填写为主。内容包括患者姓名、科室、床号、入院日期、住院病历号（或病案号）、日期、手术后天数、体温、脉搏、呼吸、血压、大便次数、出入液量、体重、住院周数等。

【格式体例】

体 温 单

姓名_____ 性别_____ 年龄_____ 科室_____ 床号_____ 病历号_____ 住院号_____

日 期																																									
手术后日数																																									
时间	上午			下午			上午			下午			上午			下午			上午			下午			上午			下午			上午			下午			上午			下午		
	2	6	10	2	6	10	2	6	10	2	6	10	2	6	10	2	6	10	2	6	10	2	6	10	2	6	10	2	6	10	2	6	10	2	6	10	2	6	10	2	6	10

脉搏 / 体温

180 / 42
160 / 41
140 / 40
120 / 39
100 / 38
80 / 37
60 / 36
40 / 35

呼吸（次/分）												
大便次数												
血压（毫米汞柱）												
体重（千克）												
入量（毫升）												
尿量（毫升）												
其他（）（毫升）												
特殊治疗												
其他												

4 各主要临床专业病历书写特点

4.1 心血管专业

【专业特点】

1. 症状特点：

心悸：有无诱因、是持续性还是阵发性、是否伴有胸闷憋气等。

胸痛：发作的诱因、部位、性质、程度、持续时间、发作频率、放射部位、缓解方式等。

呼吸困难：发生的诱因、发作时能否平卧、有无夜间阵发性呼吸困难。

水肿：部位、与尿量的关系、使用利尿剂情况，并注意排除肝肾疾患引起的水肿。

对病变过程中使用的强心药、利尿药、扩血管药、抗心律失常药和降压药要记录药名、剂量、使用时间、方法及用药后的效果。

2. 体格检查：

颈部：颈静脉搏动情况，有无颈静脉怒张，肝颈静脉反流征阳性或阴性，甲状腺是否肿大及有无杂音，颈部有无淋巴结肿大。

胸廓：有无畸形及异常搏动，两肺有无干湿啰音。

心脏：

望诊：心前区有无隆起，心尖搏动或心脏搏动的位置、范围和强度。

触诊：有无心尖或心前区抬举样搏动感，心尖有无双重搏动，心尖搏动的位置、强度，有无震颤或摩擦感。

叩诊：心脏浊音界有无扩大或缩小。

听诊：心率，心律，心音（包括强度、正常分裂、P 或 A 比较、额外心音、奔马律等）和心包摩擦音。

其他：有无肝脾肿大和压痛，有无腹水及下肢水肿。

注意：在心血管系统疾病的体格检查中发现以下体征可确诊为器质性心脏病：

a) 心脏增大。

b) 舒张期杂音和(或)3/6 级以上收缩期杂音。

c) 震颤（猫喘）。

d) 心功能不全症状和体征。

e) 严重的心律失常。

f) 心包摩擦音和心包积液体征。

3. 辅助检查：包括 X 线片、心电图、心肌酶谱、平板运动及蹬车试验、冠状及左室造影、心导管检测、放射性核素检查、CT 成像、MRI（核磁共振）检查等。

【应用举例】

入院记录

姓名:赵××　　　　　　　　　　　　**职业**:退休工人
性别:女　　　　　　　　　　　　　　**入院时间**:2010 年 07 月 15 日 13 时
年龄:64 岁　　　　　　　　　　　　**记录时间**:2010 年 07 月 15 日 14 时
民族:汉　　　　　　　　　　　　　　**发病节气**:小暑
婚姻状况:已婚　　　　　　　　　　　**病史陈述者**:患者本人
出生地:北京

主诉:剑突下疼痛反复发作 7 年,加重 1 个月。

现病史:患者 7 年前无明显诱因出现剑突下刺痛,每次发作持续 1～2 分钟,后可自行缓解,有时疼痛掣及后背,遂往××医院,自诉查心电图示 ST-T 改变,给予"硝酸异山梨酯"、"硝苯地平"等口服治疗,病情时好时坏。2010 年 04 月于××医院就诊,查心电图仍为 ST-T 改变,行冠状动脉造影示:左前降支一段狭窄 75%,右冠状动脉狭窄 65%,诊断为"冠心病不稳定型心绞痛"。患者拒绝有创治疗,予尼莫地平等口服治疗,未见明显好转。近 1 个月来疼痛发作频繁,痛势加重,遂来我院门诊就诊。门诊查:心电图示:V4～V6 ST 段略压低。运动试验阳性。给予单硝酸异山梨酯片口服,未见明显缓解,故收入院治疗。刻下症见:周身乏力,剑突下刺痛,有时掣及后背,每次发作持续数分钟至半小时,休息后可以缓解,偶有心悸,无呼吸困难,伴反酸、呃逆,饮水后加重,面白体倦,纳眠可,二便调。

既往史:既往有高血压病史 40 余年,最高血压 180/100 mmHg,一直坚持服用复方利血平氨苯蝶啶片、吲达帕胺片等药物,血压控制尚可。否认糖尿病等慢性病史,否认肝炎、结核等传染病史,否认手术外伤史、输血史,预防接种史不详,否认药物及食物过敏史。

个人史:患者出生于北京,久居本地,居住环境和条件良好,未到过自然疫源地及地方病流行区。生活习惯良好,无烟、酒等不良嗜好。否认粉尘、毒物、放射性物质接触史,否认冶游史。

婚育史(月经史):23 岁结婚,育有 1 子 2 女,配偶及子女均体健。

$$17\frac{5}{28}46$$

家族史:家族中无类似症状患者,否认家族遗传病史。

体格检查

T:36.5 ℃　P:67 次/分　R:20 次/分　BP:130/80 mmHg

神清,精神可,发育正常,营养中等,形体偏胖,面色㿠白,自动体位,查体合作,对答切题。全身皮肤巩膜无黄染,浅表淋巴结未触及肿大。头颅大小形态正常,双侧瞳孔等大等圆,对光反射存在,耳鼻无异常分泌物,口唇红润,咽不红,无扁桃体肿大。颈软,无抵抗,颈动脉搏动正常,颈静脉轻度怒张,肝颈静脉反流征阴性,气管居中,甲状腺无肿大、无杂音。胸廓对称,无畸形及异常搏动,双肺呼吸音清,未闻及干湿性啰音。心前区无隆起,心尖搏动不弥散,无震颤,心浊音界不大,心率67次/分,律齐,$A_2>P_2$,各瓣膜听诊区未及杂音。腹软,无压痛,无反跳痛,肝脾肋下未触及,墨菲征阴性,双肾区无叩击痛,双下肢不肿。前后二阴未查,排泄物未见。生理反射存在,病理反射未引出。面色㿠白,形体偏胖,舌黯红,有瘀斑瘀点,苔薄白,脉沉弦。

辅助检查: 冠状动脉造影示:左前降支一段狭窄75%,右冠状动脉狭窄65%。(2010-04-29××医院)

心电图:ST-T波改变。(2010-06-26我院门诊)

运动试验:阳性。(2010-06-26我院门诊)

初步诊断:

    中医诊断:胸痹

            气虚血瘀

    西医诊断:1. 冠状动脉粥样硬化性心脏病

            不稳定型心绞痛

              心功能Ⅱ级

          2. 高血压病3级(极高危组)

医师签名:张××

首次病程记录

2010-07-15-14:00

患者赵××,女性,64岁,退休工人,因"剑突下疼痛反复发作7年,加重1个月"由门诊于2010年07月15日13时以"冠心病心绞痛胸痹"收入院。

病例特点:

1. 患者老年女性,7年前开始出现剑突下刺痛,每次发作持续短,可自行缓解,口服"消心痛"、"心痛定"等治疗仍病情不稳定。3个月前经冠造已明确诊断为"冠心病不稳定型心绞痛",但患者拒绝进一步有创治疗,予尼莫地平等口服治疗,病情未见好转。近1个月来疼痛发作频繁,痛势加重,查心电图示:V4~V6 ST段略压低。运动试验阳性。给予单硝酸异山梨酯片口服,未见明显缓解。患者现周身乏力,剑突下刺痛,有时掣及后背,每次发作持续数分钟至半小时,休息后可以缓解,偶有心悸,无呼吸困难,伴反酸、呃逆,饮水后加重,面白体倦,纳眠可,二便调。

既往有高血压病史40余年,最高血压180/100 mmHg,一直坚持服用复方利血平氨苯蝶啶片、吲达帕胺片等药物,血压控制尚可。否认糖尿病等慢性病史,否认药物及食物过敏史。

2. 既往有高血压病史40余年,口服复方利血平氨苯蝶啶片、吲达帕胺片等药物,血压维持尚可。

3. 查体一般状况尚好。心前区无隆起,心尖搏动不弥散,无震颤,心浊音界不大,心率67次/分,律齐,$A_2>P_2$,各瓣膜听诊区未及杂音。颈动脉搏动正常,颈静脉轻度怒张。肝脾肋下未触及,双下肢不肿。其他未见明显阳性体征。中医望闻切诊见面色㿠白,形体偏胖,舌黯红,有瘀斑瘀点,苔薄白,脉沉弦。

拟诊讨论(诊断依据及鉴别诊断)

中医辨病辨证依据：

患者老年女性,剑突下刺痛,有时掣及后背,每次发作持续数分钟至半小时,休息后可以缓解,伴反酸、呃逆,饮水后加重,面白体倦,纳眠可,二便调。舌淡红,苔薄白,脉沉弦。根据以上诸症,可知本病属胸痹病范畴,证为气虚血瘀,瘀阻脉络,病性为虚实夹杂,病位在心、胃、脾,预后一般。本病中医当与真心痛相鉴别,胸痹大致相当于西医冠心病心绞痛范畴,而真心痛则是胸痹的进一步发展,胸痛彻背,背痛彻心,痛无休止,手足青至节,脉微汗出,相当于心肌梗死范畴,其胸痛剧烈,疼痛持续时间长,可达30分钟,有特征性心电图和心肌酶谱的改变,可以明确鉴别。

西医诊断依据：

1. 剑突下疼痛反复发作7年,加重1个月。

2. 既往有高血压病史40余年,口服复方利血平氨苯蝶啶片、吲达帕胺片控制血压。

3. 体格检查：BP：130/80 mmHg,心前区无隆起,心尖搏动不弥散,无震颤,心浊音界不大,心率67次/分,律齐,$A_2 > P_2$,各瓣膜听诊区未及杂音。颈动脉搏动正常,颈静脉轻度怒张。肝脾肋下未触及。双下肢不肿。

4. 辅助检查：冠状动脉造影示：左前降支一段狭窄75%,右冠状动脉狭窄65%(2010-04-29 ××医院)。心电图：ST-T波改变(2010-06-26 我院门诊)。运动试验：阳性(2010-06-26 我院门诊)。

    中医初步诊断：胸痹

        气虚血瘀

    西医初步诊断：1. 冠状动脉粥样硬化性心脏病

        不稳定型心绞痛

        心功能Ⅱ级

       2. 高血压病3级(极高危组)

诊疗计划：

1. 本患者中医辨证为气虚血瘀,中药治以益气健脾、活血通络为法,具体方药如下：

生黄芪15 g	郁金15 g	醋延胡索12 g	川楝子6 g
红花10 g	赤芍10 g	玫瑰花12 g	细辛3 g
太子参30 g	乌贼骨10 g	黄精15 g	茯苓15 g

                6剂水煎服日1剂

2. 中成药：刺五加注射液200 ml ivgtt qd 活血通络。

3. 西药治疗：

①阿司匹林肠溶片100 mg po qd 抑聚；

②单硝酸异山梨酯片20 mg po bid 扩冠；

③35%GS 250 ml+硝酸异山梨酯注射液30 mg ivgtt qd 扩冠；

④富马酸比索洛尔片2.5 mg、硝苯地平控释片30 mg po qd 降压；

4. 入院后拟行检查:行入院常规检查,定期检测血压,症状发作时检测心电图,必要时予24小时心电监护。

5. 饮食注意:注意低盐低脂饮食,忌暴食暴饮,应少食多餐。

6. 生活调摄:避风寒,调情志,慎饥饱,注意休息,避免劳累。

医师签名:张××

4.2 呼吸专业

【专业特点】

1. 症状特点:

咳嗽:持续性或阵发性。

咳痰:痰量(有痰/无痰/干咳)、痰液性状(黏液性/脓性/泡沫状/血性)。

咯血:有无诱因、血量(痰中带血/中量/大量)及咯血持续时间,注意排除口腔、鼻腔出血。

胸痛:性质、部位、持续时间,与咳嗽和深呼吸的关系,注意与胸壁、心脏、食管等病变引起的胸痛相鉴别。

呼吸困难:有无诱因、呼吸困难的类型(吸气性/呼气性/混合性)、特点(阵发性/持续性/进行性加重)、程度(静息/行走时呼吸困难)。

另外,对疾病的诊治经过、治疗效果、具有鉴别诊断意义的全身症状及与本次发病有关的既往史、个人史、家庭史等内容均要详细描记。

2. 体格检查:

胸壁与胸廓:两侧是否对称,肋间隙宽窄,有无桶状胸,有无隆起或凹陷,是否是扁平胸,局部有无压痛等。

肺部:

望诊:呼吸运动的频率、节律两侧是否对称,是否有呼吸困难,呼吸困难是吸气性的还是呼气性的。

触诊:语颤强弱,有无胸膜摩擦音,有无皮下气肿等。

叩诊:叩诊音是清音、浊音、实音、过清音或鼓音,肺下界及移动度。

听诊:呼吸音的强弱和性质情况,有无干湿啰音,有无胸膜摩擦音和语音传导的改变。

全身情况:神志情况,有无紫绀、"三凹征"、鼻翼煽动、杵状指(趾)等。

3. 辅助检查:包括痰液、胸水的细胞及细菌学检查结果,胸部X线情况及CT、超声波、放射性核素、纤维支气管镜等检查。

【应用举例】

入院记录

姓名:朱××   **职业**:保管员

性别:女   **入院时间**:2010年09月07日8时

年龄：48 岁　　　　　　　　　　　　　**记录时间**：2010 年 09 月 07 日 9 时
民族：汉族　　　　　　　　　　　　　**发病节气**：处暑
婚姻状况：已婚　　　　　　　　　　　**病史陈述者**：患者本人
出生地：黑龙江

主诉：间断咳嗽胸痛 1 年余，喘憋 9 个月，加重 20 余天。

现病史：患者 2009 年 5 月无明显诱因出现咳嗽、胸痛症状，就诊于大庆××医院，经治疗后症状减轻（具体诊治及用药不详）。2009 年 9 月，患者受凉后再次出现咳嗽咳痰、胸部疼痛症状、伴咽痒，就诊于大庆××医院，经胸部 CT 检查后诊断为"间质性肺炎"，经治疗后症状减轻（具体诊治及用药不详）。2009 年 12 月，患者再次因受凉出现上述症状，咳重时伴有胸部憋闷感，就诊于南宁××医院，仍考虑为"间质性肺炎"，经治疗后症状缓解（具体诊治及用药不详）。2010 年 3 月，患者再次于受凉后出现咳嗽咳痰、胸部疼痛、胸闷喘憋症状，动则加重，就诊于大庆××医院，查胸部 CT 示"考虑双肺间质性改变，双肺炎症"，予以治疗后症状缓解（具体诊治及用药不详）。患者于 2010 年 8 月中旬无明显诱因再次出现咳嗽症状，咳吐大量白色泡沫痰，胸闷喘憋、动则加重，伴有胸部疼痛，上述症状较前几次发作均有所加重，就诊于大庆××医院，查胸部 CT 示"双肺炎症（以间质改变为主），结合病史，可考虑结缔组织疾病肺改变（肺间质纤维化）"；经治疗后症状缓解不明显（具体诊治及用药不详）。患者于 2010 年 9 月 3 日就诊于我科门诊，门诊考虑为"继发性肺间质纤维化"，收入院系统诊治。刻下症见：阵发性咳嗽，日间为重；咳吐大量白色泡沫痰，能咳出。安静状态下尚可，动则喘憋气促。阵发性胸部疼痛，平卧状态下较明显。周身关节疼痛，背部疼痛明显。反复口腔溃疡，疼痛不显；口干，无眼干。纳眠尚可，小便调，大便 4～5 次/日，质稀。

既往史：否认高血压、糖尿病、冠心病等病史。强直性脊柱炎病史 2 年，近期自服廊坊××医院自配药物治疗（具体不详），逐渐减量；停药则肌肤肿胀、周身关节疼痛感加重。1984 年因甲亢行手术治疗（具体不详）。胆囊炎病史 10 年，脂肪肝病史 5 年，均未系统治疗。否认肝炎、结核等传染病病史。有青霉素皮试阳性史，否认其他药物及食物过敏史。

个人史：患者出生于黑龙江省，长期在当地居住至今；否认疫源、疫水接触史及疫地、疫区居住旅行史。居住及工作环境良好，否认粉尘、有毒物质、放射性物质、化学物质接触史。否认吸烟史、饮酒史。

婚育史：23 岁结婚，育 1 女，配偶及女儿体健。

$$月经情况：16\frac{5\sim7}{28}2010\text{-}09\text{-}01$$

家族史：否认家族遗传病病史。父亲患肺气肿，母亲患糖尿病。

体格检查

T：36.5 ℃　P：72 次/分　R：18 次/分　BP：135/90 mmHg

神志清楚，精神可。发育正常，营养良好，体形中等。步入病房，步态稳健，自动体位，面容正常，查体合作，对答切题。全身皮肤巩膜无黄染，各浅表淋巴结未触及肿大、压痛。头颅大小正常无畸形。双侧睑结膜无苍白,双侧球结膜无充血、水肿,双侧瞳孔等大等圆、对光反射存在。耳鼻无异常分泌物。口唇无紫绀,伸舌居中,咽无充血,双扁桃体无肿大。颈软,无抵抗,无颈静脉怒张及颈动脉异常波动,肝颈静脉回流征(一)。颈部可见一环形长约10 cm手术瘢痕,愈合良好;气管居中,双甲状腺无肿大。胸廓对称,双肺叩诊清音,听诊双肺呼吸音低,双下肺可闻及散在爆裂音。心界叩诊无增大,听诊心率72次/分,律齐,各瓣膜听诊区未闻及病理性杂音。腹部平坦,质软,无压痛及反跳痛,肝脾肋下未触及,肝肾区无叩痛,墨菲征(一),麦氏点无压痛。四肢关节变形不明显,肘、腕、膝、踝及指间关节轻压痛,活动度良好。双下肢无水肿。前后二阴未查,排泄物未见。双侧生理反射正常,病理反射未引出。舌淡红,苔白腻微黄,脉沉细数。

辅助检查：入院后急查：全血细胞分析：WBC 5.33×10^9/L,L% 14.6 %,N% 68.0 %,E 5.1 %,RBC 4.23×10^{12}/L,HGB 121 g/L,PLT 231.0×10^9/L。生化一、三：TP 64.6 g/L,余在正常范围。血气分析：pH 7.403,PCO_2 43.0 mmHg,PO_2 85.4 mmHg,SO_2 96.5%,HCO_3 26.2 mmol/L,BE 1.2 mmol/L,BB 48.3 mmol/L。DIC初筛：FIB 1.45 g/L,TT 12.8S,余在正常范围。心梗三项(一)。

初步诊断：
  中医诊断：肺痿
      肺肾两虚、痰瘀闭肺
  西医诊断：1. 肺间质纤维化
       继发可能性大
     2. 强直性脊柱炎
     3. 甲亢术后
     4. 胆囊炎
     5. 脂肪肝

医师签名：刘××

4.3 脾胃病专业

【专业特点】

1. 症状特点：

腹痛：是否有诱因,疼痛的具体部位,疼痛的性质、程度及有无放射疼痛,疼痛与进食和排便的关系,有哪些伴随症状。

腹泻：次数及量,粪便性状(稀薄/糊状/黏冻状/脓血样),有否伴有里急后重、发热、腹痛等;恶心与呕吐：呕吐的时间、次数,呕吐物的性质、色泽及呕吐量。

出血(呕血、便血或黑便)：有无诱因,出血的方式,出血的量。

黄疸：有无药物或毒物诱发,黄疸的色泽和程度,有无皮肤瘙痒、腹痛、发热等伴随症状;其他如有食欲不振、吞吐困难、便秘、腹水及腹部肿块等症状应详细描记。

2. 体格检查：

对于消化内科疾病全面系统的体格检查非常重要。

全身情况:皮肤黏膜及巩膜有无黄染,皮肤有无紫癜、蜘蛛痣、肝掌等,浅表淋巴结是否肿大。

腹部:有无蠕动波、腹壁静脉曲张及腹肌强直,有无压痛及反跳痛,有无移动性浊音,如扪及肝脏或脾脏,应了解其大小、硬度、表面是否平滑、边缘锐利或钝圆、有无压痛,如果发现肿块,要记录肿块的部位、深浅、大小、形态、硬度、表面是否光滑、能否移动、有无压痛。

3. 辅助检查:包括 X 线、消化道造影、胃肠镜检查(包括活检)、胃动力、幽门螺杆菌、腹部超声、胃液分析、肝功能等检查。

【应用举例】

入院记录

姓名:殷×× 职业:一般人员
性别:女 入院时间:2010 年 09 月 16 日 10 时
年龄:52 岁 记录时间:2010 年 09 月 16 日 12 时
民族:汉族 发病节气:白露
婚姻状况:已婚 病史陈述者:患者本人
出生地:北京市

主诉:胃脘隐痛 1 年,加重 1 周。

现病史:患者于 2009 年 9 月中旬饮入凉啤酒后出现胃脘部隐痛,自服药物后缓解(具体不详)。此后间断出现胃脘隐痛,餐后胀满,畏寒,服用"雷尼替丁胶囊"、"香砂养胃丸"后缓解。近 1 周无明显诱因,出现胃脘部隐痛加重。于 2010 年 9 月于北京××医院行胃镜示:胃窦黏膜花斑,小弯侧近幽门口,片状糜烂;病理示:胃窦黏膜中度萎缩伴轻度肠化生及活动期改变。诊断为"慢性萎缩性胃炎",口服"温胃舒胶囊"及中药汤剂症状可缓解。今日为求系统治疗收入我院,刻下症:胃脘隐痛,喜按,畏冷恶风,食后胀满,无恶心呕吐,纳可,夜眠安,二便可。

既往史:双膝关节骨质增生 10 年,左膝稍重,外敷药物后好转。否认高血压、糖尿病等慢性病史,否认肝炎病史,否认药物过敏史。

个人史:患者出生于北京,长期居住此地,未至自然疫源地及地方病流行区。居住环境和条件良好。无烟酒嗜好,否认粉尘、毒物、放射性物质、传染病接触史等。

婚育史:28 岁结婚,育有 1 子 1 女,子女及配偶体健。

$$16\frac{5}{30}51$$

家族史:否认家族遗传病史。

体格检查

T:36.5 ℃ P:67 次/分 R:19 次/分 BP:118/72 mmHg

发育正常，营养良好，体形中等，精神好，面容正常，查体合作，对答切题。全身皮肤巩膜无黄染，浅表淋巴结未触及肿大。头颅大小正常。双侧瞳孔等大等圆，对光反射存在。耳鼻无异常分泌物。颈软，无抵抗，甲状腺无肿大。口唇无紫绀，咽部不红，无扁桃体肿大。胸廓对称，双肺呼吸音清晰，未闻及干湿啰音。心率67次/分，心律齐，各瓣膜听诊区未闻及病理性杂音。胃脘部压痛，无反跳痛，肝脾肋下未触及，双肾区无叩击痛。前后二阴未查，排泄物未见。生理反射正常，病理反射未引出。舌尖红，苔黄腻，脉弦。

辅助检查： 胃镜示：胃窦黏膜花斑，小弯侧近幽门口，片状糜烂。病理示：胃窦黏膜中度萎缩伴轻度肠化生及活动期改变（2010-9-10 北京××医院）。

初步诊断：

  中医诊断：胃痛

      寒热错杂，肝胃失和

  西医诊断：1. 慢性萎缩性胃炎

      2. 双膝关节骨质增生

医师签名：李××

4.4 内分泌专业

【专业特点】

内分泌科疾病系内分泌腺及组织发生病理状态所致，其病变涉及生长发育、生殖衰老、脏器功能和代谢功能的一系列改变，而许多疾病又可影响内分泌系统的功能和结构，因此，内分泌科疾病的症状表现多种多样，临诊时当认真分辨，详细记录。

1. 症状特点：

全身情况：有无畏寒、怕热、多汗、心悸、多饮、多尿、肥胖、消瘦、毛发脱落等症。

精神神志：有无嗜睡、性格改变、急惰、迟钝、记忆力减退等症。

视力：有无视力障碍、视野缺损等症。

四肢骨骼：有无骨痛、骨折、关节疼痛、肌肉震颤、四肢感觉异常等症。

生殖发育：有无性器官过早发育、性功能异常、月经紊乱、闭经等症。

注意记录患者既往有无精神创伤、手术、外伤、感染史，家族中有无类似病史。

2. 体格检查：

全身情况：精神状态，生长发育过速或过缓，皮肤有无溃疡、瘀斑、痛风结石及色素沉着。

甲状腺：是否肿大（肿大的大小和质地），有无压痛、震颤和血管杂音。

双眼：有无突眼征。

生殖器官：发育有无异常。

骨、关节：有无畸形，肌张力是否正常，有无肌无力或肌萎缩，有无双手震颤。

3. 辅助检查：血糖、尿酸、T_3、T_4、TSH、胰高血糖素、基础代谢、眼底、尿液检查等。

【应用举例】

入院记录

姓名:高××	**职业**:退休教师
性别:女	**入院时间**:2010年09月13日12时
年龄:63岁	**记录时间**:2010年09月13日13时
民族:汉族	**发病节气**:白露
婚姻状况:已婚	**病史陈述者**:患者本人
出生地:北京市宣武区	

主诉:间断乏力、口干4年,加重伴双下肢疼痛2周。

现病史:患者2006年8月无明显诱因出现乏力、口干欲饮,就诊于×医院,查空腹血糖9.3 mmol/L,餐后血糖15.2 mmol/L,尿糖(+++),胰岛功能检测显示胰岛素分泌高峰延缓。诊断为"2型糖尿病",予阿卡波糖片50 mg tid po,患者乏力、口干欲饮等症状明显缓解,血糖控制良好。2009年,患者劳累后出现乏力、口渴等症加重,血糖控制不佳,餐后血糖最高达17 mmol/L。于我院住院治疗,住院期间改为胰岛素诺和灵30R早14u晚8u餐前皮下注射控制血糖,患者症状缓解、血糖控制平稳后出院。出院后患者坚持注射胰岛素,空腹血糖波动在5~6 mmol/L之间,餐后血糖在7~9 mmol/L之间。2周前,患者再次出现乏力、口渴症状加重,伴双下肢乏力、疼痛,步行5~10分钟需休息片刻方能继续行走。患者就诊于我院门诊,查空腹血糖9.5 mmol/L;尿常规:尿糖1000 mg/dl,尿酮体(-),尿蛋白(-);下肢血管超声:双下肢动脉硬化伴斑块形成。患者为求进一步系统诊治及中医药治疗,收入我科。刻下症:乏力,口干欲饮,时有胸闷,无头晕头痛,双下肢乏力,疼痛,饮食控制,眠可,小便频,夜尿1~2次/夜,大便干,1日1行。

既往史:既往有高血压病史4年,最高血压达170/100 mmHg,目前口服硝苯地平缓释片10 mg bid控制血压,血压维持在140/85 mmHg左右。否认冠心病等其他慢性病史,否认肝炎、结核等传染病史,否认手术外伤史、输血史,否认药物及食物过敏史。

个人史:患者出生于北京,久居本地,居住环境和条件良好,未到过自然疫源地及地方病流行区。否认粉尘、毒物、放射性物质接触史。否认饮酒史。有吸烟史,5支/日。

婚育史(月经史):21岁结婚,配偶体健,育1子1女,子女体健。

$$14\frac{4}{30}48$$

家族史:否认相关疾病家族遗传病史。

体格检查

T:36.5 ℃　P:72次/分　R:19次/分　BP:122/85 mmHg

神志清楚,发育正常,营养良好,面色无华,表情自然,自主体位,对答切题,查体合作,皮肤弹性未见异常,皮肤未见出血点及蜘蛛痣,皮肤黏膜色泽未见异常,全身浅表未触及淋巴结肿大,伸舌居中。咽部无充血,双侧扁桃体无肿大。颈软无抵抗感,双侧颈静脉未见异常,肝颈静脉回流征阴性,气管居中,双侧甲状腺无肿大。胸廓对称无畸形,双侧呼吸运动未见异常。双侧肺叩诊清音,双侧肺呼吸音清晰,未闻及干湿啰音,心界正常,心率72次/分,律齐,各瓣膜听诊区未闻及病理性杂音。腹平坦,腹壁未见静脉曲张,未见胃肠型及蠕动波。腹软,腹部无压痛及反跳痛,腹部未触及包块,肝脾肋下未触及,墨菲征阴性,移动性浊音阴性。肠鸣音未见异常。腹式呼吸存在。双侧肾区无叩痛。脊柱呈正常生理弯曲,棘突无压痛、叩痛。双下肢皮肤温度减低,肌肤黯红,趾端轻度发紫,双下肢无水肿,双足背动脉搏动减弱。跟腱反射正常对称,双下肢痛觉位置未见异常。生理反射存在,病理反射未引出。舌黯红,苔薄白,脉沉细。

专科检查:身高:160 cm 体重:55 kg BMI:21.5 kg/m²

辅助检查:空腹血糖:9.5 mmol/L;

尿常规:尿糖 1000 mg/dl,尿酮体(一),尿蛋白(一);

下肢血管超声:双下肢动脉硬化伴斑块形成(2010-09-10 我院门诊)。

生化:血糖:8.9 mmol/L,余未见明显异常(2010-09-13 我科急查)。

初步诊断:

中医诊断:消渴病

气阴两虚,瘀血阻络

西医诊断:1. 2型糖尿病

糖尿病视合并周围血管病变

双下肢动脉硬化伴斑块形成

2. 高血压病3级(极高危组)

医师签名:肖××

首次病程记录

2010-9-13 13:00

患者高××,女,63岁,退休教师,主因"间断乏力、口干4年,加重伴双下肢疼痛2周"由门诊于2010年09月13日12:00收住入院。

病例特点

1. 该患者4年前已由外院明确诊断为"2型糖尿病",先后予阿卡波糖片及胰岛素控制血糖,患者血糖控制尚可,但仍有进行加重趋势。2周前,患者出现乏力,口渴症状加重,伴双下肢乏力、疼痛。查下肢血管超声示:双下肢动脉硬化伴斑块形成;根据患者病史,此为糖尿病进展后,出现下肢血管病变。患者现乏力,口干欲饮,时有胸闷,双下肢乏力,疼痛,小便频,夜尿1~2次/夜,大便干,1日1行。

2. 既往有高血压病史4年,目前口服硝苯地平缓释片控制血压,血压维持尚可。

3. 查体心肺腹均未见明显阳性体征,双下肢皮肤温度减低,肌肤黯红,趾端轻度发紫,双下肢无水肿,双足背动脉搏动减弱。

拟诊讨论(诊断依据及鉴别诊断)

中医辨病辩证依据：

患者老年女性，现乏力，口干欲饮，时有胸闷，无头晕头痛，双下肢乏力，疼痛，饮食控制，眠可，小便频，夜尿1～2次/夜，大便干，1日1行。舌黯红，苔薄白，脉沉细。根据以上诸症，可知本病属消渴病范畴，证为气阴两虚、瘀血阻络，病性为虚实夹杂，病位在肝、脾、胃，预后一般。本病中医当与瘿气鉴别：消渴是以多饮、多食、多尿、身体消瘦为特征的病证，此外，尚有尿液黏腻感这一典型症状，称之为"消渴病"，相当于西医所指的糖尿病；瘿气亦可表现为消瘦、多饮多食，但常伴有心悸、手抖、汗出、大便次数多，情绪易激动等主要表现，另可伴有颈前发生肿块，可随吞咽动作而上下移动。以兹鉴别。

西医诊断依据：

间断乏力、口干4年，加重伴双下肢疼痛2周。

既往高血压病史4年，现口服硝苯地平缓释片10 mg bid控制血压。

3. 体格检查：BP 122/85 mmHg；面色无华，双下肢皮肤温度减低，肌肤黯红，趾端轻度发紫，双足背动脉搏动减弱。

4. 辅助检查：空腹血糖：9.5 mmol/L。尿常规：尿糖1000 mg/dl，尿酮体（－），尿蛋白（－）。下肢血管超声：双下肢动脉硬化伴斑块形成（2010-09-10 我院门诊）。生化：血糖8.9 mmol/L，余未见明显异常（2010-09-13日我科急查）。

    中医初步诊断：消渴病
         气阴两虚 瘀血阻络
    西医初步诊断：1. 2型糖尿病
         糖尿病合并周围血管病变
         双下肢动脉硬化伴斑块形成
       2. 高血压病3级（极高危组）

诊疗计划：

1. 本患者中医辨证为气阴两虚，瘀血阻络，中药治以益气养阴、活血通络为法，具体方药如下：

黄芪15 g	太子参15 g	麦冬15 g	玄参15 g
当归10 g	生地15 g	川芎10 g	赤芍10 g
桂枝10 g	桃仁10 g	红花10 g	牛膝10 g

                  3剂水煎服 日1剂

该患者现足部症状明显，可予中药外洗泡足缓解症状，中药以益气活血、通络止痛为法，具体方药如下：

黄芪50 g	生地40 g	当归20 g	川芎20 g
桃仁15 g	红花15 g	赤芍20 g	地龙15 g
忍冬藤30 g	青风藤30 g	鸡血藤45 g	威灵仙15 g

             3剂水煎1000 ml，泡足用 日1剂

2. 中成药：

2.1 降糖通脉宁胶囊2 g po tid，益气养阴，活血通络。

2.2 0.9%氯化钠注射液 250 ml+苦碟子注射液 40 ml ivgtt qd 以活血化瘀。

3. 西药治疗：

3.1 诺和灵 R 注射液 8u 早餐前 30 分、4u 午餐前 30 分、6u 晚餐前 30 分 qd 控制血糖。

3.2 硝苯地平缓释片 30 mg bid 控制血压。

3.3 0.9%氯化钠注射液 1000 ml+前列地尔注射液 2 ml 小壶入改善循环。

4. 入院后拟行检查：患者目前血压不稳定，定期检测血压，必要时行 24 小时动态血压监测。

5. 饮食处方：糖尿病低盐优质蛋白饮食，每日总热量 2000kcal，碳水化合物 300 g，蛋白质 100 g，脂肪 45 g。

6. 生活调摄：避风寒，调情志，戒烟酒，注意足部保暖。

医师签名：肖××

4.5 肾病专业

【专业特点】

1. 症状特点：

水肿：水肿发生的诱因，水肿的部位，水肿是否为凹陷性，是否存在胸腹水、心包积液相关症状，如腹部膨隆、腹胀、胸闷憋气、心慌气短等。

血尿：首先判断是否为真性血尿，月经、痔出血、阴道及尿道口附近疾患引起出血滴至尿液中可致假性血尿。接触及口服某些物质如甜菜、苯胺染料、利福平等可导致红色尿，还需与各种原因导致的血红蛋白尿、肌红蛋白尿鉴别。真性血尿需要了解血尿发生的诱因，如果有前驱感染，与感染的时间关系，是否伴有尿路刺激征，是否伴有腰腹痛、发热及尿中血块。

腰痛：腰痛的性质（钝痛、剧痛、绞痛、酸痛），发作时间（持续、阵发），是否伴有排尿不适、尿血、发热、尿液混浊；是否伴有下肢活动障碍以鉴别诊断。

2. 体格检查：

肾病科疾病除原发性肾脏病外，可继发于临床各科疾病，需要全面的体格检查，以发现临床线索。

血压是检查中十分重要的项目。

需要了解患者精神状态，面容，甲状腺检查，胸腹部检查及四肢检查。双肾区叩击痛，肋脊点、肋腰点压痛，观察尿液性状。

3. 辅助检查：

尿液检查：尿常规，尿蛋白，24 小时尿蛋白定量，尿本周蛋白，尿细菌学检查。

还包括血常规、生化全项、风湿常规、ASO、ANA 抗体谱、ANCA、血尿免疫固定电泳、血尿轻链定量检测、血沉、肝炎病毒系列、DIC、全段甲状旁腺素、血清铁代谢四项、叶酸、维生素 B_{12}、腹部 B 超、胸片、心胸比、核素肾动态、心电图、肾脏病理。

【应用举例】

入院记录

姓名:高××	职业:退休
性别:男	入院时间:2010年07月19日10时
年龄:73岁	记录时间:2010年07月19日15时
民族:汉族	发病节气:小暑
婚姻状况:已婚	病史陈述者:患者本人及家属

出生地:北京市房山区

主诉: 间断双下肢水肿20年,加重1月。

现病史: 患者20年前无诱因出现双下肢水肿,于当地医院就诊,诊为"糖尿病肾病",未行系统诊治,水肿时轻时重。于2010年1月因"水肿及左足水疱"于我院内分泌科住院治疗,住院期间查血常规:WBC 8.71×10^9/L,RBC 3.37×10^{12}/L,HGB 99 g/L,PLT 268×10^9/L。生化:GLU 4.53 mmol/L,Cr 374 μmol/L,Bun 17.04 mmol/L,Ca 2.07 mmol/L,P 1.24 mmol/L,ALB 28.4 g/L。iPTH:111.6pg/ml。24h尿蛋白定量:3198 mg/24h。诊断为"糖尿病肾病,慢性肾功能不全失代偿期,肾性贫血",予胰岛素降糖、降压、改善贫血、补充白蛋白及利尿消肿治疗后好转出院。出院后间断于我科门诊治疗。于2010年5月查生化示:Cr 351 μmol/L,Bun 20.78 mmol/L,CHO 6.06 mmol/L,ALB 27 g/L,予降压、降糖及中药口服治疗(具体不详)。近1月水肿加重,伴有乏力。于2010年7月15日来我院门诊就诊,查生化示:GLU 4.62 mmol/L,Cr 532 μmol/L,Bun 21.88 mmol/L,Ca 2.04 mmol/L,P 1.19 mmol/L,ALB 33 g/L。24h尿蛋白定量:5.29 mg/24h。建议肾脏替代治疗,故今日收入院进一步治疗。刻下症见:双下肢水肿,乏力,无胸闷憋气,无夜间阵发性呼吸困难,偶有头晕头痛,口干,右眼失明,纳食可,眠可,大便干,夜尿频,约4~5次,日小便量2000 ml。

既往史: 2型糖尿病病史30年,糖尿病视网膜病变7年,同年因左眼眼底出血行激光手术治疗。右眼新生血管性青光眼病史半年。于2005年应用胰岛素诺和灵30R降糖治疗,血糖控制水平尚可。高血压病史50余年,最高血压达210/100 mmHg,现服用非洛地平缓释片10 mg qd及联合某种降压药(具体不详),血压控制不理想。心动过缓病史60年,最慢心率40次/分,未诊治。于1958年患白癜风。前列腺增生病史10余年。肾囊肿病史30年。否认肝炎、结核病史,否认外伤及输血史,对铜过敏。

个人史: 生于北京,久居本地,居住环境和条件良好,无粉尘、毒物、放射性物质、传染病接触史。否认吸烟饮酒史。

婚育史: 22岁结婚,育2子2女,子女体健。

家族史: 否认家族遗传病史。

体格检查

T:36.5 ℃   P:66次/分   R:18次/分   Bp:175/76 mmHg

发育正常,营养一般,体形中等,精神可,贫血貌,查体合作,对答切题。全身皮肤巩膜无黄染,浅表淋巴结未触及肿大。头颅大小正常。双侧瞳孔等大等圆,左眼对光反射存在,右眼对光反射消失。耳鼻无异常分泌物。颈软,无抵抗,甲状腺无肿大。口唇无紫绀,咽部无充血,无扁桃体肿大。胸廓对称,呼吸运动正常,双肺呼吸音清,未闻及干湿啰音。心界叩诊不大,心率66次/分,心律齐,各瓣膜听诊区未闻及病理性杂音。腹软无压痛,无反跳痛,墨菲征(-),肝脾肋下未触及,双肾区无叩击痛。双下肢中度可凹性水肿。前后二阴未查,排泄物未见。生理反射正常,病理反射未引出。舌黯红,舌苔薄黄,脉濡细。

辅助检查:血分析:WBC $4.26×10^{12}$/L,RBC $2.52×10^{12}$/L,HGB 75.2 g/L,HCT 22.1%,PLT $175.0×10^9$/L,BG A 型。生化一、二、三:GLU 3.86 mmol/L,CR 705 μmol/L,BUN 27.21 mmol/L,HCO_3 22.4 mmol/L,Ca 2.05 mmol/L,AST/ALT 2.14,TP 51.6 g/L,ALB 27.6 g/L,GLB 24.0 g/L。DIC:PT 9.6s,FIB 4.49 g/L,FDP 5.4 mg/L。尿常规:SG 1.011,PRO 500 mg/dl,GLU 50 mg/dl,ERY 25/μl(2010-07-19 日我科急查)。

初步诊断:

中医诊断:水肿

气阴两虚,湿瘀互阻

西医诊断:1. 慢性肾衰竭 尿毒症期

肾性贫血

低蛋白血症

2. 2型糖尿病

糖尿病肾脏病

糖尿病视网膜病变

左眼底出血激光术后

右眼新生血管性青光眼

3. 高血压病3级(极高危)

4. 前列腺增生

医师签名:王××

4.6 血液专业

【专科特点】

血液科病历书写要围绕血液科不同类疾病(贫血性疾病、出血性疾病、血液肿瘤)的各自特点来描记。

1. 症状特点

贫血性疾病:详细记录主要症状的情况,并注意记录饮食营养、消化吸收、月经经量等与贫血有关的情况,记录有无感染、药物或食物诱因。

出血性疾病:要详细记录出血的临床表现,出血的部位(皮肤、黏膜、内脏),出血量及可能的诱因。

血液肿瘤:记录淋巴结及肝脾肿大情况(如何发现、肿大程度、从发现到就诊有无增大的变化),对可能与本病有关的药物、化学物质、辐射损害、感染的个人史要记录清楚,并注意记录本人的既往身体状况及家族中的遗传性疾病。

2. 体格检查:重点记录浅表淋巴结有无肿大,肿大的淋巴结大小、数量、质地、活动度、触痛情况;肝脾肿大是否肿大、肿大的硬度、表面是否平滑、边缘锐利或钝圆、有无压痛等情况;记录皮肤有无出血、紫癜、瘀斑以及有无骨骼疼痛及压痛等。

3. 辅助检查:包括血象、骨髓象、骨髓活检、染色体、白血病免疫分型、T细胞亚群、血清铁蛋白、Ham's试验、Coomb's试验、血细胞CD55、CD59免疫表型检测及PCR仪检测等检查。

【应用举例】

入院记录

姓名: 段××   **职业:** 退休

性别: 女   **入院时间:** 2010年08月27日15时

年龄: 56岁   **记录时间:** 2010年08月27日15时

民族: 汉族   **发病节气:** 处暑

婚姻状况: 已婚   **病史陈述者:** 患者本人及家属

出生地: 北京市

主诉: 乏力、气短1年余,化疗后11天,发热1天。

现病史: 患者于2009年7月无明显诱因出现乏力伴鼻出血,无头痛、发热,无咳嗽、咳痰,无心慌、胸闷,无恶心、呕吐,无腹痛、腹泻,无呕血、咯血,无血便、血尿,无胸骨疼痛及骨骼关节疼痛。就诊于××医院查血象示:WBC $24.7×10^9$/L。遂就诊北京××医院行骨穿示:原淋+幼淋94.5%;免疫分型示 表达HLA-DR、CD19、CD34、CD10、CD22;染色体46,XX;诊断"急性B淋巴细胞白血病"。给予一周VP+VDLP一疗程化疗,骨髓达完全缓解(CR1)。后相继给予HD-MTX、VDLP、HD-MTX、IDA+Ara+C+NVT、HD-MTX(具体剂量不详)巩固强化化疗。2010年3月26日骨穿示:原淋+幼淋93.5%,提示复发。于3月30日给予VDLP一疗程后骨髓达第二次缓解(CR2),随后给予VP方案巩固化疗。化疗期间曾行腰穿及鞘注5次,脑脊液检查均正常。2010年5月14日就诊于××医院复查骨穿示:原淋+幼淋11%;免疫残留3.6%异常幼稚B淋巴细胞;染色体46,XX[20];31种白血病基因检查(一)。给予MTX+Ara-C+L-ASP(MTX 2.0 d1,Ara-C 1.0 d4~d6,L-ASP 5000u×8次化疗),骨髓抑制期合并右眼蜂窝织炎并铜绿假单胞菌性败血病,予以亚胺培南西司他丁钠、万讯、环丙沙星抗感染后治愈。但患者肺部出现多发高密度斑片影,真菌抗原明显升高,考虑为真菌感染,给予伊曲康唑口服液抗真菌后肺部病灶逐渐缩小。2010年6月26日复查骨穿示:增生Ⅱ级,幼稚淋巴细胞33%。免疫残留示：R3占29.49%，表达CD19、CD10、CD34、CD22、CD33、CD13、CD45dim，Lambdamim。于6月28日给予减量Hyper-CVAD+VP-16化疗（CTX 400 mg，d1～d3；VDS 4 mg，d2；DNR 60 mg，d4～d5；G-CSF 300 μg，d4～d8；VP-16 100 mg，d4～d8；Dex 20 mg，d1～d4）。骨髓抑制期合并屎肠球菌败血症，给予亚胺培南西司他丁钠、万讯抗感染治疗后治愈。但患者肺部感染病灶再次扩大，给予伊曲康唑注射液抗感染治疗11天肺部病灶扩大，随即更换为科塞斯治疗1周，效果不佳，后改为伏立康唑口服抗真菌治疗。2010年8月12日在××医院住院治疗，入院后查血象：WBC 4.16×10^9/L，HGB 83 g/L，PLT 19×10^9/L。骨穿：增生Ⅰ级，原幼淋94%。免疫残留：R3占94.95%，表达CD19、CD45dim+/-，部分表达CD10，少部分表达CD33，为异常淋巴细胞。胸部CT示：双肺多发慢性炎症。给予伏立康唑、复方新诺明抗感染治疗，同时给予吉赛欣刺激粒恢复。8月28日复查胸部CT示：双肺灶较前明显好转。8月29日患者在我科住院治疗，经升白、升血小板、成分血等对症治疗，患者一般状况好转，血常规示幼稚巴细胞淋巴细胞达67%，经科查房确定行MTX+6-PM+Pred+浙贝母颗粒方案化疗，目前患者化疗后第11天，为求进一步系统中西医结合治疗今收入我科。入院时症见：发热，伴恶寒，乏力，偶有干咳，无咳血，无头痛、恶心及呕吐，无腹痛、腹泻，纳可，寐可，二便尚可。

既往史：1976年患甲型肝炎，已治愈。2009年8月化疗期间应用激素导致血糖升高，诊为"类固醇性糖尿病"。否认高血压、心脏病等病史，否认结核等传染病史。否认外伤、手术史。有B型血制品输血史。否认药物及食物过敏史。

个人史：出生于北京，长期在北京生活，否认疫区接触史，无烟、酒等不良嗜好，无放射性、有机毒物接触史。

婚育史：27岁结婚，育有1女，配偶及女儿均体健。

$$15\frac{5}{28}54$$

家族史：父亲死于肺癌。

体格检查

T：38.3 ℃　P：85次/分　R：18次/分　BP：120/80 mmHg

神志清，精神可，发育正常，营养一般，自动体位，步入病房，对答切题，查体合作。轻度贫血貌，四肢可见陈旧性出血点、瘀点，无黄染、无皮疹，无肝掌、蜘蛛痣，全身浅表淋巴结未及肿大。头颅如常无畸形，睑结膜稍苍白，球结膜无充血及水肿，巩膜无黄染，双瞳孔等大正圆，对光反射存在。口唇淡，伸舌居中，咽无充血，扁桃体未见肿大。颈软无抵抗，气管居中，甲状腺不大。胸廓对称无畸形，胸骨无压痛，肋间隙无增宽，呼吸运动对称，双侧语颤对称，未及胸膜摩擦感，双肺呼吸音清，未闻及干湿啰音，未闻及胸膜摩擦音。心尖搏动位置位于左乳下，心率85次/分，律齐，各瓣膜听诊区未闻及病理性杂音。腹部平坦，未见胃肠型及蠕动波。腹部柔软，腹部无压痛，无反跳痛。肝脏肋下未触及，肝区无叩击痛；墨菲征（一）；肾区无叩痛；移动性浊音（一）；肠鸣音4次/分；无血管杂音。双下肢轻度水肿。神经系统检查：生理反射存在，病理反射未引出。舌质淡,苔薄白,脉沉细。

辅助检查: 血常规:WBC $0.81×10^9$/L,RBC $1.7×10^{12}$/L,HGB 5.44 g/dl,LY% 86.00%,NE% 2.1%,LY# $0.07×10^9$/L,NE# $0.02×10^9$/L,PLT $7×10^9$(2010-9-27××医院)。

骨髓象检查报告示:粒、红系统受抑,全片以原始+幼稚淋巴细胞增生为主,占88%,诊断急性淋巴细胞白血病(L1型)(2010-09-03××医院)。

入院诊断:
  中医诊断:虚劳
      气血两虚
  西医诊断:1. 急性淋巴细胞性白血病(B细胞性)
      2. 肺部感染
      3. 类固醇性糖尿病

医师签名:王××

4.7 神经专业

【专业特点】

1. 症状特点:

头痛:具体部位、性质(胀痛/跳痛/撕裂痛/隐痛等)、规律(持续性/发作性),以及加剧或减轻的因素。

意识障碍:嗜睡/昏睡/昏迷。感觉异常:分布范围,发展情况,性质(减退/缺失,热感/冷感/针刺感/触电感)。

惊厥:有无先兆及诱因,发作的时间和频率,发作时意识状态,伴随症状,间歇期情况。

瘫痪:瘫痪的性质(中枢性/周围性),部位,是否逐渐加重,肌肉萎缩情况。

2. 体格检查:

(1)一般检查:
  意识状态
  精神状态
  言语
  脑膜刺激征
  头部与颈部
  躯干与四肢

(2)神经系统检查:

①脑神经(Ⅰ～Ⅻ对脑神经要详细检查)

②运动系统
  姿势与步态
  肌营养

肌张力

　　肌力(可按六级记录)

　　　　0级-完全瘫痪。

　　　　1级-肌肉能轻微收缩,但不能产生动作。

　　　　2级-肢体能在床上移动,但不能抬起。

　　　　3级-肢体能抬离床面。

　　　　4级-能做抗阻力动作,但肌力有不同程度的减弱。

　　　　5级-正常肌力。

　　共济运动

　　③感觉系统

　　　　浅感觉

　　　　深感觉

　　　　复合感觉

　　④反射系统

　　　　深反射(肱二头肌反射、肱三头肌反射、膝反射、踝反射或跟腱反射)

　　　　浅反射(腹壁反射、提睾反射)

　　　　病理反射(霍夫曼征、巴彬斯基征)

　　⑤自主神经功能

　　　　一般观察

　　　　括约肌功能

　　　　自主神经反射

　　　　发汗试验

3. 辅助检查：包括眼底、脑脊液、脑电图、肌电图(肌活检)、经颅超声、头颅CT、脑血管造影、核磁共振等检查。

【应用举例】

入院记录

姓名: 杨×× 　　　　　　　　　　**职业:** 退休

性别: 女　　　　　　　　　　　　**入院时间:** 2010年09月03日10时

年龄: 66岁　　　　　　　　　　　**记录时间:** 2010年09月03日11时

民族: 汉族　　　　　　　　　　　**发病节气:** 处暑

婚姻状况: 已婚　　　　　　　　　**病史陈述者:** 患者本人及家属

出生地: 北京市朝阳区

主诉: 右侧肢体活动不利13月,加重1月余。

现病史: 患者于2009年7月22日晨起无明显诱因出现头晕,恶心、呕吐,呕吐物为胃内容物,非喷射状,站立行走不稳,继而出现右侧肢体活动不利,家人急送至××医院,测血压160/

90 mmHg，查头颅 MRI 中脑、桥脑、右侧小脑半球缺血灶，诊为"脑梗塞"，予抗血小板聚集、活血化瘀、止晕、止吐等治疗，患者头晕、站立及行走不稳较前减轻，呕吐停止，出院。1 个月前患者突然出现右下肢痿软无力、右肩疼痛不适，为求进一步针灸、康复等治疗收入我科。刻下症：右侧肢体活动不利，无法站立行走，在扶持下亦不能站立及缓慢行走，右肩疼痛，无头晕，无视物旋转，无恶心呕吐，言语较少，发音清晰、可正确对答，神情淡漠，无饮水呛咳，可进食固体食物、进食量正常，双足发凉，大便 5~6 日一行，小便可，夜寐安。

既往史：否认冠心病，患高血压病 20 年，血压最高时达到 180/100 mmHg，平素服用福辛普利钠片治疗，血压控制不佳。患糖尿病 20 年，血糖控制可。2009 年 7 月在××医院住院期间诊断为糖尿病视网膜病变，并行激光治疗。2009 年 7 月诊断为复合型溃疡、血脂异常症、中风后抑郁状态、双侧颈动脉硬化伴右侧斑块形成。5 年前行右眼白内障手术，2009 年 11 月份行左眼白内障手术。否认肺结核，否认肝炎，否认外伤史、输血史、手术史，否认药物过敏史，否认食物过敏史。

个人史：出生于北京市，久居于北京市，无疫区居住史。否认吸烟史，否认饮酒史。

婚育史：25 岁结婚，配偶体健，孕 2 产 2。子女均体健。

$$15\frac{5-7}{24-28}50$$

家族史：母亲曾患糖尿病。否认遗传性及类似疾病。

体格检查

T：36.2 ℃　P：76 次/分　R：18 次/分　BP：128/73 mmHg

发育正常，营养良好，体型中等，表情淡漠，自主体位，对答欠清楚，查体欠合作，皮肤弹性未见异常。全身浅表未触及淋巴结肿大，头颅大小正常，头发无脱落，眼睑未见异常。双侧眼球未见异常，双侧结膜未见异常，巩膜无黄染，双侧角膜透明。双侧耳廓未见异常，双侧外耳道无分泌物，双侧乳突无压痛，双侧粗测听力未见异常。鼻翼无煽动，双侧鼻腔未见异常，双侧鼻窦无压痛。口唇红润，牙齿无脱落，牙龈无出血及溢脓。口腔黏膜无溃疡，咽部无充血，双侧扁桃体无肿大。双侧颈静脉未见异常，肝颈静脉回流征阴性，气管居中，双侧甲状腺无肿大。胸廓正常，双侧呼吸运动未见异常。双侧语颤对称未见异常，双侧无胸膜摩擦感。双侧肺叩诊清音，双侧肺呼吸音清晰，未闻及干湿啰音，心界正常，心率 76 次/分，心律齐，各瓣膜听诊区未闻及病理性杂音。腹平坦，腹式呼吸存在，腹壁未见静脉曲张，未见胃肠型及蠕动波。腹软，腹部无压痛及反跳痛，腹部未触及包块，肝脾肋下未触及，墨菲征（－），移动性浊音（－）。肠鸣音无异常，未闻及血管杂音。双侧肾区无叩痛。双侧输尿管点无压痛。脊柱呈正常生理弯曲，棘突无压痛、叩痛。四肢无畸形，无杵状指、趾，局部皮肤无破溃，双下肢皮肤干燥，双胫前部可见小片色素沉着斑块，双足皮肤色泽黯淡，右足跟部可见大小约 0.5 cm×0.5 cm 破溃，辅料覆盖。双足皮肤温度较低，皮肤颜色黯淡，双下肢可凹陷性水肿，双足背动脉搏动未触及。关节无红肿、无畸形、关节活动未见异常。外阴及肛门未查。舌黯，苔薄黄，少津，脉数。

专科检查：神志清，精神稍差。反应力正常，定向力正常，理解力正常，记忆力正常，计算力下降。瞳孔等大等圆,对光反射良好,双侧眼球运动灵活及边,粗测视野无缺损,未引出眼震。双侧额纹对称,双侧鼻唇沟对称,口角无偏斜,伸舌居中。腭垂居中,双侧软腭抬举正常,双侧咽反射正常,颈软无抵抗感,克氏征(一),布氏征(一)。右上肢近端肌力Ⅲ级,远端肌力Ⅲ级,右下肢近远端肌力Ⅲ级,左侧上肢近远端肌力Ⅴ级,左侧下肢近远端肌力Ⅴ级。双侧肱二头肌反射、肱三头肌反射减退,膝腱反射减退,右侧上肢肌张力增高。左侧肢体肌力及腱反射均正常。双侧深浅感觉对称,右下肢图形觉减弱。右侧霍夫曼征(＋),左侧霍夫曼征(一),双侧未引出阵挛,双侧巴彬斯基征(＋),右侧查多克征(＋),双侧奥本海姆征(一)。右侧指鼻试验、轮替试验、跟-膝-胫试验欠稳准。闭目难立征(一)。

辅助检查: 头颅 MRI 中脑、桥脑、右侧小脑半球缺血灶(2009-7-22××医院)。

腹部 CT 示:①肝左叶内侧段低密度病变,局部肝管囊样扩张? ②胃窦部胃壁增厚(2009-7-22××医院)。

胃镜示:胃窦部黏膜可见小溃疡,十二指肠球部溃疡,为复合型溃疡。(2009-8-14××医院)

全血细胞分析:WBC 5.46×10^9/L,RBC 4.47×10^{12}/L,LYMPH％ 17.6％,NEUT％ 77.1％,EO％ 0％。尿常规:WBC 578.70/μl,EC 19.40/μl,WBC-M 104.17 个/HP。DIC 初筛正常。生化一三:GLU 15.22 mmol/L,CR 73 μmol/L(2010-09-03 我院急查)。

初步诊断:

中医诊断:中风

　　　　　　中经络

　　　　　　　瘀血阻络

西医诊断:1. 脑梗塞后遗症期

　　　　2. 高血压病3级(极高危组)

　　　　3. 2型糖尿病

　　　　　糖尿病视网膜病变

　　　　4. 胃、十二指肠溃疡

　　　　　复合型溃疡

　　　　5. 血脂异常症

　　　　6. 中风后抑郁状态

　　　　7. 双下肢动脉硬化伴多发斑块形成

　　　　8. 肩手综合征

　　　　9. 泌尿系感染

医师签名:赵××

4.8 风湿病专业

【专业特点】

1. 症状特点

关节疼痛:关节疼痛的部位、疼痛的性质,是否伴有关节肿胀,有无压痛,晨僵持续时间,关节局部皮温,与外界环境的关系。有哪些伴随症状。是急性起病还是缓慢起病。

关节肿胀:关节肿胀的部位,关节肿胀数(是少关节肿还是多关节肿),有无压痛,有无关节变形,有无关节活动受限,关节局部皮温,晨僵持续时间,有哪些伴随症状。是急性起病还是缓慢起病。

肌肉疼痛:肌肉疼痛的部位,疼痛的性质,是否伴肌无力,肌肉压痛。有哪些伴随症状。

皮肤红斑:皮肤红斑的部位,红斑的形态,是否有光敏感,红斑持续时间。有无皮下结节,红斑消退后是否遗留痕迹。

口腔溃疡:溃疡发作的频率,是否伴有疼痛,有无外阴溃疡。是否有多系统损害。

2. 体格检查

风湿性疾病多累及多脏器损害,全面系统检查十分必要。

全身情况:皮肤有无皮疹、红斑,黏膜有无溃疡,有无脱发,全身营养情况,浅表淋巴结是否肿大。

专科检查:关节肿胀数,关节压痛数,关节活动度,有无关节变形,关节局部皮温的高低,有无关节积液。

3. 辅助检查

ASO、ESR、CRP、RF、ANA 谱、IgA、IgM、IgG、C3、C4、CH50、ANCA、AKA、APF、CCP、HLA-B27、血常规、尿常规、生化等。

双手 X 线片(正位)、骶髂关节 X 线片或 CT、胸片或 HRCT、心脏超声、腹部 B 超等。

【应用举例】

入院记录

姓名:崔×× **职业:**退休

性别:男 **入院时间:**2010 年 08 月 01 日 15 时

年龄:80 岁 **记录时间:**2010 年 08 月 01 日 15 时

民族:汉族 **发病节气:**大暑

婚姻状况:已婚 **病史陈述者:**患者本人及家属

出生地:北京市房山区

主诉:四肢多关节肿痛 4 个月,加重 1 月。

现病史:患者 4 个月前无明显诱因出现双手漫肿、疼痛,双肘关节不能伸直,晨僵 1~2 小时,遂至××医院就诊。查:RF 23U/ml,CRP 3.4 mg/L,ESR 13 mm/h,ANA 1∶100(+);APF(+),AKA(-),诊为"类风湿关节炎?",予"来氟米特"、"美洛昔康"、"泼尼松"、"雷公藤多苷片"等治疗,后因血压偏高而停用泼尼松。后双手漫肿消失,但疼痛缓解不明显,继出现双手握拳困难,MCP1-5 肿痛,双腕肿痛,双肘关节不能伸直,蹲起困难,遂来我院就诊。蛋白电泳:γ球蛋白 18.3。早期 RA 三项:APF 弱阳性,CCP 2978,AKA(+)。上肢 CR:双手指骨骨质增生,双肘关节骨质增生;双膝 CR:双膝关节骨性关节病;骨密度:左髋低骨量。予"盐酸曲马多"、"美洛昔康"、"洛索洛芬钠"、"醋酸泼尼松"、"来氟米特"等药物治疗,病情略有缓解。1月前患者受凉后再次出现双肩、双膝、双踝疼痛,右侧为甚,现为求进一步治疗,收入我病区。入院症见:双肩疼痛,双膝、双踝肿痛,右侧为甚,晨僵30分钟,双膝活动度下降,蹲起困难,汗多,口不干,纳可,眠差,夜尿多,5～6次/晚,大便时溏时结。发病以来无口腔溃疡,无脱发,无光敏感,无雷诺现象,无皮疹。

既往史:既往高血压20余年,最高达170/100 mmHg,现口服硝苯地平缓释片20 mg po tid,富马酸比索洛尔5 mg po qd,未监测血压;冠心病6年,6年前行心脏支架术,现口服单硝酸异山梨酯片10 mg po bid治疗;脑梗塞病史20年,无明显肢体活动障碍,曾出现言语不利,现口服阿司匹林100 mg po qd治疗;50年代曾在朝鲜战场负伤,左上腹可见一外伤瘢痕。2003年行腰椎管狭窄术。否认肝炎史,结核史。青霉素、链霉素过敏。

个人史:出生于北京,无长期外地居住史,居住条件良好,无阴冷潮湿之弊。吸烟史30年,最多1包/天,6年前已戒。

婚育史:26岁结婚,育有一子四女,一女因肾病已去世,余体健。

家族史:否认家族遗传病史。

体格检查

T:36.8 ℃ P:80次/分 R:18次/分 Bp:130/80 mmHg

发育正常,营养良好,体形中等,精神好,面容正常,查体合作,对答切题。全身皮肤巩膜无黄染。全身皮肤弹性好。浅表淋巴结未触及肿大。头颅大小正常。双侧瞳孔等大等圆,对光反射存在。耳鼻无异常分泌物。颈软,颈静脉怒张,无抵抗,甲状腺无肿大。口唇无紫绀,咽部不红,无扁桃体肿大。胸廓对称,呼吸运动正常,双肺呼吸音粗,未闻及干湿性啰音。心界叩诊不大,心音低,听诊心率80次/分,心律齐,$A_2 > P_2$,心尖部可闻及Ⅱ级收缩期杂音。腹软无压痛,无反跳痛,左上腹可见一外伤瘢痕,长约0.5厘米。墨菲征(一),肝脾肋下未触及,双肾区无叩击痛。双下肢可凹性水肿。前后二阴未查,排泄物未见。生理反射正常,病理反射未引出。舌质红,苔黄腻,脉濡滑。

专科检查:疼痛关节6个,压痛关节6个,肿胀关节4个,活动受限关节2个。双腕关节活动度下降,双踝关节肿胀,无关节变形,右膝关节局部皮温升高,双膝浮髌试验(一),双膝骨摩擦感(+)。

辅助检查:生化全项:Cr 99 μmol/L,BUN 7.41 mmol/L,CK 23U/L;ESR 17 mm/H;H-CRP 45.97 mg/L,RF 22.6U/ml,IgG 19.12 g/L,IgM 0.21 g/L,CH50 46.7U/ml;NAG 2.1U/L;$β_2$微球蛋白442.8 μg/L。肾功三项:正常范围。蛋白电泳:γ球蛋白18.3。早期RA三项:APF弱阳性,CCP 2978,AKA(+)。尿常规+沉渣:PRO(+),24小时尿蛋白1860 mg。上肢CR:双手指骨骨质增生,双肘关节骨质增生;双膝CR:双膝关节骨性关节病。骨密度:左髋低骨量。腹部B超:胆囊多发结石,右肾囊肿,双肾动脉流速减低。彩色超声心动:左室舒张功能减低,心脏结构未见异常。彩色血管超声:腹主动脉内膜增厚。脑血流图:脑动脉硬化血流频谱形态改变(峰钝),双侧大脑前动脉、大脑中动脉、颈内动脉虹吸段、眼动脉、椎动脉、基底动脉血流速度减低。动态心电图:①窦性心律;②房性早搏,成对,短阵房性心动过速;③室性早搏,偶发;④部分 ST 段压低;⑤心率变异性分析 SDNN>100 ms。血管超声:双下肢动脉硬化伴多发斑块形成,双侧胫前动脉不完全闭塞,双下肢深静脉瓣功能不全。肾核素:双肾功能严重受损,肾图呈不完全梗阻型(GFR 23.8 ml/min)。(2010-05-08 我院)

初步诊断:
  中医诊断:风湿痹病
      湿热痹阻,瘀血阻络
  西医诊断:1. 类风湿关节炎
     2. 高血压3级(极高危)
     3. 冠状动脉粥样硬化性心脏病
       稳定劳力性心绞痛
       陈旧性下壁心肌梗塞
       心脏支架术后
       心律失常
        Ⅰ度房室传导阻滞
       心功能3级
     4. 陈旧性脑梗塞
     5. 慢性肾脏病Ⅳ期
       慢性肾功能不全失代偿期
     6. 脑动脉硬化

医师签名:唐××

4.9 肿瘤专业

【专业特点】
  肿瘤科病历书写时与其他科疾病一样要全面、准确、客观,对患者的年龄、职业、生活习惯,以及既往患病和治疗情况要记录清楚;对患者家族中有无肿瘤及发病情况也是记录的要点。
  1. 症状特点:
  肿块:肿块增长情况、是否在外院做过检查治疗、治疗的方法及疗效、有无淋巴结肿大等。
  疼痛:记录疼痛的具体部位、时间(夜间、早晨、白天)、性质(钝痛、隐痛、胀痛、刺痛)、程度。
  病理性分泌物:记录是否有血性、脓性、黏液性、腐臭性分泌物自腔道排出。
  溃疡:详细记录局部溃疡,如皮肤癌多以溃疡为主诉来就诊。
  其他:记录有无发热、进行性消瘦、贫血、乏力、黄疸等情况。
  肿瘤科病历书写时除了要详细描记肿瘤的局部情况外,还要注意记录有无肿瘤引起的阻塞症状(如呼吸道、消化道肿瘤引起的呼吸困难、肺部肿瘤阻塞支气管引起的肺不张和各种呼吸道症状,以及食管癌引起的各种吞咽疼痛、吞咽困难等),肿瘤引起的压迫症状(如纵隔癌压迫上腔静脉引起的头、面、颈及上胸壁的肿胀、胸壁静脉怒张、呼吸困难、发绀等),以及肿瘤破坏所在器官结构和功能引起的一系列症状。

2. 体格检查：

全身情况：全面系统检查，以了解患者的全身情况、组织脏器情况及肿瘤的浸润情况等。

局部肿块：部位、大小、形状、边界、质地、活动度、有无触痛、肿瘤表面温度。

体表淋巴结：是否肿大，如有肿大的淋巴结，其硬度、大小、数目情况，是分散还是融合。

3. 辅助检查：X线片、B超、CT、核磁共振、肿瘤标志物、脱落细胞、痰、胸水、淋巴结活检、病理切片、免疫功能等检查。

【应用举例】

入院记录

姓名：王××	**职业**：工人
性别：女	**入院时间**：2010年09月08日10时
年龄：68岁	**记录时间**：2010年09月08日10时
民族：汉族	**发病节气**：白露
婚姻状况：已婚	**病史陈述者**：患者本人及家属
出生地：黑龙江省牡丹江市	

主诉：肩背部疼痛伴胸闷5个月。

现病史：患者于2010年4月初无明显诱因出现肩背部疼痛伴胸闷，以右侧为重，无咳嗽，咳痰等症状。于5月10日到牡丹江市××医院查胸部CT示：左肺肿物，最大直径4 cm×3.5 cm，纵隔淋巴结转移，考虑左肺癌纵隔淋巴结转移。5月24日于北京××医院行支气管镜检查，取病理示：左肺非小细胞肺癌。5月28日于该院查全身骨显像示：全身多发骨转移。6月初患者开始行吉非替尼250 mg po qd 靶向治疗。7月1日于当地医院行核素治疗控制骨转移，8月31日行全身骨扫描：肺癌并全身多发骨转移核素治疗后（病情较前好转）。2010年8月26日于牡丹江市××医院复查胸部CT示：左肺见软组织密度影，最大直径3 cm×3 cm，左肺下叶见条索影，右肺见结节影，纵隔间隙可见多发淋巴结肿大影，左侧肋骨见溶骨性破坏，左侧肋骨局部致密。结合病史考虑左肺癌，纵隔淋巴结转移，双肺转移，骨转移。目前仍肩背部疼痛伴胸闷，今为求进一步诊治收住我科。刻下症见：右侧肩背部疼痛，偶感胸闷，乏力，口干渴，无咳嗽咳痰，无胸痛等症状，纳差，眠可，大便干，二日未行，小便可。

既往史：1980年行右乳房肿物切除术，术后病理示：乳腺纤维瘤。2010年6月患者右侧锁骨骨折，现已愈合。否认高血压、糖尿病、冠心病等慢性病史，否认肝炎肺结核等传染病史。阿莫西林过敏，否认其他食物药物过敏史。

个人史：出生于黑龙江，久居于此，未到过疫区。居住环境一般。无粉尘、毒物、放射性物质、传染病接触史等。无烟酒等不良嗜好。

婚育史：25岁结婚，育2子，配偶体健。

家族史:否认家族遗传病史。

体格检查

T:36.9 ℃   P:78次/分   R:16次/分   BP:138/63 mmHg
H:156 cm   W:45 kg   S:1.41 m^2 KPS:80分

发育正常,营养中等,体形偏瘦,精神尚可,慢性病容,查体合作,对答切题。全身皮肤巩膜无黄染,浅表淋巴结未触及肿大。全身多发皮下结节,压痛明显,头颅大小正常。双侧瞳孔等大等圆,对光反射存在。耳鼻无异常分泌物。颈软,无抵抗,甲状腺无肿大。口唇无紫绀,双侧扁桃体无肿大,咽无充血。胸廓对称,右侧乳房外下象限至腋下可见一斜形约10 cm手术瘢痕,愈合好。双肺呼吸音清。双肺未闻及干湿啰音。心界不大,心率78次/分,心律齐,各瓣膜听诊区未闻及病理性杂音。腹软,无压痛,无反跳痛,肝脾肋下未触及,双肾区无叩击痛。双下肢轻度凹陷性浮肿。前后二阴未查,排泄物未见。生理反射正常,病理反射未引出。舌红少苔,脉象沉细。

辅助检查:

胸部CT示:左肺肿物,纵隔淋巴结转移,考虑左肺癌 纵隔淋巴结转移(2010-05-10,牡丹江市××医院)。

支气管镜检查,取病理示:左肺非小细胞肺癌,ⅢB期($T_2N_3M_0$)(2010-05-24,北京××医院)。

全身骨显像示:全身多发骨转移(2010-05-28,北京××医院)。

胸部CT示:左肺见软组织密度影,左肺下叶见条索影,右肺见结节影,纵隔间隙可见多发淋巴结肿大影,左侧肋骨见溶骨性破坏,左侧肋骨局部致密。结合病史考虑左肺癌,双肺转移,骨转移。(2010-08-26,牡丹江市××医院)

初步诊断:

中医诊断:肺积

气阴两虚,痰瘀互结

西医诊断:1. 左肺癌　纵隔淋巴结转移　双肺转移,骨转移

非小细胞肺癌

Ⅳ期($T_2N_3M_1$)

2. 右乳房纤维瘤术后

医师签名:房××

首次病程记录

2010年09月08日10时

患者王××,女性,68岁,职业:工人,主因"肩背部疼痛伴胸闷5个月"由门诊于2010年9月8日10时以"左肺癌"收入院。

病例要点

1. 患者于2010年4月初无明显诱因出现肩背部疼痛伴胸闷,以右侧为重,无咳嗽、咳痰等症状。于5月10日于牡丹江市××医院查胸部CT示:左肺肿物,最大直径4 cm×3.5 cm,纵隔淋巴结转移,考虑左肺癌纵隔淋巴结转移。5月24日于北京××医院行支气管镜检查,取病理示:左肺非小细胞肺癌。5月28日于该院查全身骨显像示:全身多发骨转移。6月初患者开始行吉非替尼250 mg po qd 靶向治疗。7月1日于当地医院行核素治疗控制骨转移,8月31日行全身骨扫描:肺癌并全身多发骨转移核素治疗后(病情较前好转)。2010年8月26日于牡丹江市××医院复查胸部CT示:左肺见软组织密度影,最大直径3 cm×3 cm,左肺下叶见条索影,右肺见结节影,纵隔间隙可见多发淋巴结肿大影,左侧肋骨见溶骨性破坏,左侧肋骨局部致密。结合病史考虑左肺癌,纵隔淋巴结转移,双肺转移,骨转移。今为求进一步诊治收住我科。刻下症见:右侧肩背部疼痛,偶感胸闷,乏力,口干渴,无咳嗽咳痰,无胸痛等症状,纳差,眠可,大便干,二日未行,小便可。既往1980年行右乳房肿物切除术,术后病理示:乳腺纤维瘤。阿莫西林过敏。

2. 查体:体形偏瘦,慢性病容,全身多发皮下结节,压痛明显,生命体征平稳,双下肢轻度凹陷性浮肿。舌红少苔,脉象沉细。

3. 辅助检查:

胸部CT示:左肺肿物,纵隔淋巴结转移,考虑左肺癌 纵隔淋巴结转移(2010-05-10,牡丹江市××医院)。

支气管镜检查,取病理示:左肺非小细胞肺癌(2010-05-24,北京××医院)。

全身骨显像示:全身多发骨转移(2010-05-28,北京××医院)。

胸部CT示:左肺见软组织密度影,左肺下叶见条索影,右肺见结节影,纵隔间隙可见多发淋巴结肿大影,左侧肋骨见溶骨性破坏,左侧肋骨局部致密。结合病史考虑左肺癌,双肺转移,骨转移(2010-08-26,牡丹江市××医院)。

拟诊讨论:

辨病辨证依据:

患者老年女性,正气渐虚,阴阳失调,邪毒乘虚入肺,邪滞于肺,导致肺脏功能失调,肺气虚,宣降失司,气机不利,血行受阻,津液失于输布,津聚为痰,痰凝气滞,瘀阻络脉,瘀毒交结,日久形成肺部积块。因此,肺癌是因虚而得病,因虚而致实,是一种全身属虚,局部属实的疾病。邪气盛而正气衰,故见肩背痛及胸闷乏力,舌红少苔,脉象沉细。辨病为肺积。辨证为气阴两虚,痰瘀互结。病位在肺。病性属虚实夹杂。预后不佳。

西医诊断依据:

1. 患者,女性,68岁。肩背部疼痛伴胸闷5个月,既往20年前右乳腺纤维瘤肿物切除术。

2. 刻下症见:肩背部疼痛,以右侧为重,偶感胸闷,乏力,口干渴,无咳嗽咳痰,无胸痛等症状,纳差,眠可,大便干,二日未行,小便可。

3. 体格检查:体形偏瘦,慢性病容,全身多发皮下结节,压痛明显,生命体征平稳,双下肢轻度凹陷性浮肿。舌红少苔,脉象沉细。

4. 辅助检查:

胸部CT示：左肺肿物，纵隔淋巴结转移，考虑左肺癌纵隔淋巴结转移(2010-05-10，牡丹江市××医院)。

支气管镜检查，取病理示：左肺非小细胞肺癌(2010-05-24，北京××医院)。

全身骨显像示：全身多发骨转移(2010-05-28，北京××医院)。

胸部CT示：左肺见软组织密度影，左肺下叶见条索影，右肺见结节影，纵隔间隙可见多发淋巴结肿大影，左侧肋骨见溶骨性破坏，左侧肋骨局部致密。结合病史考虑左肺癌，双肺转移？骨转移(2010-08-26，牡丹江市××医院)。

初步诊断：

  中医诊断：肺积

      气阴两虚，痰瘀互结

  西医诊断：1. 左肺癌　纵隔淋巴结转移　双肺转移，骨转移

      非小细胞肺癌

      Ⅳ期($T_2N_3M_1$)

    2. 右乳房纤维瘤术后

诊疗计划：

1. 完善相关检查：血常规、DIC、生化、肿瘤标志物，腹部CT除外腹腔转移。
2. 参芪扶正注射液250 ml ivgtt qd 扶正培本。
3. 氯化钠注射液250 ml＋消癌平注射液40 ml ivgtt qd 解毒抗癌。
4. 待检查结果回报，根据病情应予择期全身化疗。
5. 中药以益气养阴，化痰散瘀为法，方药如下：

太子参15 g	生黄芪30 g	沙参12 g	麦冬12 g
浙贝20 g	杏仁10 g	桃仁12 g	红花12 g
枇杷叶15 g	陈皮10 g	瓜蒌10 g	百合12 g
元参12 g	大枣3枚	鸡内金15 g	生麦芽15 g
半枝莲15 g	白花蛇舌草30		

7付

服法：每日1剂，水煎2次，共取汁200 ml，分2次早晚饭后温服，每次100 ml

6. 调护：加强营养，宜高蛋白，低脂肪，多食含维生素的果蔬，预防感冒。肺癌病人应忌食油腻食物，禁忌辛辣和烟、酒等刺激性食物。

医师签名：×××

4.10　外科专业

【专业特点】

中医外科病历专科检查书写的重点，应围绕患处局部病变的表面情况，如压痛、颜色、分泌物及其性质；表层溃破的应检查其溃破口以下的深度及范围、分泌物及其性质；病变引起的功能活动障碍情况等。

【应用举例】

入院记录

姓名:金×× **职业**:干部
性别:女 **入院时间**:2010年07月22日15时
年龄:69岁 **记录时间**:2010年07月22日20时
民族:回族 **发病节气**:小暑
婚姻状况:已婚 **病史陈述者**:患者本人
出生地:北京市朝阳区
主诉:发现右乳肿物一年
现病史:患者一年前无意中发现右乳肿物,约有鹌鹑蛋大小,无明显疼痛,局部无红肿及其他不适,未予诊治。现自觉肿物逐渐增大,今日就诊于我院外科门诊,行乳腺超声检查,报告:右乳腺囊实混合回声包块。门诊以"右乳腺肿物性质待查"收入病房。刻下症:右乳肿物如鹅蛋大小,无疼痛,无红肿,纳眠可,二便调。
既往史:否认各系统疾病史。否认传染病史,预防接种史。否认其他手术、外伤史。否认输血史。否认中毒、药物过敏史。
个人史:患者出生北京、长期生活居住至今,居住环境和条件可。否认粉尘、毒物、放射性物质、传染病接触史等,无烟酒嗜好。平素性情急躁,易怒。
婚育史:24岁结婚,生育3子1女,体健。配偶已去世。
$$18\frac{7}{30}56$$

家族史:否认家族性遗传性疾病史。

体格检查

T:36 ℃   P:80次/分   R:20次/分   Bp:130/90 mmHg

发育正常,营养良好,体形中等,精神好,面容正常,查体合作,对答切题。全身皮肤巩膜无黄染,浅表淋巴结未触及肿大。头颅大小正常。双侧瞳孔等大等圆,对光反射存在。耳鼻无异常分泌物。颈软,无抵抗,甲状腺无肿大。口唇无紫绀,咽部不红,无扁桃体肿大。胸廓对称,双肺呼吸音清晰,未闻及干湿啰音。心率80次/分,心律齐,各瓣膜听诊区未闻及病理性杂音。腹软无压痛,无反跳痛,肝脾肋下未触及,双肾区无叩击痛。前后二阴未查,排泄物未见。生理反射正常,病理反射未引出。舌黯红,苔白,脉弦。

专科检查:双侧乳房不对称,右乳较大,右乳头较对侧稍低,右侧乳头凹陷畸形,无溢血及溢液,右乳外下象限可触及一6 cm×8 cm肿块,无触痛,质硬,边界尚清楚,表面欠光滑,活动度良好,无局部红肿,皮色正常,与皮肤及基底无明显粘连,活动度稍差,无橘皮征及酒窝征,触之无波动感。双腋下未触及明显肿大的淋巴结。

辅助检查:乳腺超声:右乳腺囊实混合回声包块(2010-07-22 本院)。
初步诊断:

　　中医诊断:乳岩

　　　　　　气滞血瘀

　　西医诊断:右乳房肿物性质待查

　　　　　　右乳腺叶状囊肉瘤可能性大

医师签名:马××

首次病程记录

2010 年 07 月 22 日 15 时

　　患者金××,女性,69 岁,职业:干部,主因"发现右乳肿物一年"由门诊于 2010 年 07 月 22 日 15 时以"右乳肿物待查"收入院。

病例特点

　　1. 患者一年前无意中发现右乳肿物,约有鹌鹑蛋大小,无明显疼痛,局部无红肿及其他不适,未予诊治。现自觉肿物逐渐增大,今日就诊于我院外科门诊,行乳腺超声检查,报告:右乳腺囊实混合回声包块。门诊以"右乳腺肿物性质待查"收入病房。刻下症:右乳肿物如鹅蛋大小,无疼痛,无红肿,纳眠可,二便调。既往体健。否认各系统疾病史。否认药物及食物过敏史。平素脾气较大,易怒。

　　2. 查体:生命体征平稳,心肺查体正常,舌暗红,苔白,脉弦。

　　3. 专科检查:双侧乳房不对称,右乳较大,右乳头较对侧稍低,右侧乳头凹陷畸形,无溢血及溢液,右乳外下象限可触及一 6 cm×8 cm 肿块,无触痛,质地坚韧,边界尚清楚,表面欠光滑,活动度良好,无局部红肿,皮色正常,与皮肤及基底无明显粘连,活动度稍差,无橘皮征及酒窝征,触之无波动感。双腋下未触及明显肿大的淋巴结。

　　4. 辅助检查:乳腺超声　右乳腺囊实混合回声包块(2010-07-22,本院)。

拟诊讨论:

辨病辨证依据:

　　患者老年女性,平素性情急躁易怒,情志郁结,郁怒伤肝,肝气不舒,肝郁气滞,营气不从,肝郁痰凝,乳络阻滞,气血瘀滞,痰瘀互结乳房聚结成块,舌黯红苔白,脉弦为气血瘀滞之象。根据祖国医学理论指导,四诊合参,辨病为乳岩,病位在乳房,辨证为气滞血瘀,病情易反复,预后不良。

西医诊断依据:

　　1. 患者老年女性,主因"右乳肿物一年"入院。

　　2. 刻下症:右乳肿物如鹅蛋大小,无疼痛,无红肿,纳眠可,二便调。

　　3. 专科检查:双侧乳房不对称,右乳较大,右乳头较对侧稍低,右侧乳头凹陷畸形,无溢血及溢液,右乳外下象限可触及一 6 cm×8 cm 肿块,无触痛,质地坚韧,边界尚清楚,表面欠光滑,活动度良好,无局部红肿,皮色正常,与皮肤及基底无明显粘连,活动度稍差,无橘皮征及酒窝征,触之无波动感。双腋下未触及明显肿大的淋巴结。

4. 乳腺超声:右乳腺囊实混合回声包块(2010-07-22,本院)。

鉴别诊断:

1. 乳腺叶状囊肉瘤:早期的肿块多为单发性,质地坚硬,活动性可,边界尚清楚,生长较慢,可为囊实混合性肿物。乳腺超声提示右乳腺囊实混合回声包块。主要依据活体组织病理切片检查进行鉴别。

2. 乳腺纤维腺瘤:多发生于年轻女性,肿块质地较硬,活动性良好,边界清楚、表面光滑,一般腋下无肿大的淋巴结。

该患者为老年女性,肿块为单发,生长缓慢,肿块质地较硬,活动性可,边界尚清楚、表面尚光滑,无橘皮征及酒窝征,腋下未触及明显肿大的淋巴结。乳腺超声:右乳腺囊实混合回声包块。临床考虑叶状囊肉瘤可能性大,需依据活体组织病理切片检查进行鉴别。

初步诊断:

中医诊断:乳岩

气滞血瘀

西医诊断:右乳房肿物性质待查

右乳腺叶状囊肉瘤可能性大

诊疗计划:

1. 完善入院和术前检查。

2. 查肿瘤标志物 CA153、CA125;胸片或胸部 CT 除外肺部肿瘤。

3. 择期手术。右乳肿物切除活检术,术中送冰冻,若回报为恶性,行右侧乳癌改良根治术。

4. 术后辅助放化疗及免疫疗法,配合中药理气活血,佐以内分泌疗法等综合治疗措施。

5. 调护:保持心情舒畅。

医师签名:马××

4.11 骨伤专业

【专业特点】

骨伤科病历书写应重点记录描述损伤、肿块、畸形、功能障碍、疼痛等情况,包括表面损伤、伤口情况、骨与关节及其相关神经血管的物理检查、患处的影像学检查等。

1. 望诊

体位(肢体躯干姿态、行走步态等)

局部情况(损伤部位、肢体肿胀、肿物、肌肉萎缩、皮肤水泡瘀斑、瘢痕、肢体关节畸形等)

伤口情况(形状、大小、深度、皮缘、颜色、污染或感染情况、分泌物等)

2. 触诊

皮肤、肌肉、肌腱(温度、波动、粘连、条索、紧张、痉挛、挛缩、捻发音等)

肿块、肿物(部位、大小、形状、质地、移动度边界、与周围组织关系等)

压痛(部位、性质)、叩击痛等

3. 骨关节检查

僵直、异常活动、骨摩擦音、弹性固定、特殊响声

4. 骨科特殊检查

神经血管检查

感觉、运动、肌力、反射、血运等

量诊

肢体长度(应注明起止点)、周径(应注明所测之平面)、主动被动、关节功能(中立位0度法)

【应用举例】

入院记录

姓名:刘××   **职业**:工人

性别:女   **入院时间**:2010年09月11日09时

年龄:43岁   **记录时间**:2010年09月11日14时

民族:汉族   **发病节气**:白露

婚姻状况:已婚   **病史陈述者**:患者本人

出生地:湖北省大悟县

主诉:腰痛20天,伴左下肢疼痛、麻木18天。

现病史:患者于20天前无明显诱因出现腰部疼痛,活动不利。2日后出现左下肢疼痛、麻木。于我院门诊就诊,行CT检查,诊为腰椎间盘突出,予根痛平、元胡止痛片、芬那露、尼美舒利片等药物治疗,症状稍缓解。为求进一步治疗,由门诊收入院。现患者腰痛伴左下肢疼痛,活动不利,卧床时翻身困难,纳可,大便行,小便可。

既往史:既往体健,否认慢性病、传染病史。否认药物食物过敏史。

个人史:出生于湖北,长期生活、工作于北京,生活居住环境可,无不良嗜好。否认粉尘、毒物、放射性物质、传染病接触史。

婚育史:23岁结婚,配偶体健,孕2产2,1男1女。配偶及其子女体健。

$$15\frac{3-5}{24}\ 2010\text{-}08\text{-}31$$

家族史:否认家族遗传病史。

体格检查

T:36 ℃   P:72次/分   R:20次/分   BP:130/80 mmHg

发育正常,营养良好,体形中等,精神好,面容正常,查体合作,对答切题。全身皮肤巩膜无黄染,浅表淋巴结未触及肿大。头颅大小正常。双侧瞳孔等大等圆,对光反射存在。耳鼻无异

常分泌物。颈软,无抵抗,甲状腺无肿大。口唇无紫绀,咽部不红,无扁桃体肿大。胸廓对称,双肺呼吸音清晰,未闻及干湿啰音。心率72次/分,心律齐,各瓣膜听诊区未闻及病理性杂音。腹软无压痛,无反跳痛,肝脾肋下未触及,双肾区无叩击痛。前后二阴未查,排泄物未见。生理反射正常,病理反射未引出。舌黯,苔薄白,脉弦。

专科情况:平腰,无侧弯畸形,活动受限。L_4/L_5、L_5/S_1间隙压痛(+),叩痛(+)。L_4/L_5、L_5/S_1棘突左侧压痛。直腿抬高试验:左40°(+)加强(+)右:80°(−)加强(−)。双下肢肌力、肌张力、伸拇肌力对称,双跟膝腱反射对称正常。左足背及足外缘皮肤浅感觉减弱。病理征未引出。

辅助检查:L_4/L_5、L_5/S_1椎间盘突出症。(2010-09-10,本院)

初步诊断:

　　中医诊断:腰腿疼

　　　　　　　血瘀型

　　西医诊断:腰椎间盘突出症

医师签名:谢××

4.12 泌尿专业

【专业特点】

1. 症状特点:

水肿:起始部位及发展情况、水肿程度,有无凹陷等。

尿路刺激征:尿频、尿急、尿痛等症状特点。

肾绞痛:疼痛的具体部位、程度、是否是沿输尿管走行向大腿内侧及外阴放射,疼痛发作后是否伴有血尿。

尿液变化:尿液增加或减少,有无肉眼血尿或脓性尿。

2. 体格检查:

重点记录血压情况,有无浅表淋巴结肿大,有无贫血面容,皮肤是否干燥及尿素结晶、色素沉着,眼睑、下肢的水肿情况,有无蝶形红斑、紫癜、皮疹等,心脏检查是否发现心界扩大、心包摩擦音、奔马律和心律异常,两肺有无湿啰音,有无胸腔积液,有无腹水征,能否扪及下垂的肾脏,肾区有无叩击痛等。

3. 辅助检查:包括血常规、尿常规、尿微量白蛋白、肾、输尿管、膀胱超声检查、膀胱镜、逆行肾盂造影、肾穿刺检查等。

【应用举例】

入院记录

姓名:陈××　　　　　　　　　　**职业**:退休工人

性别:男　　　　　　　　　　　**入院时间**:2010年09月16日11时

年龄:74 岁　　　　　　　　　　　　记录时间:2010 年 09 月 16 日 13 时
民族:汉族　　　　　　　　　　　　发病节气:白露
婚姻状况:已婚　　　　　　　　　　病史陈述者:患者本人及家属
出生地:河北省保定市
主诉:排尿困难 1 个月
现病史:患者于 1 个月前无明显诱因出现排尿困难,尿潴留,曾于河北省××医院就诊,诊断"前列腺增生",予以留置导尿处理,于入院前 10 天更换尿管,今日为进一步诊治,来我院就诊,门诊以"前列腺增生"收留住院。刻下症见:排尿困难,无肉眼血尿,无发热。纳可,眠可,大便调。
既往史:患者帕金森综合征病史 1 年,平时予以口服多巴丝肼治疗,高血压病史 30 年,平时予以口服硝苯地平控释片治疗。否认冠心病、糖尿病等病史,否认结核、肝炎等传染性疾病,否认手术史。否认输血史。否认药物过敏史,否认食物过敏史。
个人史:生于河北,久居北京,未曾去过牧区及疫区,否认个人不良嗜好。
婚育史:22 岁结婚,老伴健在,育 2 子、2 女,身体健康。
家族史:否认家族遗传病史。

体格检查

T:37.4 ℃　P:82 次/分　R:18 次/分　BP:130/70 mmHg

发育正常,营养良好,体形中等,精神好,面容正常,查体合作,对答切题。全身皮肤巩膜无黄染,浅表淋巴结未触及肿大。头颅大小正常。双侧瞳孔等大等圆,对光反射存在。耳鼻无异常分泌物。颈软,无抵抗,甲状腺无肿大。口唇无紫绀,咽部不红,无扁桃体肿大。胸廓对称,双肺呼吸音清晰,未闻及干湿啰音。心率 82 次/分,心律齐,各瓣膜听诊区未闻及病理性杂音。腹软无压痛,无反跳痛,肝脾肋下未触及,双肾区无叩击痛。前后二阴未查,排泄物未见。生理反射正常,病理反射未引出。四肢呈现不自主抽搐,舌质黯红,舌苔薄白,脉象沉细。

专科情况:双肾区无膨隆,双侧肾区叩击痛(一),双侧肋脊角无压痛,双侧输尿管走行区无压痛,耻骨上膀胱区无膨隆,无压痛,叩诊浊音界不大。因明日行 PSA 检查,故前列腺指诊未做。
辅助检查:泌尿系 B 超显示　前列腺增生(2010-09-03　河北省××医院)。
初步诊断:
　　中医诊断:癃闭
　　　　　　　　气虚血瘀
　　西医诊断:1. 排尿困难原因待查
　　　　　　　　　膀胱逼尿肌收缩无力?
　　　　　　　　　前列腺增生症
　　　　　　　2. 原发性高血压 3 级(极高危)
　　　　　　　3. 帕金森综合征

　　　　　　　　　　　　　　　　　　　　　　　　　　　医师:刘××

4.13　肛肠专业

【专业特点】

肛肠科病历记录重点应围绕便血情况、局部疼痛情况、大便习惯改变及伴随症状、肛门望诊、指诊及肛镜检查等来进行。

便血：便前/便时/便后；带血/滴血/射红；鲜红/紫黯/黑色；出血量

脱出：便后/劳累后/经常性；自行回纳/手托回纳

疼痛：便前/便时/便后/周期性疼痛；持续/间歇；轻/中/重；诱因

坠胀：持续/间歇；轻/中/重；诱因

瘙痒：持续/间歇；轻/中/重；诱因

分泌物：性状；量；从瘘口流出/从肛门流出

大便：变细、变形；便秘或次数增多；是否有里急后重感、下坠感排便不尽感

其他：

局部检查：视诊
　　　　　　指诊
　　　　　　肛镜
　　　　　　其他

【应用举例】

入院记录

姓名： 崔×× **职业：** 工人

性别： 男 **入院时间：** 2010 年 08 月 17 日 09 时

年龄： 50 岁 **记录时间：** 2010 年 08 月 17 日 10 时

民族： 汉族 **发病节气：** 立秋

婚姻状况： 已婚 **病史陈述者：** 患者本人

出生地： 山西省太原市

主诉： 肛门有物脱出 10 余年，伴便血 2 月余。

现病史： 患者 10 余年前无明显诱因大便时肛门有物脱出，可自行还纳。后症状渐加重，大便干及进食辛辣后明显。2 月前无明显诱因出现症状加重，伴大便带血，色鲜红，呈喷射状，便后脱出肿物，不能自行还纳。入院症见：肛门有物脱出，不能还纳，伴有便鲜血，量多，呈喷射状，无肛门疼痛。小便调，睡眠佳。大便 1～2 次/日，质软。

既往史： 否认糖尿病史、高血压等内科病史。否认肝炎、结核等传染病史，否认输血史，磺胺类药物过敏史，否认重大外伤手术史。

个人史： 生于原籍，生活居住环境良好。工作环境良好。否认毒物，传染病接触。有吸烟史 30 年，1 包/1 日。

婚育史：26结婚，育一子，配偶及儿子均体健。
家族史：否认家族遗传病史。

体格检查

T:36.5 ℃　P:78次/分　R:20次/分　Bp:106/57 mmHg

发育正常，营养良好，体形中等，精神好，面容正常，查体合作，对答切题。全身皮肤黏膜无黄染，浅表淋巴结未触及肿大。头颅大小正常。双侧瞳孔等大等圆，对光反射存在。耳鼻无异常分泌物。颈软，无抵抗，甲状腺无肿大。口唇无紫绀，咽部不红，无扁桃体肿大。胸廓对称，双肺呼吸音清晰，未闻及干湿啰音。心率78次/分，心律齐，各瓣膜听诊区未闻及病理性杂音。腹软无压痛，无反跳痛，肝脾肋下未触及，双肾区无叩击痛。生理反射正常，病理反射未引出。舌质红，苔黄腻，脉濡滑。

专科情况：膀胱截石位，肛缘3、5-7、9、11点可见静脉曲张性外痔突出。指诊：肛门括约肌功能无异常。齿线上3、7、11点分别可及柔软光滑包块。做用力排便动作后，内痔黏膜脱出，呈纤维化。指套无染血。镜检：齿线上黏膜色红，3、7、11点齿线上下可见黏膜皮肤隆起，连成一体。

辅助检查：血常规：WBC 6.51×10^9/L，HGB 128 g/L，PLT 134×10^9/L，LY％ 16.5％，NE％ 74.5％(2010-08-15，本院)。

初步诊断：
　　中医诊断：痔
　　　　　　　湿热下注
　　西医诊断：环状混合痔

医师签名：洪××

首次病程记录

2010年08月17日10时

患者崔××，男性，50岁，因"肛门有物脱出十余年，伴便血2月余"由门诊于2010年08月17日09时以"混合痔"收入院。

病例特点

患者十余年前无明显诱因大便时肛门有物脱出，可自行还纳，渐进性加重，大便干及进食辛辣后明显。2月前出现便后脱出肿物，不能自行还纳，伴大便带血，色鲜红，呈喷射状。目前症状：肛门有物脱出，不能还纳，便时伴有鲜血，量多，呈喷射状，无肛门疼痛。

生命体征本稳，心肺及腹部检查未见异常。专科检查：肛缘3、5-7、9、11点可见静脉曲张性外痔突出。指诊：肛门括约肌功能无异常。齿线上3、7、11点分别可及柔软光滑包块。做用力排便动作后，内痔黏膜脱出，呈纤维化。指套无染血。镜检：齿线上黏膜色红，3、7、11点齿线上下可见黏膜皮肤隆起，连成一体。舌质红，苔黄腻，脉濡滑。

辨病辨证依据：

肛门有物脱出 10 余年，伴便血 2 月余。便时肛门有物脱出，不能还纳，便时伴有鲜血，量多，呈喷射状，无肛门疼痛。舌质红，苔黄腻，脉弦滑。四诊合参，属中医"痔"范畴，证属湿热下注。病位在肛肠，病性属实。

西医诊断依据

1. 患者中年男性，肛门有物脱出十余年，伴便血 2 月余。
2. 肛门有物脱出，不能还纳，便时伴有鲜血，量多，呈喷射状，无肛门疼痛。
3. 专科检查：肛缘 3、5-7、9、11 点可见静脉曲张性外痔突出。指诊：肛门括约肌功能无异常。齿线上 3、7、11 点分别可及柔软光滑包块。做用力排便动作后，内痔黏膜脱出，呈纤维化。指套无染血。镜检：齿线上黏膜色红，3、7、11 点齿线上下可见黏膜皮肤隆起，连成一体。
4. 辅助检查血常规正常。

初步诊断：

  中医诊断：痔

      湿热下注

  西医诊断：环状混合痔

诊疗计划：

1. 完善术前常规检查，择期行外剥内扎术。
2. 术后祛毒汤熏洗，清热除湿，消肿止痛。
3. 生肌玉红膏换药，促进伤口愈合。
4. 适寒温，调情志，节饮食，保持大便通畅。

                 医师签名：洪××

4.14 皮肤专业

【专业特点】

皮肤科病历书写要点应重点围绕皮肤损害发生前的可能原因，自觉症状，皮损情况（分布情况、色泽、形态、感觉）等，要注意记录过去史、个人史、家族史中有无与本病密切相关的内容。专科检查中的皮损部分（可以用图示表达）着重记录皮肤损害：局限性或泛发性，单侧或双侧，伸面或屈面，皮疹散在或群集，黏膜、指（趾）甲、毛发受累情况，是否沿神经或血管、淋巴管走向分布等。原发皮损（斑疹、丘疹、水疱、脓疱、风团、结节）、继发皮损（鳞色、糜烂、痂皮、溃疡、瘢痕、萎缩、皲裂、苔藓化）的色泽、形态及分布情况。

【应用举例】

入院记录

姓名：黄××   **职业**：干部
性别：男   **入院时间**：2010 年 09 月 20 日 09 时

年龄：53 岁
民族：汉族
婚姻状况：已婚
出生地：河北省唐山市
记录时间：2010 年 09 月 20 日 09 时
发病节气：白露
病史陈述者：患者本人

主诉：全身鳞屑性红斑反复发作 23 年，加重 1 个月。

现病史：患者 23 年前发热后出现全身鳞屑性红斑、丘疹，伴瘙痒，就诊于"邯郸××医院"，诊断为"银屑病"，予口服及外用药治疗（具体不详），经治疗后病情缓解。随后病情反复发作，每年冬季加重，发病时常伴有咽痛，加重时就近治疗。1 个月前因发热后鳞屑性红斑再次加重，泛发头皮、躯干及四肢，于我院门诊就诊，予口服中药治疗 1 周，症状无明显好转，为求进一步治疗收入我科病房。入院症见：全身散在鳞屑性红色斑块，双下肢及后背较重，表面覆盖大量白色鳞屑，少量脱落，瘙痒，伴咽痛。无关节疼痛，无发热，纳眠可，大便干，小便可。

既往史：2 年前因骑摩托车受伤，左小腿静脉破裂，行胫静脉部分切除术。否认高血压病、冠心病及糖尿病史，否认肝炎、结核病史，否认输血史，否认药物及食物过敏史。

个人史：患者出生河北，未到过自然疫源地及地方病流行区。居住环境和条件良好。否认粉尘、毒物、放射性物质、传染病接触史。吸烟 30 余年，每天约 1 包；饮酒 10 余年，每天约 4 两。

婚育史：25 岁结婚，育有 1 子，配偶及孩子体健。

家族史：否认家族遗传病史。

体格检查

T：36.4 ℃，P：78 次/分，R：20 次/分，Bp：135/80 mmHg

发育正常，营养一般，体形中等，精神可，面容正常，查体合作，对答切题。全身皮肤无黄染，浅表淋巴结未触及肿大。头颅大小正常。双侧瞳孔等大等圆，对光反射存在。耳鼻无异常分泌物。颈软，无抵抗，甲状腺无肿大。口唇无紫绀，咽红充血，双扁桃体Ⅰ度肿大。胸廓对称，双肺呼吸音清，未闻及干湿啰音。心率 78 次/分，心律齐，各瓣膜听诊区未闻及病理性杂音。腹软无压痛，无反跳痛，肝脾肋下未触及，双肾区无叩击痛。左下肢膝关节下方有一长约 8 cm 的瘢痕，表皮凹陷不平，呈黯红色。前后二阴未查，排泄物未见。生理反射正常，病理反射未引出。舌质红，苔少，脉弦。

皮科情况：头皮、躯干及四肢泛发大片红色斑块，融合成片呈地图状，且有轻度浸润肥厚，双下肢及后背较重，表面覆盖大量鳞屑，少量脱落。Auspitz（＋），指趾甲变黄增厚，并呈顶指样改变。

辅助检查：血常规　WBC 5.1×10^9/L，RBC 5.320×10^{12}/L，N％ 78.3％，HGB 122 g/L，PLT 155×10^9/L（2010-09-15，本院）。

初步诊断：

中医诊断：白疕

瘀热互结

西医诊断:1. 寻常型银屑病
2. 胫静脉部分切除术后

医师签名:孙××

首次病程记录

2010年09月20日09时

患者黄××,男性,53岁,职业:干部,因"全身鳞屑性红斑反复发作23年,加重1个月"由门诊于2010年09月20日09时以"寻常型银屑病"收入院。

病例特点:

1. 患者23年前发热后出现全身鳞屑性红斑、丘疹,伴瘙痒,就诊于"邯郸××医院",诊断为"银屑病",予口服及外用药治疗(具体不详),经治疗后病情缓解。随后病情反复发作,每年冬季加重,发病时常伴有咽痛,加重时就近治疗。1个月前因发热后鳞屑性红斑再次加重,泛发头皮、躯干及四肢,于我院门诊就诊,予口服中药治疗一周,症状无明显好转,为求进一步治疗收入我科病房。入院症见:全身散在鳞屑性红色斑块,双下肢及后背较重,表面覆盖大量白色鳞屑,少量脱落,瘙痒剧烈,伴咽痛。无关节疼痛,无发热,纳眠可,大便干,小便可。2年前因骑摩托车受伤,左小腿静脉破裂,行胫静脉部分切除术。否认高血压病、冠心病及糖尿病史;否认药物及食物过敏史。吸烟30余年,每天约1包;饮酒10余年,每天约4两。生命体征平稳,咽红充血,双扁桃体Ⅰ度肿大;心肺查体无异常。舌质红,苔少,脉弦。

2. 皮科情况:头皮、躯干及四肢泛发大片红色斑块,融合成片呈地图状,且有轻度浸润肥厚,双下肢及后背较重,表面覆盖大量鳞屑,少量脱落。Auspitz(+),指趾甲变黄增厚,并呈顶指样改变。

3. 辅助检查:血常规 WBC $5.1×10^9$/L、RBC $5.320×10^{12}$/L、N‰ 78.3%、HGB 122 g/L、PLT $155×10^9$/L(2010-09-15本院)。

拟诊讨论:

辨病辨证依据:患者中年男性,素体血分偏热,加之后天摄生不周,外感邪热之毒,内不得疏,外不得泄,蕴于血分,平日嗜酒吸烟,热毒久积,郁于皮肤腠理而发为皮肤红斑鳞屑性损害;病久脉络瘀阻,迁延不愈,邪热渐耗阴液,加之平素嗜酒,脾胃受损,津液运化不周炼液化痰,痰瘀阻于肌肤,故见皮损浸润肥厚;血瘀与血热相结,故皮损脱屑;病情经久不消。舌质红,苔少,脉弦,咽痛,大便干俱为内热之证。综观舌脉症,患者病位在血分及肌肤,辨病为白疕,病性属实,辨证为瘀热互结证,预后一般。

西医诊断依据:

1. 中年男性,慢性病程,全身鳞屑性红斑反复发作23年,加重1个月;吸烟30余年,每天约1包;饮酒10余年,每天约4两。

2. 刻下症:全身散在鳞屑性红色斑块,双下肢及后背较重,表面覆盖大量白色鳞屑,少量脱落,瘙痒,伴咽痛,大便干。无关节疼痛,无发热。

3. 专科情况:头皮、躯干及四肢泛发大片红色斑块,融合成片呈地图状,且有轻度浸润肥厚,双下肢及后背较重,表面覆盖大量鳞屑,少量脱落。Auspitz(+),指趾甲变黄增厚,并呈顶指样改变。

4. 辅助检查:血常规 WBC $5.1×10^9$/L,RBC $5.320×10^{12}$/L,N‰ 78.3%,HGB 122 g/L,PLT $155×10^9$/L(2010-09-15,本院)。

初步诊断:
    中医诊断:白疕
          瘀热互结
    西医诊断:1. 寻常型银屑病
             2. 胫静脉部分切除术后

诊疗计划:

1. 中药汤药清热化瘀为法,具体方药如下:

土茯苓 30 g	草河车 30 g	马齿苋 15 g	北豆根 6 g
白鲜皮 30 g	黄芩 9 g	栀子 6 g	瓜蒌 30 g
大青叶 15 g	半枝莲 12 g	蛇莓 15 g	白英 15 g
甘草 9 g	丹参 15 g		

6 剂水煎服

2. 外洗药以清热止痒为法,采取药浴,隔日 1 次。具体方药如下:

地肤子 30 g	苦参 60 g	透骨草 60 g	艾叶 30 g

6 剂外用

3. 0.9% NS 250 ml+清开灵注射液 40 ml ivgtt qd 以清热。

4. 湿毒软膏 20 g 外用清热解毒。

5. 个人调护及预防:忌食辛辣香燥,羊肉、鱼、虾等荤腥动风之物;避免饮酒、并应戒烟;避免过劳、受凉及精神刺激;预防感冒或扁桃体炎;大便干多吃蔬菜水果。

医师签名:孙××

4.15 妇科专业

【专业特点】

中医妇科病历书写重点应围绕女性独有的经、带、胎、产及其生殖系统的解剖、病生理来进行。对妇科常见症状要仔细描述,如:①阴道出血 要记录出血有无诱因,出血量、颜色及治疗用药情况。②白带异常 要记录白带的颜色、量、性质、气味,及有无外阴瘙痒、疼痛等。③月经先期、后期、闭经 要记录有无精神、环境、用药的诱因,及有无其他系统疾病的影响。④腹部肿块 要记录肿块发现的时间、肿块的具体部位、大小生长情况等。

妇科检查方面要记录以下内容:

外阴:婚型;产型;有无畸形;有无肿块、皮疹、皮损等

阴毛分布:正常;异常

阴道:黏膜情况

分泌物:是否异常,其量、色、气味、性状、有无赘生物
化验:
其他:
宫颈:有无糜烂(轻;中;重)、有无触血及赘生物
其他:
宫体:位置(前、中、后)、大小、活动度、质地、活动度、压痛
附件:增厚:
　　　包块:
　　　压痛:
其他:

【应用举例】

入院记录

姓名:石××　　　　　　　　　　**职业**:工人
性别:女　　　　　　　　　　　　**入院时间**:2010 年 09 月 13 日 09 时
年龄:28 岁　　　　　　　　　　 **记录时间**:2010 年 09 月 13 日 10 时
民族:汉族　　　　　　　　　　　**发病节气**:白露
婚姻状况:已婚　　　　　　　　　**病史陈述者**:患者本人
出生地:北京市东城区

主诉:停经 66 天,恶心呕吐 3 周,加重 10 天。

现病史:患者既往月经规律,末次月经 2010 年 7 月 9 日,现停经 66 天。8 月 23 日自测尿 HCG(+),3 周前始出现恶心呕吐,症状时轻时重,晨起及进食后症状明显。10 天前出现恶心呕吐加重,10 次/日,黄水样物,食入即吐。于 2010 年 9 月 2 日在××医院就诊,检查"肝功能"无异常,"尿酮体(+++)",予补液治疗 1 次后症状稍有缓解,具体用药不详。今日门诊以"妊娠剧吐"收入院。刻下症:患者恶心泛泛,呕吐频作,甚则食入即吐,或恶闻食气,不食也吐,每天呕吐 10 余次,呕吐物为食物或黄水样物,伴胃脘部烧灼疼痛,口苦,时有小腹隐痛,无下坠感,无发热,无阴道出血,进食少,乏力,眠可,小便黄,大便 4 日未行,尚无便意。

既往史:既往体健,否认高血压、冠心病、糖尿病等内科慢性病史。否认肝炎、结核等传染性疾病史。否认外伤、手术及输血史。否认地方病及职业病史。否认食物及药物过敏史。

个人史:患者出生并长期居住北京,否认到过自然疫源地及地方病流行区。居住环境和条件良好。否认粉尘、毒物、放射性物质、传染病接触史。否认烟酒等不良嗜好史。

婚育史:27 岁结婚,孕 1 产 0。

月经史:12 岁 $\frac{5}{28}$ 2010-07-09,经量中等,色红,无血块,痛经(-)。

家族史:否认家族遗传性疾病史

体格检查

T:36.5 ℃　P:78 次/分　R:20 次/分　Bp:110/70 mmHg

发育正常,营养良好,体形中等,精神欠佳,查体合作,对答切题,语声低弱。全身皮肤黏膜无黄染,浅表淋巴结未触及肿大。头颅大小正常。双侧巩膜无黄染,双侧瞳孔等大等圆,对光反射灵敏。耳鼻无异常分泌物。口唇无紫绀,咽部不红,无扁桃体肿大。颈软,无抵抗,甲状腺无肿大。胸廓对称,双肺呼吸音清晰,未闻及干湿啰音。心率78次/分,心律齐,各瓣膜听诊区未闻及病理性杂音。腹软,无压痛,无反跳痛,肝脾肋下未触及,双肾区无叩击痛。前后二阴未查,排泄物未见。生理反射正常,病理反射未引出。舌质黯,苔薄白,脉弦滑。

妇科检查:

外阴:已婚未产型;阴毛分布正常

阴道:畅,黏膜红润,分泌物未见异常

宫颈:光滑,着色,无触血及赘生物

宫体:前位,8周大小,质地偏软,活动可,无压痛

附件:无增厚,无压痛

其他:阴道分泌物镜检清洁度Ⅰ度,BV检查阴性。

辅助检查:8月23日自测尿HCG(+);9月2日××医院尿常规显示尿酮体(+++);肝功能无异常;9月12日本院B超提示宫内早孕。

初步诊断:

　　中医诊断:妊娠恶阻

　　　　　　肝胃不和,冲气上逆

　　西医诊断:妊娠剧吐

医师签名:吴××

首次病程记录

2010年09月13日10时

患者石××,女性,28岁,因"停经66天,恶心呕吐3周,加重10天"由门诊于2010年9月13日09时以"妊娠剧吐"收入院。

病例特点:

患者为已婚女性,既往月经规律,现停经66天,恶心呕吐3周,加重10天。入院时症见患者恶心泛泛,呕吐频作,甚则食入即吐,或恶闻食气,不食也吐,每天呕吐10余次,呕吐物为食物或黄水样物,伴胃脘部烧灼疼痛,口苦,时有小腹隐痛,无下坠感,无发热,无阴道出血,进食少,乏力,眠可,小便黄,大便4日未行。生命体征平稳,精神欠佳,语声低弱,体格检查未见异常。舌质黯,苔薄白,脉弦滑。妇科检查宫颈着色,宫体增大如孕8周大小,质地偏软,符合停经月份大小。自测尿HCG阳性,外院辅助检查提示肝功能无异常,尿酮体(+++),本院B

超提示宫内早孕。

拟诊讨论(诊断依据及鉴别诊断)

辨病辨证依据：

患者育龄女性，月经规律，以"停经66天,恶心呕吐3周,加重10天"收入院。患者孕后经血不泻，血聚养胎，冲气偏盛，胃失和降，胃气随冲气上逆，则见恶心泛泛，呕吐频作，甚则食入即吐，或恶闻食气，不食也吐，辨病属妊娠恶阻。呕吐物为食物或黄水样物，伴胃脘部烧灼疼痛，口苦，时有小腹隐痛，乏力，小便黄，大便4日未行，舌质黯，苔薄白，脉弦滑，辨证属肝胃不和，冲气上逆。

西医诊断依据：

1. 女性患者，28岁，月经规律，停经66天，恶心呕吐3周，加重10天。

2. 患者恶心呕吐，甚则食入即吐，每天呕吐10余次，呕吐物为食物或黄水样物，伴胃脘部烧灼疼痛，口苦。

3. 妇科检查：宫颈着色，宫体增大如孕8周大小，质地偏软，符合停经月份大小。

4. 辅助检查：尿HCG(＋)，尿常规示尿酮体(＋＋＋)，肝功能无异常。

初步诊断：

  中医诊断：妊娠恶阻

      肝胃不和，冲气上逆

  西医诊断：妊娠剧吐

诊疗计划：

1. 补液、纠正酸中毒、平衡电解质：5%葡萄糖注射液1000 ml，5%葡萄糖氯化钠注射液1000 ml，氯化钾注射液3 g，维生素C 2 g，维生素B_6 100 mg，分组静脉滴注。

2. 抑肝和胃，降逆止呕中药日1剂，方用苏叶黄连汤加味

苏叶 15 g	苏梗 15 g	黄连 5 g	半夏 5 g
陈皮 10 g	竹茹 10 g	乌梅 15 g	石斛 15 g
沙参 15 g			

水煎服，少量多次频服。药液温热随患者喜恶，喜热者温服之，喜饮冷者凉服。

3. 对症治疗，必要时使用小剂量苯巴比妥镇静。

4. 调护：鼓励患者进食，少吃多餐，吐后再食，以扶助正气，饮食宜清淡易消化且富有营养的食物，分次进食，避免高脂肪食品，避开烹任时的气味。平时多食水果，如梨、香蕉、西瓜、甘蔗等保持大便通畅。

医师签名：吴××

4.16 儿科专业

【专业特点】

中医儿科病历书写要点应重点围应绕儿童传染病史、个人史(母亲妊娠史、母亲分娩史、小儿出生后情况、喂养史、发育史、预防接种史)等，及2岁以内小儿囟门、指纹情况等情况。记录

时注意以下几方面内容：①一般内容　年龄应确切，婴儿要写到月份数，要写明体重、身长、体温、呼吸、脉搏，2岁以下婴儿要记录头围、胸围。②皮肤及皮下组织　记录有无苍白、黄染、紫绀，有无皮疹、瘀点及其形态、分布、数量等，皮下脂肪的厚度和弹性。③头面部：有无特殊面容，囟门大小情况及前囟有无膨隆或凹陷，瞳孔大小、形状及对光反应，外耳道有无流脓，腮腺是否肿大，牙齿数目及有无龋齿，咽部有无充血及疱疹，扁桃体的大小、充血、渗出情况。④胸腹部：有无佝偻病的畸形表现，有无"三凹征"，新生儿脐部有无出血、炎症、渗出、脐疝。⑤肛门生殖器：新生儿有无先天性锁肛、尿道下裂、假两性畸形，男孩有无隐睾、鞘膜积液、包皮过紧等。⑥神经系统：注意记录小儿神志、精神状态、面部表情、眼神有无呆滞、语言能力、对外反射及行为动作等，有无脑膜刺激征及神经反射情况。

【应用举例】

入院记录

姓名：张××　　　　　　　　　　　**职业**：无
性别：男　　　　　　　　　　　　**入院时间**：2010年06月27日15时
年龄：4岁　　　　　　　　　　　**记录时间**：2010年06月27日18时
民族：汉族　　　　　　　　　　　**发病节气**：夏至
婚姻状况：未婚　　　　　　　　　**病史陈述者**：患儿家属
出生地：北京市朝阳区

主诉：咳嗽、咳痰5天，加重伴发热2天。

现病史：患儿于2010年6月23日因受凉后出现咳嗽，痰少难咯，伴鼻塞，流涕，在×医院诊断为"上感"，予"感冒清热颗粒"、"鱼腥草口服液"等药物治疗4天，患儿鼻塞、流涕缓解，仍咳嗽、吐痰。昨日又复受凉后出现发热，咳嗽加重，痰多难咳，色白，无喘促及抽搐，无咯血，今日由门诊收入院。刻下症见：咳嗽，痰多难咯，色白稍黄，伴发热、纳呆，少许流涕，夜寐安，二便调。

既往史：无麻疹、水痘、痄腮等病史，无肝炎、结核等传染病史，无外伤、手术、输血等病史。否认食物药物过敏史。

个人史：出生于北京市朝阳区，家庭环境良好，6个月会坐，8个月会爬，周岁会走，按计划免疫接种疫苗。

家族史：父母体健，否认家族遗传病史。

体格检查

T：38.2℃　P：104次/分　R：23次/分　WT：18.5 kg

神志一般，精神正常，发育良好，营养一般，体形偏胖，自动体位，查体合作，对答切题。全身皮肤及巩膜无黄染及出血点，浅表淋巴结未触及肿大。头颅大小形态无畸形，球结膜无水肿，巩膜无黄染，口唇无明显紫绀，咽红，无扁桃体肿大。颈部对称，无颈静脉怒张，颈软，无抵抗,气管居中,甲状腺未触及肿大。胸廓对称,双肺呼吸音粗,未闻及干湿啰音。心前区无隆起,未触及震颤,叩诊心界不大,心率104次/分,心律齐,各瓣膜听诊区未闻及杂音。腹平软,无压痛、反跳痛,肝脾肋下未触及,肝肾区无叩击痛,肠鸣音正常。脊柱、四肢无畸形,双下肢不肿。前后二阴未查,排泄物未见。神经系统检查:生理反射存在,病理反射未引出。舌边尖红,苔薄黄,脉滑数。

辅助检查:2010年6月27日本院胸片示:支气管炎。血常规:WBC 13.4×10^9/L,N‰66.2%。

初步诊断:

中医诊断:咳嗽

肺脾气虚,痰浊蕴肺

西医诊断:急性支气管炎

医师签名:魏××

首次病程记录

2010年06月27日17时

患儿张××,男性,4岁,因"咳嗽、吐痰5天,加重伴发热2天"由门诊于2010年06月27日15时以"急性支气管炎"收入院。

病例特点

1. 患儿于2010年6月23日因受凉后出现咳嗽,痰少难咳,伴鼻塞、流涕,外院诊为"上感",予中成药治疗4天,患儿鼻塞、流涕缓解,仍咳嗽、吐痰。昨日又复受凉后症状加重。入院症见咳嗽,痰多难咯,色白稍黄,伴发热,纳呆,少许流涕,夜寐安,二便调。按计划免疫接种疫苗。

2. 体征:T 38.2 ℃,P 104次/分,R 23次/分,WT 18.5 kg,体形偏胖,口唇无明显紫绀,咽红,无扁桃体肿大。胸廓对称,双肺呼吸音粗,未闻及干湿啰音。余未见异常。舌边尖红,苔薄黄,脉滑数。

3. 辅助检查:胸片示 支气管炎;血常规 WBC 13.4×10^9/L,N‰66.2%。

拟诊讨论(诊断依据及鉴别诊断)

辨病辨证依据:

患儿4岁,形体偏胖,因受凉后出现咳嗽、咳痰,痰多难咯,色白稍黄,伴发热,纳呆,少许流涕,属中医"咳嗽"范畴。患者年幼,卫表不固,感受外邪后肺失宣降,肺气上逆,子病及母,脾失健运,故而出现肺脾两虚,痰浊内蕴。舌边尖红苔黄腻,脉滑数亦为痰浊蕴肺之象。四诊合参,病属"咳嗽"范畴,证属"肺脾气虚,痰浊蕴肺"。

西医诊断依据:

1. 受凉后咳嗽、咳痰5天,加重伴发热2天。

2. 咳嗽,痰多难咯,色白稍黄,伴发热,纳呆,少许流涕,夜寐安,二便调。

3. T:38.2 ℃,P:104次/分,R:23次/分,WT:18.5 kg,体形偏胖,口唇无明显紫绀,咽

红,无扁桃体肿大。胸廓对称,双肺呼吸音粗,未闻及干湿啰音。

4. 胸片示:支气管炎。血常规:WBC $13.4×10^9/L$,N％66.2％。

初步诊断:

  中医诊断:咳嗽

      肺脾气虚,痰浊蕴肺

  西医诊断:急性支气管炎

诊疗计划:

1. 中药以补肺健脾,化痰降浊为法,具体方药如下:

桑叶6 g	杏仁3 g	菊花6 g	桔梗5 g
甘草6 g	薄荷3 g	茯苓6 g	白术6 g
鱼腥草6 g			

水煎服

2. 5％GS 250 ml+痰热清注射液 20 ml ivgtt qd,复方鲜竹沥液 40 ml po tid 清热化痰。
3. 盐酸莫西沙星氯化钠注射液 250 ml ivgtt qd 抗感染。
4. 复查血常规及胸片。
5. 清淡饮食,不吃刺激的食物。保持室内空气流通。避免烟雾、粉尘和刺激性气体的刺激。

医师签名: 魏××

4.17 老年病专业

【专业特点】

由于老年病的生理、病理及身体的因素,老年患者常常是一身兼患多病,或长期的慢性疾病又并发急性变化,这样造成病情复杂而又不典型,临床上涉及面较广。所以在书写老年病的病历时要注意记录以下老年疾病的临床表现特点:

1. 症状特点

症状隐匿和不典型性:由于老年人反应性、敏感性下降,患病后常常出现症状和病情不一致,如严重感染时可能只表现为低热或不发热;心肌梗塞时无心前区疼痛的症状。所以对老年人出现淡漠、嗜睡、疼痛、眩晕、跌跤、排尿困难等情况时要引起重视。

多病性:老年病科患者常常是两种以上疾病同时存在,在症状和体征方面相互影响,导致临床表现变得复杂和不典型。

发病快、多变性:老年人脏器功能低下,代谢能力下降,患病后使原来勉强处于平衡状态的某些脏器功能迅速出现衰弱,或者轻微原因即可导致病情加重。

容易发生意识障碍:由于老年人脑动脉血管硬化、血压改变等因素,多种疾病均出现意识障碍。

容易发生并发症:老年人脏器功能低下,代偿适应机能较差,患病后出现并发症和后遗症。

2. 辅助检查:平衡仪、骨密度、身体成分分析、智力测试、经颅超声、动态血压监测等检查。

【应用举例】

入院记录

姓名：由××　　　　　　**职业**：无
性别：女　　　　　　　**入院时间**：2010年09月02日14时
年龄：80岁　　　　　　**记录时间**：2010年09月02日15时
民族：汉族　　　　　　**发病节气**：处暑
婚姻状况：已婚　　　　**病史陈述者**：患者本人及家属
出生地：北京市宣武区
主诉：咳嗽咯痰1周余，伴发热3天。
现病史：1周余前，患者夜间吹空调后出现咳嗽、咯痰，自觉腰痛，活动受限，未系统治疗，3天前患者无明显诱因突然出现双下肢无力后摔倒，咳嗽咯痰，痰中带血丝，遂就诊于××医院急诊。查：T:39.8℃，血常规示：L% 42.8%，N% 49.8%，CRP 59 mg/L；cTNT：（—）。动态血气分析：PCO_2 30.4 mmHg，PO_2 67.10 mmHg。生化：GLU 7.69 mmol/L，TP 85.5 g/L，GLO 47.9 g/L，A/G 0.8，ALT 69 U/L，AST 108 U/L，LDH 216U/L。胸片：双下肺少许炎症不除外，左膈角变钝，少量积液？腹平片：腹部部分肠管积气扩张，右腹部可见不典型气液平面。头颅CT：多发腔隙性脑梗，脑白质变性。予头孢唑肟钠、氨溴索等治疗，症状未见明显好转，现患者为求进一步治疗，收入我科。刻下症见：咳嗽咯痰，色黄而黏，发热，头晕，偶有头痛，偶有胸闷胸痛，纳眠差，尿急尿频，夜尿4～5次，大便尚可。
既往史：冠心病史30余年，现口服单硝酸异山梨酯片、冠心苏合丸、硝酸甘油、速效救心丸治疗，症状控制尚可。高血压病史3年，最高达150/80 mmHg，未系统服药治疗。否认糖尿病病史。否认肝炎、结合等传染病史。否认手术、外伤及输血史；否认药物食物过敏史。
个人史：患者出生并长期居住于北京，未到过自然疫源地及地方病流行区。居住环境和条件良好。否认粉尘、毒物、放射性物质、传染病接触史等。
婚育史：20岁结婚，育有2子1女，长子及配偶患有高血压。

$$16\frac{4-9}{28-30}52$$

家族史：否认家族遗传病史。

体格检查

T:37.4℃　　P:79次/分　　R:19次/分　　BP:120/60 mmHg

发育正常，营养良好，体形中等，精神好，面容正常，查体合作，对答切题。全身皮肤巩膜无黄染，浅表淋巴结未触及肿大。头颅大小正常。双侧瞳孔等大等圆，对光反射存在。耳鼻无异常分泌物。颈软，无抵抗，甲状腺无肿大。口唇轻度紫绀，咽部略红，无扁桃体肿大。胸廓对称，双肺呼吸音低，双肺底可闻及细湿啰音。心率79次/分，心律齐，各瓣膜听诊区未闻及病理性杂音。腹软无压痛,无反跳痛,肝脾肋下未触及,双肾区无叩击痛。前后二阴未查,排泄物未见。生理反射正常,病理反射未引出。舌红苔黄腻,脉细滑数。

辅助检查:血常规示　淋巴细胞比率% 42.8%,中性粒细胞比率 49.8%,CRP 59 mg/L;cTNT(－)(2010-09-01,×医院)。

动态血气分析:PCO_2 30.4 mmHg,PO_2 67.10 mmHg。生化:GLU 7.69 mmol/L,TP 85.5 g/L,GLO 47.9 g/L,A/G 0.8,ALT 69 U/L,AST 108 U/L,LDH 216U/L(2010-08-31,×医院)。

胸片:双下肺少许炎症不除外,左膈角变钝,少量积液? 腹平片　腹部部分肠管积气扩张,右腹部可见不典型气液平面。头颅 CT　多发腔隙性脑梗,脑白质变性(2010-08-31,×医院)。

初步诊断:

中医诊断:咳嗽

肺脾气虚,痰浊蕴肺

西医诊断:1. 肺部感染

Ⅰ型呼吸衰竭

2. 冠状动脉粥样硬化性心脏病

稳定劳力型心绞痛

心功能Ⅲ级

3. 高血压病1级(极高危)

4. 多发腔隙性脑梗

5. 肝功能异常

医师签名:钱××

4.18　针灸专业

【专业特点】

针灸科病历专科检查的重点应重视经络感传现象,神经系统、运动系统等的检查。四诊中应补充经络感传现象、体表压痛点、耳穴反应点等内容;要重视神经系统、运动系统检查;治法中要说明配穴方法、针灸手法、疗程间隔等。

【应用举例】

入院记录

姓名:程××	**职业**:工人
性别:男	**入院时间**:2010年07月19日11时
年龄:53岁	**记录时间**:2010年07月19日13时
民族:汉族	**发病节气**:小暑
婚姻状况:已婚	**病史陈述者**:患者本人及家属

出生地：辽宁省大连市

主诉：右侧肢体活动不利半个月。

现病史：患者于 2010 年 7 月 3 日上午 9 时无明显诱因出现右侧肢体无力，当时无头晕、头痛、恶心、呕吐等症状，由同事送往大连市×门诊部，测 BP 180/110 mmHg，予"硝苯地平缓释片"口服后血压平稳（具体不详），右侧肢体无力症状逐渐缓解。次日中午，患者再次出现上述症状，家人急送至"×医院"，查头 CT 示"脑梗塞"。收入院予"甘露醇"、"疏血通"及"APT"治疗，患者病情加重，出现右侧肢体活动不利，行走不能，转院至"大连市×医院"，查头颅 CT 提示"左侧基底节区、左放射冠多发腔隙性脑梗塞"，给予"巴曲酶"、"疏血通"、"银杏叶"、"厄贝沙坦氢氯噻嗪片"、"普伐他汀钠"等药物治疗，患者症状减轻，可搀扶行走，遂出院至北京寻求进一步治疗。入院时症见：右侧肢体活动不利，身常自汗出，纳眠可，二便调。

既往史：既往高血压病史 3 年，平素偶服脑立清，未监测血压变化，最高血压即本次发病后达 180/110 mmHg，有糖尿病史 3 年，曾服用格列吡嗪，未监测血糖变化，本次发病后二甲双胍片 250 mg po tid。20 年前曾行颌下腺瘤切除术，既往眠差，本次发病后失眠症状改善。否认冠心病史，否认肝炎、结核病史，有青霉素过敏史。

个人史：原籍大连，无外地长期居住史，居住条件好。否认冶游史。

婚育史：27 岁结婚，育 1 女，配偶及女儿均体健。

家族史：否认家族遗传病史。

体格检查

T：36.5 ℃　P：72 次/分　R：20 次/分　BP：150/90 mmHg

发育正常，营养良好，体形中等，面容正常，查体合作，对答切题。全身皮肤黏膜无黄染，浅表淋巴结未触及肿大。头颅大小正常。耳鼻无异常分泌物。口唇无紫绀，咽部不红，无扁桃体肿大。气管居中，双侧甲状腺无肿大。胸廓对称，双肺呼吸音清晰，未闻及干湿啰音。心界叩诊不大，心率 72 次/分，心律齐，各瓣膜听诊区未闻及病理性杂音。腹平软，全腹无压痛及反跳痛，肝脾肋下未触及。移动性浊音阴性。双肾区无叩痛，双下肢不肿。前后二阴未查，排泄物未见。

专科检查：神志清楚，精神正常，不完全运动性失语。反应力、理解力、记忆力、计算力、定向力正常。双侧瞳孔等大等圆，对光反射灵敏，双侧眼球运动灵活及边，粗测视野无缺损，未引出眼震。双侧额纹对称，右侧鼻唇沟变浅，口角向左侧偏斜，伸舌左偏。腭垂居中，双侧软腭抬举对称，双侧咽反射正常。颈软，无抵抗，凯尔尼格征及布鲁金斯基征（－）。右上肢近端肌力Ⅰ级，右上肢远端肌力 0 级，右下肢近端肌力Ⅱ级，右下肢远端肌力 0 级。右侧肢体肌张力正常。右侧肱二头肌反射、肱三头肌反射、桡骨膜反射及膝腱反射活跃。右侧痛、温、触觉正常。右侧关节位置觉、音叉振动觉正常。左侧肌力、肌张力、腱反射及深浅感觉均正常。右侧巴彬斯基征、奥本海姆征、查多克征及戈登征阳性，右侧霍夫曼征阴性，未引出阵挛。右侧指鼻试验、指指试验、轮替试验、跟-膝-胫试验及闭目难立征因肌力差配合欠佳。舌质黯红，苔白，脉弦滑。

辅助检查：头颅 CT 示　左侧基底节区、放射冠多发腔隙性脑梗塞（2010-07-05，大连市×

医院)。

初步诊断：

中医诊断：中风

中经络

痰浊阻络

西医诊断：1. 脑梗塞恢复期

2. 高血压病3级(极高危)

3. 2型糖尿病

医师签名：黄××

首次病程记录

2010年07月19日11时

患者程××,男性,53岁,因"右侧肢体活动不利半个月"由门诊于2010年7月19日11时以脑梗恢复期收入院。

病例特点

患者中年男性,半月前无明显诱因出现右侧肢体无力,逐渐加重,出现右侧肢体活动不利,行走不能,经当地医院住院治疗,诊断为"脑梗塞",予降颅压、降压、扩血管等药物治疗后,患者症状减轻,可搀扶行走。为进一步治疗收入院。入院时症见右侧肢体活动不利,身常自汗出,纳眠可,二便调。

既往高血压病史3年,有糖尿病史3年,现服用二甲双胍片250 mg tid。

T 36.5 ℃,P 72次/分,R 20次/分,BP 150/90 mmHg。舌质黯红,苔白,脉弦滑。

神志清楚,精神正常,语言流利,对答切题。反应力、理解力、记忆力、计算力、定向力正常。右上肢近端肌力Ⅳ级,右上肢远端肌力Ⅲ级,右下肢近端肌力Ⅳ级,右下肢远端肌力Ⅲ⁻级。左侧肢体肌力均Ⅴ级,双侧肢体肌张力正常。右侧肱二头肌反射、肱三头肌反射、桡骨膜反射及膝腱反射略活跃。双侧深浅感觉对称正常。右侧巴宾斯基征、奥本海姆征、查多克征及戈登征阳性,右侧霍夫曼征阴性,未引出阵挛。右侧指鼻试验、指指试验、轮替试验、跟-膝-胫试验及闭目难立征因肌力差配合欠佳。

头颅CT提示：左侧基底节区、放射冠多发腔隙性脑梗塞(2010-07-05,大连市×医院)。

拟诊讨论(诊断依据及鉴别诊断)

辨病辨证依据：

患者中年男性,急性起病,以右侧肢体活动不利为主症,无神志障碍,中医辨病属"中风 中经络"范畴。患者素体多痰湿,久有失眠,阴虚而痰盛,痰浊阻滞经络,发为本病。舌质黯红,苔白,脉弦滑,均为痰浊阻络之象,病位标在经络,本在肝脾、髓海。

西医诊断依据：

1. 定位诊断：患者右侧偏瘫、右侧腱反射活跃、右侧巴宾斯基征阳性,定位为左侧皮质脊髓束;结合头颅CT示：左侧基底节区、放射冠低密度灶,血管系统定位为颈内动脉系统。

2. 定性诊断:中年男性,53岁,既往高血压病史、糖尿病史,此次急性起病,主要表现为右侧偏瘫,影像学提示缺血性病灶,定性为血栓形成,高血压动脉硬化性。病程15天,故诊断为脑梗塞恢复期。

初步诊断:
  中医诊断:中风
      中经络
        痰浊阻络
  西医诊断:1. 脑梗塞恢复期
       2. 高血压病3级(极高危组)
       3. 2型糖尿病

诊疗计划:
1. 低盐低脂糖尿病饮食,测血压 qd。
2. 针灸诊疗以化痰熄风为法,选穴:
  中脘   丰隆   天枢   足三里
  气海   肝俞   脾俞
3. 汤药以化痰熄风为法,方药自拟如下:
  怀牛膝 15 g 生石决明 15 g 生龙牡^各 10 g 茵陈 6 g
  钩藤 10 g   石斛 10 g   陈皮 15 g   竹茹 10 g
  半夏 10 g   当归 10 g   生麦芽 6 g   枳实 10 g

  上方加水 500 ml,浸泡 20 分钟,水煎取汁 150 ml;次煎加水 400 ml,水煎取汁 150 ml。两煎混匀,分 2 次服用,日 1 剂。

4. 阿司匹灵肠溶片 100 mg po qd,0.9%NS250 ml+奥扎格雷钠 80 mg ivgtt qd,抑制血小板聚集。
5. 厄贝沙坦氢氯噻嗪 150 mg po qd,降压。
6. 银杏叶片 19.2 mg po tid,改善脑细胞代谢。
7. 二甲双胍片 250 mg po tid,降糖。
8. 请康复科会诊,协助康复训练。

医师签名:黄××

4.19 推拿专业

【专业特点】

  推拿科病历体格检查的重点应记录病变的主要临床表现、患处及其相近部位功能活动情况、有意义的特殊功能检查等。病变的主要临床表现:如疼痛的部位、性质、有无放射痛及伴随症状等。本科功能检查:如功能活动度,有无肿胀、肌紧张、压痛、结节或条索状物等,特殊功能检查的阳性体征及必要的阴性体征。实验室检查情况:对诊断有帮助的 X 线片、CT 及核磁共振等影像学的检查结果。

【应用举例】

入院记录

姓名:李××　　　　　　　　　　**职业**:农民
性别:女　　　　　　　　　　　**入院时间**:2010年06月27日15时
年龄:54岁　　　　　　　　　　**记录时间**:2010年06月27日17时
民族:汉族　　　　　　　　　　**发病节气**:夏至
婚姻状况:已婚　　　　　　　　**病史陈述者**:患者本人
出生地:河北省石家庄市
主诉:腰痛间作5年,加重7天。
现病史:患者于2005年因久坐致腰痛,就诊于当地医院,行X线检查:未见骨质异常。嘱卧床休息,未予系统治疗。在家中自予药酒及扶他林外涂按摩,症状缓解。今年6月20日患者因家务劳累,致腰痛加重,频繁发作,遂来我院门诊就诊,查CT示:腰椎间盘突出。为求进一步系统诊治,收入我科。入院症见:神清,精神尚可,腰痛,以腰中部酸痛为主,劳累后、坐位、行走时加重,平卧休息后减轻,无臀部、双下肢放射痛,纳可,眠一般,二便调。
既往史:患者有过敏性鼻炎史30年,无手术、外伤史,无高血压、糖尿病等慢性病史,无肝炎、结核等传染病史,否认食物药物过敏史。
个人史:出生于河北省清河县,久居当地,未曾去过牧区及疫区,居住、工作环境良好,无潮湿之弊,否认粉尘、放射线接触史。否认吸烟饮酒等不良嗜好。
婚育史:29岁结婚,孕1产1女,女儿及配偶均体健。

$$18\frac{5-7}{30}53$$

家族史:否认家族遗传病史。

体格检查

T:36.5℃　P:78次/分　R:20次/分　BP:120/78 mmHg

神志清楚,精神正常,发育良好,营养一般,体形偏胖,自动体位,查体合作,对答切题。全身皮肤及巩膜无黄染及出血点,浅表淋巴结未触及肿大。头颅大小形态无畸形,球结膜无水肿,巩膜无黄染,口唇无明显紫绀,咽红,无扁桃体肿大。颈部对称,无颈静脉怒张,颈软无抵抗,气管居中,甲状腺未触及肿大。胸廓对称,双肺呼吸音清,未闻及干湿啰音。心前区无隆起,未触及震颤,叩诊心界不大,心率78次/分,心律齐,各瓣膜听诊区未闻及杂音。腹平软,无压痛、反跳痛,肝脾肋下未触及,肝肾区无叩击痛,肠鸣音正常。脊柱、四肢无畸形,双下肢不肿。前后二阴未查,排泄物未见。神经系统检查:生理反射存在,病理反射未引出。舌淡黯,苔薄白,脉沉。

专科检查:腰曲直,轻度左侧凸,腰部活动轻度受限,L_5/S_1左棘旁、棘间压痛(+),左臀部环跳穴压痛,并可诱发左下肢麻木,左下肢直腿抬高45°(＋),加强试验(＋),右侧(＋)。双4字征(－),双梨状肌牵拉试验(－)。左侧膝跳反射较弱,左足底感觉减弱,末梢血液循环正常。双下肢肌力正常。

辅助检查:腰椎CT:腰椎间盘突出(2010-06-26我院门诊)

初步诊断：

　　中医诊断:腰椎间盘突出症
　　　　　　肝肾亏虚
　　西医诊断:腰椎间盘突出

医师签名:何××

4.20 眼科专业

【专业特点】

眼科病历书写时要注意记录视力是否减退,减退的时间、速度、能否矫正;视物有无变形、有无复视;有无色盲、色弱、夜盲;有无眼睑下垂;眼部有无分泌物;有无外伤、中毒等病史。

眼科检查表

眼科检查表

眼别\检查内容		右眼	左眼
视力	裸视		检查内容同右眼
	矫正		
肉轮	眼睑	无红肿、浮肿、皮下瘀血、气肿、瘢痕或硬结,睑缘无内外翻,无倒睫,睫毛根部无充血、脓痂鳞屑、溃疡,闭合正常,无上睑下垂	
	睑结膜	无充血、出血、乳头、滤泡、瘢痕、溃疡,睑板下沟无异物	
气轮	球结膜	无充血、出血、水肿、疱疹、异物,无色素沉着及增生组织	
	巩膜	瓷白色,无充血、黄染、压痛、结节	
血轮	泪器	泪小点大小、位置无异常,泪腺部无肿块、压痛,泪囊部无红肿、压痛,挤压无分泌物自泪点溢出,泪道冲洗通畅	
	眦部	无充血、糜烂及分泌物	
风轮	角膜	透明、表面光滑,无新生血管及混浊,知觉无异常,Fe(－)、KP(－)	
	前房	清亮、中等深浅,周边前房深度2/3C.T。闪光(－),浮游物(－)	
	虹膜	纹理清,无新生血管、色素脱落、萎缩、结节及前后粘连,无根部离断及缺损,无震颤	
水轮	瞳孔	形态大小正常,直接对光反应灵敏,调节及辐射反应存在	
	晶状体	无混浊、无脱位	

续表

眼别＼检查内容		右眼	左眼
水轮	玻璃体	无混浊、积血	检查内容同右眼
	眼底	视盘圆形,淡红色,界清,C/D=0.3,无出血、渗出、充血、水肿,网膜橘红,A/V=2：3,交叉征阴性。网膜无出血、渗出及新生血管,无网膜脱离、色素斑及肿瘤、黄斑区暗红色,中心凹反射存在,无水肿、出血、渗出,无色素紊乱及黄斑裂孔	
眼肌		各项运动不受限,辐凑正常	
眼球		无突出及内陷,无震颤、斜视	
眼眶		眶缘无缺损、压痛、肿块	
眼压		5.5/4=20.55 mmHg	

【应用举例】

入院记录

姓名:黄××   **职业:**学生
性别:女   **入院时间:**2010 年 07 月 05 日 12 时
年龄:18 岁   **记录时间:**2010 年 07 月 05 日 12 时
民族:汉族   **发病节气:**夏至
婚姻状况:未婚   **病史陈述者:**患者本人及家属
出生地:湖南省长沙市

主诉:发现双眼夜盲视野变窄10年,加重1月。

现病史:患者自10年前发现双眼夜盲视野变窄,无明显诱因。近1个月夜盲加重,不伴有眼痛、头痛及眼红。为求进一步治疗收入院。刻下症见:双眼夜盲,视野变窄,目前视力右眼1.0,左眼1.0,全身无特殊不适,食纳可,夜寐安,二便调。

既往史:否认其他眼病史,否认肝炎结核等传染病史,否认糖尿病、高血压病史,无手术、外伤及输血史。否认药物及食物过敏史。预防接种情况不详,无地方病及职业病。

个人史:生于原籍,未赴疫区。无粉尘、毒物、放射性物质、传染病等接触史。无烟酒等不良嗜好。

婚育史:未婚未育。月经规律,否认痛经史。
$$14\frac{3-4}{28-30}2010.06.20$$

家族史:父母非近亲结婚,否认家族遗传病史。

体格检查

T:36.2℃ P:76次/分 R:18次/分 Bp:110/70 mmHg

发育正常,营养良好,体形中等,精神可,面容正常,查体合作,对答切题。全身皮肤、巩膜无黄染,浅表淋巴结未触及肿大。头颅大小正常。双侧瞳孔等大等圆,对光反射存在。耳鼻无异常分泌物。颈软,无抵抗,甲状腺无肿大。口唇无紫绀,咽部不红,无扁桃体肿大。胸廓对称,双侧触觉语颤对称,双肺叩诊呈清音,双肺呼吸音清晰,未闻及干湿啰音。心尖搏动无抬举,无猫喘,心界不大,心率76次/分,心律齐,各瓣膜听诊区未闻及病理性杂音。腹部平坦,未见舟状腹,腹软无压痛,无反跳痛,肝脾肋下未触及,双肾区无叩击痛,肠鸣音无亢进。前后二阴未查,排泄物未见。生理反射正常,病理反射未引出。舌质淡,舌苔薄白,脉象细。

专科检查:

右眼:远视力1.0,眼压12 mmHg,光定位 $\genfrac{}{}{0pt}{}{+++}{+++}$ +++ $\genfrac{}{}{0pt}{}{+++}{+++}$,色觉 红(＋)绿(＋),眼睑无红肿、压痛及下垂,结膜无充血及出血,巩膜无黄染及压痛,角膜清,前房中等深浅,KP(－),闪辉(－),浮游物(－),虹膜纹理清,无NV,瞳孔圆,对光反射存在,晶体清,玻璃体未窥见混浊。眼底检查:乳头色正界清,网膜血管细,整个眼底呈污秽色,散在有色素沉着,黄斑部组织欠清,中心光反射可见。

左眼:远视力1.0,眼压12 mmHg,光定位 $\genfrac{}{}{0pt}{}{+++}{+++}$ +++ $\genfrac{}{}{0pt}{}{+++}{+++}$,色觉 红(＋)绿(＋),眼睑无红肿、压痛及下垂,结膜无充血及出血,巩膜无黄染及压痛,角膜清,前房中等深浅,KP(－),闪辉(－),浮游物(－),虹膜纹理清,无NV,瞳孔圆,对光反射存在,晶体清,玻璃体未窥见混浊。眼底检查:乳头色正界清,网膜血管细,整个眼底呈污秽色,散在有色素沉着,黄斑部组织欠清,中心光反射可见。

辅助检查: 目前尚无检查资料。

初步诊断:

中医诊断:高风内障

肝肾不足

西医诊断:1.双眼视网膜色素变性

2.双眼黄斑囊样水肿

医师签名:张××

首次病程记录

2010年07月05日08时

患者黄××,女性,18岁。职业:学生。主因"发现双眼夜盲10年,加重1月"由门诊于2010年07月05日08时以"双视网膜色素变性"收住入院。

病例特点

1. 青年女性,10年前起病,无明显诱因发现双眼夜盲,视野变窄,加重1月,目前视力右眼1.0,左眼1.0。不伴有眼痛、头痛及眼红。既往体健。否认药物过敏史。

2. 心肺及腹部未见异常。舌淡,苔薄白,脉细。

3. 眼科检查:

右眼:远视力:1.0,眼底检查:乳头色正界清,网膜血管细,整个眼底呈污秽色,散在有色素沉着,黄斑部组织欠清,中心光反射可见。

左眼:远视力:1.0,眼底检查情况同右眼。

拟诊讨论(诊断依据及鉴别诊断)

辨病辨证依据:

患者青年女性,素有肝肾不足,头目失于濡养,神光不得发越,故视物变窄。舌薄白,少苔,脉细,亦为肝肾不足之征。四诊合参,辨病为高风内障,辨证为肝肾不足,病位在目,病性属虚。

西医诊断依据:

1. 发现双眼夜盲10年,加重1个月。

2. 症状:双眼夜盲,视野变窄。

3. 眼科检查:眼底检查:双乳头色正界清,网膜血管细,整个眼底呈污秽色,散在有色素沉着,黄斑部组织欠清,中心光反射可见。

初步诊断:

  中医诊断:高风内障

      肝肾不足

  西医诊断:1. 双眼视网膜色素变性

      2. 双眼黄斑囊样水肿

诊疗计划:

1. 拟进行暗适应、电视野以及眼电生理检查。

2. 银杏叶注射液 15 ml+0.9%氯化钠注射液 250 ml ivgtt qd;复方樟柳碱注射液 2 ml 双侧太阳穴穴位注射 1 次/隔日;盐酸川芎嗪注射液 40 ml+注射用水 10 ml 双眼脉冲短波+中药离子导入扩血管,改善微循环。

4. 营养神经:注射用腺苷钴胺 1 mg+注射用水 2 ml im qd;复合维生素 B 片 2 片 po tid;肌苷片 200 mg po tid;尼麦角林胶囊 30 mg po qd。

5. 中药给予补益肝肾,治疗,具体如下:

生熟地^各 12 g	山萸肉 15 g	怀山药 15 g	当归 12 g
白术 12 g	赤白芍^各 10 g	茯苓 15 g	枸杞子 10 g
女贞子 15 g	泽泻 12 g	石菖蒲 10 g	

                水煎服 日1剂

                   医师签名:张××

4.21 耳鼻喉专业

【专业特点】

中医耳鼻喉科病历体格检查重点：①耳、鼻、喉三个部位中，主病部位即第一诊断的疾病，应重点记录描述，其他部位情况可简略记述。如主病部位是耳病，则耳部的检查应全面详尽，鼻、喉等部位可简要记录。②耳部的检查须包括耳廓、外耳道、鼓膜等；鼻部的检查须包括外鼻、鼻前庭、鼻甲、鼻道、鼻中隔等；鼻咽部的检查须包括鼻咽顶、后鼻孔、耳咽管开口、耳咽管隆突；口咽部的检查须包括软腭及腭垂、前弓、后弓、扁桃体、咽侧索、咽后壁等；喉咽部的检查须包括会厌谷、梨状窝等；喉部的检查须包括会厌、鞍裂、假声带、真声带等。③耳鼻喉科疾病尚需提供必备的物理特殊检查，如纤维鼻咽镜、纤维喉镜、电测听、声阻抗及影像学检查等。具体内容如下：

耳

耳廓：有无畸形，皮肤情况（包括乳突皮肤），牵动耳廓、按压耳屏是否疼痛，乳突有无压痛，耳部周围淋巴结肿大与否

外耳道：皮肤情况，分泌物情况（水样、黏液样、脓样或液体耳脂等），有无疖肿、肿物、异物阻塞

鼓膜：色泽、各种标志情况、振动度如何、有无穿孔（穿孔的大小和部位）

鼻

外鼻：有无畸形，表面皮肤情况，鼻窦区面部皮肤有无红肿压痛

鼻前庭：皮肤有无红肿、溃疡、裂缝、结痂，鼻毛情况

鼻甲：各鼻甲大小及黏膜表面的色泽、肿胀、肥厚、萎缩、湿润、干燥、结痂、溃疡、粘连，对血管收缩剂的反应情况

鼻道：各鼻道分泌物情况（包括分泌物的颜色、性状和量），有无新生物

鼻中隔：形状、表面黏膜情况，前下端易出血区有无出血点、结痂、糜烂、小血管曲张，鼻中隔有无穿孔

鼻咽

鼻咽顶：表面黏膜情况和有无肿物，咽扁桃体有无残余，儿童注意腺样体是否增生等。

后鼻孔：后鼻孔有无畸形，上、中、下鼻甲后端大小，观察上、中、下鼻道后段，后鼻孔有无息肉堵塞

耳咽管开口：黏膜情况，有无分泌物附着和新生物

耳咽管隆突：观察黏膜情况

口咽

软腭及腭垂：观察其形状，有无充血、水肿，观察软腭运动情况

前、后弓：有无充血、溃疡、赘生物

扁桃体：是否肿大、肥大、萎缩，其上有无溃疡、刺状角化物或新生物，扁桃体小窝外口之显隐及其表面有无渗出物，或污物附着，挤压扁桃体有无脓液溢出

咽侧索：有无红肿及肥厚

咽后壁：黏膜情况（有无充血、肥厚、干燥、萎缩、溃疡、瘢痕、肿块、隆起，有无黏液或脓液附着，有无淋巴滤泡增生

喉咽

会厌谷：有无异物、肿块、分泌物潴留

梨状窝：表面黏膜情况，有无异物及分泌物积存

喉

会厌：有无充血、水肿、肿胀、溃疡、肿物等

皱裂：表面黏膜情况和发音时的活动情况

假声带：黏膜有无肥厚、充血、分泌物、溃疡、新生物，以及有无超越等

真声带：有无充血、肥厚、分泌物附着小结、白斑、肿物、以及声带运动情况。杓状软腭间切迹有无溃疡或肉芽等

物理特殊检查：纤维鼻咽镜、纤维喉镜、前庭功能检查、电测听、声阻抗、X线片等

【应用举例】

入院记录

姓名：冯××　　　　　　　　　　**职业**：职员
性别：男　　　　　　　　　　　　**入院时间**：2010年07月29日11时
年龄：45岁　　　　　　　　　　　**记录时间**：2010年07月29日11时
民族：汉族　　　　　　　　　　　**发病节气**：夏至
婚姻状况：已婚　　　　　　　　　**病史陈述者**：患者本人
出生地：山西省太原市

主诉：左耳突发听力下降4天。

现病史：患者4天前因出差劳累后突然出现左耳听力下降伴闷堵感，轻度头晕及头痛，轻度恶心未吐，无视物旋转等症，昨日就诊于我科，诊为"左耳突聋"，予银杏叶提取物注射液静滴，腺苷钴胺肌注，今日为求系统治疗，由门诊收入院。刻下症：左耳听力下降伴轰鸣音，双耳闷堵感，左耳尤著，轻度头晕头痛，无恶心呕吐及视物旋转，纳食可，眠可，白天易困倦，二便调。

既往史：2003年于×医院曾行痔疮手术；2009年体检发现血脂及血糖升高，未诊断及连续用药，血脂及血糖控制不详；否认高血压、冠心病史，否认肝炎、结核等传染病史；否认外伤史；对磺胺类药物过敏，否认食物过敏史。

个人史：患者出生于山西省，久居北京，居住条件良好，未到过疫源地区，无酗烟酗酒史。

婚育史：已婚，育有1女，配偶及女儿体健。

家族史：否认家族遗传病史

体格检查

T:36.5 ℃　P:76次/分　R:19次/分　Bp:110/80 mmHg

发育正常,营养良好,体形偏胖,精神好,面容正常,查体合作,对答切题。全身皮肤、巩膜无黄染,浅表淋巴结未触及肿大。头颅大小正常。双侧瞳孔等大等圆,对光反射存在。耳鼻无异常分泌物。颈软,无抵抗,甲状腺无肿大。口唇无紫绀,咽部不红,无扁桃体肿大。胸廓对称,双肺呼吸音清晰,未闻及干湿啰音。心率76次/分,心律齐,各瓣膜听诊区未闻及病理性杂音。腹软无压痛,无反跳痛,肝脾肋下未触及,双肾区无叩击痛。前后二阴未查,排泄物未见。生理反射正常,病理反射未引出。舌质红,苔薄黄微腻,脉滑数。

专科检查:鼻:鼻中隔无明显偏曲,黏膜色淡,鼻下甲肥大,表面凹凸不平,鼻道尚洁。咽:咽部黏膜轻度充血,双扁桃体不大,无脓性分泌物。喉:舌根淋巴组织增生,会厌及声门未见异常。耳:双外耳道及鼓膜未见异常。

辅助检查:纯音测听:左耳2000Hz气导60dB,骨导50dB,余正常,右耳正常。声导抗测听:双耳A型曲线(2010-07-28本院)。

初步诊断:

　　中医诊断:暴聋

　　　　　　痰火郁结

　　西医诊断:1. 突发性耳聋(左)

　　　　　　2. 脑血管微循环障碍

医师签名:孙××

5 知情同意书

知情同意包括医生的告知义务和患者的知情权和个人决定权利,它包含了知情和同意两部分的内容,知情是同意的前提,是患者对信息的充分告知后所知道的信息的充分理解,同意是知情的结果,是患者在医师充分说明的基础上,表明除了接受因医疗行为所获的利益外,还将承受因医疗而伴随的风险。

5.1 我国关于患者知情同意权的相关法律条文

a) 1951年我国政务院批准的《医院诊所管理暂行条例》第十七条规定:"医院诊所对病人需要施行大手术,或在病情危笃,须施行特殊治疗时,须取得病人及其关系人同意签字后,始得施行;对不能自立之未成年病人,或病人已失知觉,且无关系人时,可不取得同意,但医院诊所负责人及负责实施手术的医师,应据共同签字鉴证之。"此条文奠定了中华人民共和国医疗领域的知情同意基础。

b) 1982年卫生部所颁布的《医院工作制度》第40条附则(施行手术的几项规则)第6项:"实行手术前必须由病员家属或单位签字同意(体表手术可以不签字),紧急手术来不及征求家属或机关同意时,可由主治医师签字,经科主任或院长、业务副院长批准执行。"

c) 1994年国务院令第149号《医疗机构管理条例》第33条:"医疗机构施行手术、特殊检查或者特殊治疗时,必须征得患者同意,并应当取得其家属或者关系人同意并签字;无法取得患者意见时,应当取得家属或者关系人同意并签字;无法取得患者意见又无家属或者关系人在场,或者遇到其他特殊情况时,经治医师应当提出医疗处置方案,在取得医疗机构负责人或者被授权负责人员的批准后实施。"

d) 1994年中华人民共和国卫生部令第35号《医疗机构管理条例实施细则》第62条:"医疗机构应当尊重患者对自己的病情、诊断、治疗的知情权利。在实施手术、特殊检查、特殊治疗时,应当向患者作必要的解释。因实施保护性医疗措施不宜向患者说明情况的,应当将有关情况通知患者家属。"

e) 1998年中华人民共和国主席令第五号《中华人民共和国执业医师法》第26条:"医师应当如实向患者或者其家属介绍病情,但应注意避免对患者产生不利后果。医师进行实验性临床医疗,应当经医院批准并征得患者本人或者其家属同意。"

f) 2000年卫生部卫医发184号《临床输血技术规范》第6条:"决定输血治疗前,经治医师应向患者或其家属说明输同种异体血的不良反应和经血传播疾病的可能性,征得患者或家属的同意,并在《输血治疗同意书》上签字。《输血治疗同意书》入病历。无家属签字的无自主意识患者的紧急输血,应报医院职能部门或主管领导同意、备案,并记入病历。"

g) 2001年中华人民共和国卫生部令第14号《人类辅助生殖技术管理办法》第14条:"实

施人类辅助生殖技术应当遵循知情同意原则,并签署知情同意书。涉及伦理问题的,应当提交医学伦理委员会讨论。"

h)2002年中华人民共和国国务院令第351号《医疗事故处理条例》第11条:"在医疗活动中,医疗机构及其医务人员应当将患者的病情、医疗措施、医疗风险等如实告知患者,及时解答其咨询;但是,应当避免对患者产生不利后果。"

i)2002年《病历书写基本规范(试行)》第10条:"对按照有关规定需取得患者书面同意方可进行的医疗活动(如特殊检查、特殊治疗、手术、实验性临床医疗等),应当由患者本人签署同意书。患者不具备完全民事行为能力时,应当由其法定代理人签字;患者因病无法签字时,应当由其近亲属签字,没有近亲属的,由其关系人签字;为抢救患者,在法定代理人或近亲属、关系人无法及时签字的情况下,可由医疗机构负责人或者被授权的负责人签字。因实施保护性医疗措施不宜向患者说明情况的,应当将有关情况通知患者近亲属,由患者近亲属签署同意书,并及时记录。患者无近亲属的或者患者近亲属无法签署同意书的,由患者的法定代理人或者关系人签署同意书。"

j)2005年卫生部的《麻醉药品、精神药品处方管理规定》第3条:"具有处方权的医师在为患者首次开具麻醉药品、第一类精神药品处方时,应当亲自诊查患者,为其建立相应的病历,留存患者身份证明复印件,要求其签署《知情同意书》。病历由医疗机构保管。"

k)2006年卫生部的《人体器官移植技术临床应用管理暂行规定》第24条:"实施人体器官移植前,医疗机构应当向患者和其家属告知手术目的、手术风险、术后注意事项、可能发生的并发症及预防措施等,并签署知情同意书";第27条第2款:"医疗机构用于移植的人体器官必须经捐赠者书面同意";第30条:"医疗机构在摘取活体器官捐赠者所同意捐赠的器官前,应当充分告知捐赠者及其家属摘取器官手术风险、术后注意事项、可能发生的并发症及预防措施等,并签署知情同意书";第34条:"医疗机构开展试验性人体器官移植应当履行告知义务,征得患者本人和其家属书面同意"。

l)2006年中华人民共和国卫生部令第53号《处方管理办法》第21条规定:"门(急)诊癌症疼痛患者和中、重度慢性疼痛患者需长期使用麻醉药品和第一类精神药品的,首诊医师应当亲自诊查患者,建立相应的病历,要求其签署《知情同意书》。"

5.2 《中医病历书写基本规范》中关于知情同意书的文件要求

a)《中医病历书写基本规范·第一章 基本要求》中,对有关知情同意书的内容做出了明确论述,内容包括:

对需取得患者书面同意方可进行的医疗活动,应当由患者本人签署知情同意书。患者不具备完全民事行为能力时,应当由其法定代理人签字;患者因病无法签字时,应当由其授权的人员签字;为抢救患者,在法定代理人或被授权人无法及时签字的情况下,可由医疗机构负责人或者授权的负责人签字。

因实施保护性医疗措施不宜向患者说明情况的,应当将有关情况告知患者近亲属,由患者近亲属签署知情同意书,并及时记录。患者无近亲属的或者患者近亲属无法签署同意书的,由患者的法定代理人或者关系人签署同意书。

b)《中医病历书写基本规范·第三章　住院病历书写内容及要求》中,对住院病历中知情同意书的有关具体内容做了详细描述,内容包括:

手术同意书是指手术前,经治医师向患者告知拟施手术的相关情况,并由患者签署是否同意手术的医学文书。内容包括术前诊断、手术名称、术中或术后可能出现的并发症、手术风险、患者签署意见并签名、经治医师和术者签名等。

麻醉同意书是指麻醉前,麻醉医师向患者告知拟施麻醉的相关情况,并由患者签署是否同意麻醉意见的医学文书。内容包括患者姓名、性别、年龄、病案号、科别、术前诊断、拟行手术方式、拟行麻醉方式,患者基础疾病及可能对麻醉产生影响的特殊情况,麻醉中拟行的有创操作和监测,麻醉风险、可能发生的并发症及意外情况,患者签署意见并签名、麻醉医师签名并填写日期。

输血治疗知情同意书是指输血前,经治医师向患者告知输血的相关情况,并由患者签署是否同意输血的医学文书。输血治疗知情同意书内容包括患者姓名、性别、年龄、科别、病案号、诊断、输血指征、拟输血成分、输血前有关检查结果、输血风险及可能产生的不良后果、患者签署意见并签名、医师签名并填写日期。

特殊检查、特殊治疗同意书是指在实施特殊检查、特殊治疗前,经治医师向患者告知特殊检查、特殊治疗的相关情况,并由患者签署是否同意检查、治疗的医学文书。内容包括特殊检查、特殊治疗项目名称、目的、可能出现的并发症及风险、患者签名、医师签名等。

病危(重)通知书是指因患者病情危、重时,由经治医师或值班医师向患者家属告知病情,并由患方签名的医疗文书。内容包括患者姓名、性别、年龄、科别,目前诊断及病情危重情况,患方签名、医师签名并填写日期。一式两份,一份交患方保存,另一份归病历中保存。

5.3　一般情况告知模板

入院病情告知书

_____的亲属:

您的亲属_____,性别_____,年龄_____,住院号_____,主因"_____"于____年____月____日入院。感谢您的亲属患病时选择了_____医院,我们将提供优质的医疗服务。经病史和相关检查该患者初步诊断为_____。

住院期间,患者病情随时有可能出现以下潜在危险情况,会危及患者生命_____。

如有上述意外情况发生,我们会积极救治,还望您能够理解并给予配合。

签字:患者家属_____

医　师_____

____年____月____日

入院宣教

尊敬的_____床_____先生/女士:衷心感谢您在身体不适需住院诊疗时,选择了_____医院,现将住院相关事项告知于您,希望得到您的支持与配合。

一、住院须知:

1. 生活用品除_____外,其余需自备,贵重物品和现金需由家属带回,以防丢失。

2. 按照规定,护士在白天和夜间均会有不定时的查房和巡视,请您配合和理解。

3. 在住院期间请您遵守医院规章制度。

★每周更换病号服及床单____次,如有污渍可随时与护理员联系;有时病号服或床单未能及时清洁送回,需耐心等待,请您见谅。

★请勿乱扔废弃棉签,废弃棉签集中放置于收集盒内,有专人收集并处理。

★禁止在病室、走廊及阳台吸烟;为了您和他人的健康,请勿随地吐痰。

★因病情需要,可能会随时对患者的床位进行调整,请您配合我们的工作。无病情需要一律不许调床。

★住院期间请您保持病室环境整洁,窗台不要放置物品,物品一律收纳于衣柜或床头柜中,室内、床下勿存放过多物品。

★轮椅用完请勿放于室内,非就寝时间室内勿放躺椅。

★本病区:____:提供洗浴热水,但家属或护工不可在此洗澡及洗衣物,患者也应响应政府号召节约用水。

★患者及家属不得使用自带电器,损坏科室内物品请照价赔偿。

★住院期间必须佩戴医院统一腕带,必须穿医院统一病号服。

二、住院期间请您注意安全

1. 如您年事已高或身体虚弱、活动不利,危重患者及病情随时变化者,遵医嘱留陪床一人,不要独自下床活动、如厕、沐浴等。

2. 请保持洗手间,阳台地面干燥,勿穿拖鞋,请穿防滑鞋,以防滑倒。

3. 外出检查时,年老体弱、行动不便者需由家属或护工陪同,以免发生意外。

4. 住院期间请勿离院,否则按自动出院对待,由此产生的一切后果均由自己负责。

三、探视陪护须知

1. 避免交叉感染,探视者不宜过多,探视时间为每日 : — : ,探视人员及陪护不得躺在病床上。

2. 遵医嘱留陪护一名,如不陪护,出现意外责任自负。

3. 每晚 锁病区大门,请探视者准时离院。

病区主管医生是_____,责任护士是_____,有事请及时与我们沟通!

谢谢您的合作,祝您早日恢复健康!

患者或家属签名_____,与患者关系_____,宣教者签名_____

宣教日期:____年____月____日

患者授权书

　　经慎重考虑,我在此授权_____作为我在_____医院医疗期间的病情、医疗措施、医疗风险等的被告知者,全权处理本人在治疗过程中的一切事务,并在需患者签名以示知情、同意的医疗文书上签字,代理本人行使知情同意权和选择权。一经授权人签字,本授权书立即生效;被授权人之行为视同本人知悉与同意,经代理人签字同意后所实施的诊疗行为,若产生不良后果将由本人承担。

　　授权人签名:_____　　年龄:_____　　性别:_____

　　　　　　　　　　　　　　　　　　　　　　　_____年_____月_____日

　　本人接受患者_____的授权,同意代理行使该患者在医院医疗期间的知情同意权和选择权,并签署各项医疗活动同意书。

　　被授权人签名:_____　　　　　　　　与患者关系:_____
　　身份证号码:_____　　　　　　　　　联系电话(方式):_____

病重(危)通知书

　　患者_____,_____性,_____岁,主因"_____"于_____年_____月_____日由门(急)诊以"_____"收入我科。

　　虽经积极救治,但目前病情仍趋于恶化,随时可能危及生命,特您下达病重(危)通知。

　　尽管如此,我们仍会采取有效措施积极救治。

　　同时向您告知:为抢救患者,医院在不能事先征得您的同意的情况下将依据救治工作的需要,使用和采取应急救治所必须的仪器设备和治疗手段。请予以理解、配合和支持。

　　如您还有其他要求请在接到"病重(危)通知书"后立即告诉我科。

　　　　　　　　　　　　　　　　　　　　　　_____医院_____科

医师签名:_____,日期:_____年_____月_____日_____时_____分。
亲属/监护人签名:_____,日期:_____年_____月_____日_____时_____分。
亲属与患者的关系:_____,身份证号码:_____。

危重患者治疗、抢救知情同意书

　　患者_____家属_____

　　患者因患_____,目前病情危重,需进行重症监护治疗,且随时可能进行抢救治疗,因此,需要患者的亲属做出决定:

　　1. 积极抢救,包括各种药物、营养物、器械、有创等方法,并保证交足费用。

2. 维持各种药物、营养物治疗,不进行器械、有创的治疗方法。

3. 维持一般药物治疗。

当患者生命垂危时:

1. 积极抢救,包括各种药物、器械、有创等方法,并保证及时交足费用。

2. 只进行药物抢救,不进行器械、有创的抢救方法。

3. 不进行任何抢救,维持一般治疗。

注:器械、有创的抢救方法指气管插管、胸外按压、电除颤等。

患者家属意见:治疗_____,抢救_____。

患者家属签字_____,与患者的关系_____,能代表全体家属的意见。

主治医师:_____

_____科

_____年_____月_____日_____时

输血治疗知情同意书

姓名		性别		年龄		科别	
主要诊断							
输血指征							
输血前检测	ALT _____ HbeAg _____ Anti-HCV _____ HBsAg _____ Anti-HBe _____ Anti-HIV _____ Anti-HBs _____ Anti-HBc _____ 梅毒_____						
拟定输血方式	异体输血 □ 自体输血 □ 异体+自体输血 □						

尊敬的患者:

在您接受输血治疗前,您的医生将有义务和责任向您明确说明有关输血治疗中可能出现的风险性。输血治疗是保证临床有效治疗得以顺利进行的重要措施之一,亦是抢救急、危、重症患者生命的必要手段。输血治疗包括输用全血,成分血。

输血治疗中客观存在一定程度的风险性,在输血中及输血后可因此产生的一些情况如:

1. 发热反应   5. 感染巨细胞病毒及 EB 病毒

2. 过敏反应   6. 感染疟疾

3. 感染病毒性肝炎   7. 其他

4. 感染艾滋病、梅毒

患者_____因_____,需接受输血治疗。经医生告知,我院为患者提供的血源虽经供血机构按国家规定采用合格试剂进行严格检测,但受当期科技水平的限制,仍难以避免因输血所致各种传播疾病或不良反应发生。

以上内容已全面了解,兹同意贵院施行必要的输血治疗,并望医师及相关人员恪守职责,若在输血治疗期间发生意外紧急情况、同意接受贵院的必要处置。

同意输血治疗签字

洽谈输血治疗医师＿＿＿＿＿＿＿

患者本人＿＿＿＿＿＿＿

患者家属＿＿＿＿＿＿＿　　与患者关系＿＿＿＿＿＿＿

　　　　　　　　　　　　　同意签字时间　　年　　月　　日　　时

不同意输血签字

患者本人＿＿＿＿＿＿＿

患者家属＿＿＿＿＿＿＿　　与患者关系＿＿＿＿＿＿＿

　　　　　　　　　　　　　不同意签字时间　　年　　月　　日　　时

医疗保险特种检查、治疗、贵重物品审批表
（自费项目协议书）

医院盖章　　　　　　　　医疗服务机构编码

姓名		性别		年龄		单位	
公民身份证号				科别		病历号	
诊断							
项目							
	费用(元)						
申请使用原因	医师：　　　患者或家属签字　　年　月　日						
医院管理部门意见	经办人　　盖章　　年　月　日						

注：供医院内部参考使用,留存在病历中。患者自费项目协议书,同用此表。

死亡患者尸检同意书

　　_____家属：

　　患者_____因抢救无效于_____年_____月_____日_____时_____分不幸去世,谨表慰问。

　　依据医学原理,患者死亡后48小时内行医学尸体解剖,是明确死亡原因的可靠手段,也是推动医学进步、提高医疗水平的重要途径;尤其当患者家属对死因提出异议而发生医疗纠纷时,更应及时进行尸检。

　　依据有关规定,尸体解剖本着知情同意的原则,在家属提出要求后,按有关规定程序进行(需交相关费用)。特此通知,请您表明态度并签字。

　　患者家属意见:_____(请写明是否做尸检)。

　　家属签字:_____,与患者关系:_____,联系电话:_____。

_____医院_____科
医生:_____护士:_____

　　通知时间:_____年_____月_____日_____时_____分

5.4 中医临床各科知情同意书模板

【呼吸科】

CT/B超引导下穿刺肺活检知情同意书

患者姓名：		年龄：		性别：	
病区：		床号：		患者ID号：	
目前诊断及根据：					
拟行手术/操作的名称：CT/B超引导下穿刺肺活检术					
风险告知部分： 　　鉴于患者所患疾病,需实施本项操作,此操作的目的在于取肺组织送病理,协助确定诊断。CT/B超引导下穿刺肺活检在肺内病变诊断上非常重要,与开胸肺活、胸腔镜相比较有损伤小,气胸出血发生率低,费用低等优势。但本项操作是一种创伤性医疗手段,存在一定的医疗风险,特此郑重向患者或家属告知,施行本项操作的术中或术后可能发生的意外情况和并发症,包括但不限于： 　　1. 胸膜反应； 　　2. 血胸； 　　3. 气胸、压缩性肺不张； 　　4. 麻醉药物过敏； 　　5. 局部出血、渗水； 　　6. 伤口感染； 　　7. 穿刺不成功； 　　8. 损伤局部神经； 　　9. 其他。 　　　　　　　　　　　　　　　　　医师签字：　　　　　日期					
手术/操作志愿申请及授权委托部分： 　　经过医生的详细告知,我已经充分了解病情,施行手术/操作的原因及其必要性,以及上述风险,并理解这是目前医学上难以避免的风险,经过认真考虑,我同意接受此项手术/操作,并有充分的思想准备愿意承担可能面临的风险。 　　　　　　　　　　　　　患者签字：　　　　　日期：　　　年　　月　　日 　　　　　　　　　　　　　家属签字：　　与患者关系：　日期：　　　年　　月　　日					

注：1. 本同意书原则上应由患者亲自签具,家属可以但并非必须同时签字。
　　2. 在患者本人丧失行为能力或因保护性医疗无法签字时,需由其法定代理人或委托代理人作为家属签字。此时本《知情同意书》依患者同代理人签署的《患者授权书》的存在而生效。

内科胸腔镜知情同意书

患者姓名：	年龄：	性别：
病区：	床号：	患者ID号：
目前诊断及根据：		
拟行手术/操作的名称：内科胸腔镜检查		

风险告知部分：

  鉴于患者所患疾病,需实施本项手术/操作。内科胸腔镜是在局部麻醉或局麻/强化麻醉或静脉麻醉下,将可弯曲胸腔镜经肋间插入胸膜腔,对胸腔内病变在直视下进行活组织检查或治疗,并能通过清晰的电视屏幕动态观察肺、膈肌和胸膜结构的微小变化,是一种相对安全、创伤小的检查方法。但本项操作是一种创伤性医疗手段,存在一定的医疗风险,特此郑重向患者或家属告知,施行本项操作的术中或术后可能发生的意外情况和并发症,包括但不限于:

1. 术中心脑血管意外,可致死亡。
2. 术中大出血、中转开胸、休克、植物人,甚至死亡。
3. 术中因解剖位置异常或不定因素造成胸腔镜不能进入。
4. 术中发现胸腔内恶性病变,术后可能出现胸腔积液或气胸复发者,术中根据病情胸腔内喷洒滑石粉,滑石粉可能造成胸痛、发热等,甚至有导致以后胸膜恶性肿瘤的可能。
5. 镜下病变无法定位,中转开胸。
6. 手术中可能使用自费药品、物品、耗材。
7. 术中损伤周围组织,重要神经、血管、脏器。
8. 据手术中和手术后的实际情况,向患者家属提出患者术后需要转入住重症监护病房治疗。
9. 术后心脑血管意外,可致死亡。
10. 术后胸腔和/或肺感染,愈合时间过长或不愈合,需行外科手术。
11. 术后伤口出血、胸腔出血,需行外科手术探查止血。
12. 术后复发、转移。
13. 术后伤口感染,伤口愈合不良。
14. 术后多器官功能衰竭(包括急性肾功能衰竭及DIC等)。
15. 术后呼吸功能衰竭,需气管插管或气管切开,长期机械通气,呼吸机依赖。
16. 术后心律失常、心功能衰竭、心绞痛、心肌梗死。
17. 术后出血、气胸、血胸、脓胸、乳糜胸、胸腔积液,需长期带管或再次手术。
18. 复张性肺水肿。
19. 肺炎、肺不张、急性呼吸窘迫综合征。
20. 术后皮下气肿、血肿。
21. 术后局部皮肤麻木、疼痛、皮肤感觉消失。
22. 急性肺栓塞。
23. 下肢静脉血栓。
24. 脑卒中。

25. 仍不能明确病理诊断,需再次手术。
26. 术后症状不缓解(胸腔积液仍然存在或胸闷、疼痛症状不能缓解)。
27. 术后气胸复发。
28. 术后结核播散。
29. 其他难以预料的意外(如褥疮、泌尿系感染等)。
30. 其他。

若患者患有高血压、心脏病、糖尿病、肝肾功能不全、静脉血栓等疾病或者有吸烟史,以上这些风险可能会加大,或者在术中或术后出现相关的病情加重或心脑血管意外,甚至死亡。术后如果患者的体位不当或不遵医嘱,可能影响手术效果。

如果不进行手术/操作,患者可能面临的风险是:
_____
_____
_____
_____

　　　　　　　　　　　　　　　　医师签字:　　　　　日期

手术/操作志愿申请及授权委托部分:

　　经过医生的详细告知,我已经充分了解病情,施行手术/操作的原因及其必要性,以及上述风险,并理解这是目前医学上难以避免的风险,经过认真考虑,我同意接受此项手术/操作,并有充分的思想准备愿意承担可能面临的风险。

　　　　　　　　　　　　患者签字:　　　　　日期:　　年　　月　　日
　　　　　　　　　　　　家属签字:　　　与患者关系:　　日期:　　年　　月　　日

手术/操作拒绝声明部分:

　　经过医生详细告知,我已充分了解病情及不进行手术/操作可能发生的后果。经认真考虑,我自主决定拒绝手术/操作治疗,并且愿意承担因不施行手术/操作而发生的一切后果。特此签字声明。

　　　　　　　　　　　　患者签字:　　　　　日期:　　年　　月　　日
　　　　　　　　　　　　家属签字:　　　与患者关系:　　日期:　　年　　月　　日

注:1. 本同意书原则上应由患者亲自签具,家属可以但并非必须同时签字。
　　2. 在患者本人丧失行为能力或因保护性医疗无法签字时,需由其法定代理人或委托代理人作为家属签字。此时本《知情同意书》依患者同代理人签署的《患者授权书》的存在而生效。

【心血管科】

心包穿刺术知情同意书

患者姓名：	年龄：	性别：
病区：	床号：	患者ID号：

目前诊断及根据：
拟行手术/操作的名称：

风险告知部分：

  鉴于患者所患疾病，需实施本项手术/操作，目的如下：

1. 穿刺抽取心包积液，协助确定诊断。
2. 穿刺抽取心包积液，缓解压迫症状、预防心包填塞。
3. 减轻和预防心包粘连、增厚。

但本项手术/操作是一种创伤性医疗手段，存在一定的医疗风险，特此郑重向患者或家属告知，施行本项手术/操作的术中或术后可能发生的意外情况和并发症，包括但不限于：

1. 心律失常、心跳骤停。
2. 心脏出血、心脏破裂。
3. 血胸、气胸。
4. 麻醉药物过敏。
5. 伤口感染。
6. 穿刺不成功。
7. 损伤周围器官。
8. 其他。

如果不进行手术/操作，患者可能面临的风险是：

_____

_____

_____

                    医师签字：   日期

手术/操作志愿申请及授权委托部分：

  经过医生的详细告知，我已经充分了解病情，施行手术/操作的原因及其必要性，以及上述风险，并理解这是目前医学上难以避免的风险，经过认真考虑，我同意接受此项手术/操作，并有充分的思想准备愿意承担可能面临的风险。

            患者签字：   日期： 年 月 日

            家属签字：   与患者关系：   日期： 年 月 日

手术/操作拒绝声明部分：

  经过医生详细告知，我已充分了解病情及不进行手术/操作可能发生的后果。经认真考虑，我自主决定拒绝手术/操作治疗，并且愿意承担因不施行手术/操作而发生的一切后果。特此签字声明。

            患者签字：   日期： 年 月 日

            家属签字：   与患者关系：   日期： 年 月 日

注：1. 本同意书原则上应由患者亲自签具，家属可以但并非必须同时签字。

  2. 在患者本人丧失行为能力或因保护性医疗无法签字时，需由其法定代理人或委托代理人作为家属签字。此时本《知情同意书》依患者同代理人签署的《患者授权书》的存在而生效。

射频消融术知情同意书

患者姓名：	年龄：	性别：
病区：	床号：	患者ID号：
目前诊断及根据：		
拟行手术/操作的名称：射频消融术		

风险告知部分：

  鉴于患者所患疾病，需实施本项手术，但本项手术是一种创伤性医疗手段，存在一定的医疗风险，特此郑重向患者或家属告知，施行本项手术的术中或术后可能发生的意外情况和并发症，包括但不限于：

1. 造影剂或麻醉剂过敏致休克、肾功能衰竭。
2. 血管内膜损伤。
3. 术中、术后发生心律失常。
4. 血栓形成致异位栓塞。
5. 导管导丝断裂致栓塞。
6. 大动脉形成夹层、夹层动脉瘤。
7. 冠状静脉窦损伤、破裂。
8. 术后感染。
9. 术后发生感染性心内膜炎。
10. 术后急性左心功能不全。
11. 急性心包填塞。
12. 心脏停跳、死亡。
13. 术中发生房室传导阻滞，需植入永久起搏器。
14. 血气胸。
15. 误穿锁骨下动脉引起大出血。
16. 电极导管断裂。
17. 电极导管穿破心肌造成心肌穿孔。
18. 消融电极导管误入冠状动脉内放电致冠状动脉急性闭塞。
19. 穿刺部位血肿形成。
20. 手术失败，治疗无效。
21. 应激性溃疡、消化道大出血、脑血管意外（脑出血、脑栓塞）。
22. 凝血机制障碍出现的渗血、高凝、DIC。
23. 术前、术中、术后所用药物致并发症。
24. 房间隔穿孔。
25. 肺静脉口狭窄。
26. 心房食管瘘。
27. 其他意外情况。

续表

如果不进行手术/操作,患者可能面临的风险是:

_____
_____
_____
_____

             医师签字: 日期

手术/操作志愿申请及授权委托部分:

  经过医生的详细告知,我已经充分了解病情,施行手术/操作的原因及其必要性,以及上述风险,并理解这是目前医学上难以避免的风险,经过认真考虑,我同意接受此项手术/操作,并有充分的思想准备愿意承担可能面临的风险。

           患者签字: 日期: 年 月 日
           家属签字: 与患者关系: 日期: 年 月 日

手术/操作拒绝声明部分:

  经过医生详细告知,我已充分了解病情及不进行手术/操作可能发生的后果。经认真考虑,我自主决定拒绝手术/操作治疗,并且愿意承担因不施行手术/操作而发生的一切后果。特此签字声明。

           患者签字: 日期: 年 月 日
           家属签字: 与患者关系: 日期: 年 月 日

注:1. 本同意书原则上应由患者亲自签具,家属可以但并非必须同时签字。
  2. 在患者本人丧失行为能力或因保护性医疗无法签字时,需由其法定代理人或委托代理人作为家属签字。此时本《知情同意书》依患者同代理人签署的《患者授权书》的存在而生效。

起搏器植入术知情同意书

患者姓名：　　　　　年龄：　　　　　性别：
病区：　　　　　　　床号：　　　　　患者ID号：

目前诊断及根据：

拟行手术/操作的名称：起搏器植入术

风险告知部分：
　　鉴于患者所患疾病，需实施本项手术/操作，但本项手术/操作是一种创伤性医疗手段，存在一定的医疗风险，特此郑重向患者或家属告知，施行本项手术/操作的术中或术后可能发生的意外情况和并发症，包括但不限于：
　　1. 造影剂或麻醉剂过敏致休克、肾功能衰竭。
　　2. 血管内膜损伤。
　　3. 术中、术后发生心律失常。
　　4. 血栓形成致异位栓塞。
　　5. 导管导丝断裂致栓塞。
　　6. 术后感染。
　　7. 术后发生感染性心内膜炎。
　　8. 术中、术后急性左心功能不全。
　　9. 急性心包填塞。
　　10. 心跳停跳、死亡。
　　11. 血气胸。
　　12. 误穿锁骨下动脉引起大出血。
　　13. 起搏器囊袋血肿、感染。
　　14. 起搏器电能提前耗竭或起搏器失灵。
　　15. 起搏器介导的心动过速。
　　16. 起搏器综合征。
　　17. 术后电极导管脱位。
　　18. 电极导管断裂。
　　19. 电极导管穿破心肌造成心肌穿孔。
　　20. 冠状静脉窦口损伤、冠状静脉窦穿孔。
　　21. 膈肌刺激。
　　22. 穿刺部位血肿形成。
　　23. 手术失败，治疗无效。
　　24. 应激性溃疡、消化道大出血、脑血管意外（脑出血、脑栓塞）。
　　25. 凝血机制障碍出现的渗血、高凝、DIC。
　　26. 术前、术中、术后所用药物致并发症。
　　27. 其他意外情况。

续表

如果不进行手术/操作,患者可能面临的风险是:
_____
_____
_____
_____
医师签字:　　　　日期

手术/操作志愿申请及授权委托部分:

　　经过医生的详细告知,我已经充分了解病情、施行手术/操作的原因及其必要性,以及上述风险,并理解这是目前医学上难以避免的风险,经过认真考虑,我同意接受此项手术/操作,并有充分的思想准备愿意承担可能面临的风险。

　　　　　　　　　　　　　　患者签字:　　　　日期:　　年　　月　　日
　　家属签字:　　　与患者关系:　　　日期:　　年　　月　　日

手术/操作拒绝声明部分:

　　经过医生详细告知,我已充分了解病情及不进行手术/操作可能发生的后果。经认真考虑,我自主决定拒绝手术/操作治疗,并且愿意承担因不施行手术/操作而发生的一切后果。特此签字声明。

　　　　　　　　　　　　　　患者签字:　　　　日期:　　年　　月　　日
　　家属签字:　　　与患者关系:　　　日期:　　年　　月　　日

注:1. 本同意书原则上应由患者亲自签具,家属可以但并非必须同时签字。
　　2. 在患者本人丧失行为能力或因保护性医疗无法签字时,需由其法定代理人或委托代理人作为家属签字。此时本《知情同意书》依患者同代理人签署的《患者授权书》的存在而生效。

心脏电复律知情同意书

患者姓名：	年龄：	性别：
病区：	床号：	患者ID号：

目前诊断及根据：

拟行手术/操作的名称：电复律

风险告知部分：

  鉴于患者所患疾病，需实施本项操作，但本项操作是一种创伤性医疗手段，存在一定的医疗风险，特此郑重向患者或家属告知，施行本项操作的术中或术后可能发生的意外情况和并发症及注意事项，包括但不限于：

  1. 麻醉意外。

  2. 皮肤灼伤。

  3. 心脏停搏。

  4. 血栓栓塞。

  5. 室颤。

  6. 复律后复发。

  7. 其他意外情况。

  如果不进行手术/操作，患者可能面临的风险是：

_____

_____

_____

_____

_____

                  医师签字：   日期

手术/操作志愿申请及授权委托部分：

  经过医生的详细告知，我已经充分了解病情，施行手术/操作的原因及其必要性，以及上述风险，并理解这是目前医学上难以避免的风险，经过认真考虑，我同意接受此项手术/操作，并有充分的思想准备愿意承担可能面临的风险。

            患者签字：   日期： 年 月 日

            家属签字：   与患者关系：   日期： 年 月 日

手术/操作拒绝声明部分：

  经过医生详细告知，我已充分了解病情及不进行手术/操作可能发生的后果。经认真考虑，我自主决定拒绝手术/操作治疗，并且愿意承担因不施行手术/操作而发生的一切后果。特此签字声明。

            患者签字：   日期： 年 月 日

            家属签字：   与患者关系：   日期： 年 月 日

注：1. 本同意书原则上应由患者亲自签具，家属可以但并非必须同时签字。

  2. 在患者本人丧失行为能力或因保护性医疗无法签字时，需由其法定代理人或委托代理人作为家属签字。此时本《知情同意书》依患者同代理人签署的《患者授权书》的存在而生效。

床旁连续性血液滤过(透析)知情同意书

患者姓名：	年龄：	性别：
病区：	床号：	患者ID号：

目前诊断及根据：

拟行手术/操作的名称：床旁连续性血液滤过(透析)

风险告知部分：

鉴于患者所患疾病，需实施本项操作。患者病情(急、危、重)，需要做连续性血液滤过(透析)治疗，除去体内一定量的水分及代谢产物、毒素等。此种治疗相对普通血液透析血液动力学相对较稳定，但持续时间长，根据病情酌定。因病情急重，大多采用临时血管通路(静脉插管多用)。但本项操作存在一定的医疗风险，特此郑重向患者或家属告知，施行本项操作的术中或术后可能发生的意外情况和并发症及注意事项，包括但不限于：

1. 因治疗时间长可能发生滤器或管路中凝血或自体某部位的出血倾向，随时可能终止治疗。
2. 治疗中请保持环境安静、清洁，保证体外循环的正常进行。
3. 治疗后插管部位保持清洁，不宜压迫，有病情变化及时通知医护人员。
4. 此项治疗难度及风险较大，仪器及滤过用品价格较高，故做此治疗费用较高，请您做好经济方面的支持。
5. 其他意外情况。

如果不进行手术/操作，患者可能面临的风险是：
_____
_____
_____

医师签字：   日期

手术/操作志愿申请及授权委托部分：

经过医生的详细告知，我已经充分了解病情，施行手术/操作的原因及其必要性，以及上述风险，并理解这是目前医学上难以避免的风险，经过认真考虑，我同意接受此项手术/操作，并有充分的思想准备愿意承担可能面临的风险。

患者签字：   日期：   年   月   日
家属签字：   与患者关系：   日期：   年   月   日

手术/操作拒绝声明部分：

经过医生详细告知，我已充分了解病情及不进行手术/操作可能发生的后果。经认真考虑，我自主决定拒绝手术/操作治疗，并且愿意承担因不施行手术/操作而发生的一切后果。特此签字声明。

患者签字：   日期：   年   月   日
家属签字：   与患者关系：   日期：   年   月   日

注：1. 本同意书原则上应由患者亲自签具，家属可以但并非必须同时签字。
   2. 在患者本人丧失行为能力或因保护性医疗无法签字时，需由其法定代理人或委托代理人作为家属签字。此时本《知情同意书》依患者同代理人签署的《患者授权书》的存在而生效。

心血管检查及治疗手术/操作知情同意书

患者姓名：	年龄：		性别：
病区：	床号：		患者ID号：

目前诊断及根据：

拟进行检查及治疗手术名称(注:将拟行检查及治疗手术的项目"√"表示):
- ☐ 冠状动脉造影术　　　　　　　　　　☐ 右心造影(右方、右室、肺动脉)
- ☐ 左心造影(左房、左室)　　　　　　　☐ 冠状动脉支架术
- ☐ 冠状动脉球囊成形术(PTCA)　　　　☐ 外周血管介入治疗
- ☐ 冠状动脉血管内超声检查　　　　　　☐ 心包穿刺引流
- ☐ 冠状动脉斑块旋磨术　　　　　　　　☐ 二尖瓣球囊成形术
- ☐ 冠状动脉内光学相干断层现象检查　　☐ 其他冠状动脉介入性诊断及治疗
- ☐ 右心导管术、外周血管造影(升主动脉、腹主动脉、肾动脉、腹腔动脉、上下肢体动脉、颈动脉、腔静脉等)
- ☐ 其他

风险告知部分：

　　鉴于患者所患疾病,需实施本项手术/操作,但本项手术/操作是一种创伤性医疗手段,存在一定的医疗风险,特此郑重向患者或家属告知,施行本项手术/操作的术中或术后可能发生的意外情况和并发症,包括但不限于：

　　1. 造影剂及麻醉剂过敏,严重者可致过敏性休克甚至死亡；造影剂引起肾损害(造影剂肾病甚至肾衰,需长期血液治疗)。

　　2. 手术需应用与介入治疗相关的抗凝及抗血小板药物引起的严重内脏器官出血、过敏反应及其他不良反应。

　　3. 穿刺部位出血、血肿,甚至腹膜后血肿；局部血管受损,严重者可致假性动脉瘤或动静脉瘘、损伤股神经,必要时需外科手术。经桡动脉通路可引起上肢神经受损；上肢、胸部严重血肿。

　　4. 导管、电极推送中打结、折断,必要时需外科手术解决。

　　5. 导管推送过程中可引起相关动脉痉挛、闭塞甚至无脉症(经肱、桡动脉通路)；导管推送过程中动脉粥样硬化斑块脱落引起全身动脉栓塞(包括脑栓塞、蓝趾综合征以及肠系膜栓塞等)。

　　6. 介入诊断治疗时血管痉挛、栓塞、气栓；介入器械刺激心肌引起心律失常,严重者可发生室颤或猝死；介入过程中可能出现病变冠脉夹层或撕裂,引起管腔闭塞、慢血流及无复流,可致心绞痛及心肌梗死等不良事件；介入器械操作引起冠脉穿孔、破裂、急性心包填塞,以上并发症严重者可危及生命或需急诊外科手术。

　　7. 介入过程中可能出现导丝折断、打结、断裂；特殊操作器械(如血管内超声、旋磨头)打结、折断、脱落等；支架推送过程中可能发生脱落,以上并发症严重者可能危及生命或需外科手术。

　　8. PCI术后可能发生支架内再狭窄、支架内血栓、支架断裂、晚期贴壁不良等并发症。

　　9. 手术后封堵器伤口渗血、血肿、封堵部位残余瘘、假性动脉瘤或动静脉瘘等。

10. 手术相关并发症：急性心功能衰竭、心源性休克、肺栓塞、感染性心内膜炎、应激性溃疡、感染（局部、全身）等。

11. 因病情需要需行主动脉气囊反搏治疗。

12. 二尖瓣球囊扩张引起二尖瓣撕裂，产生急性二尖瓣关闭不全，严重者需外科急诊手术；房间隔穿刺部位不闭合；血栓脱落栓塞。

13. 其他意外情况，如X线机械或相关仪器故障。

如果不进行手术/操作，患者可能面临的风险是：

_____
_____
_____
_____
_____
_____
_____

医师签字：　　　　　日期

手术/操作志愿申请及授权委托部分：

经过医生的详细告知，我已经充分了解病情，施行手术/操作的原因及其必要性，以及上述风险，并理解这是目前医学上难以避免的风险，经过认真考虑，我同意接受此项手术/操作，并有充分的思想准备愿意承担可能面临的风险。

患者签字：　　　　　日期：　　年　　月　　日
家属签字：　　　与患者关系：　　　日期：　　年　　月　　日

手术/操作拒绝声明部分：

经过医生详细告知，我已充分了解病情及不进行手术/操作可能发生的后果。经认真考虑，我自主决定拒绝手术/操作治疗，并且愿意承担因不施行手术/操作而发生的一切后果。特此签字声明。

患者签字：　　　　　日期：　　年　　月　　日
家属签字：　　　与患者关系：　　　日期：　　年　　月　　日

注：1. 本同意书原则上应由患者亲自签具，家属可以但并非必须同时签字。

2. 在患者本人丧失行为能力或因保护性医疗无法签字时，需由其法定代理人或委托代理人作为家属签字。此时本《知情同意书》依患者同代理人签署的《患者授权书》的存在而生效。

溶栓操作知情同意书

患者姓名：	年龄：	性别：
病区：	床号：	患者 ID 号：

目前诊断及根据：

拟行手术/操作的名称：溶栓

风险告知部分：

鉴于患者所患疾病,需实施本项操作,但本项操作是存在一定的医疗风险,特此郑重向患者或家属告知,施行本项操作的术中或术后可能发生的意外情况和并发症,包括但不限于：

1. 药物过敏反应。
2. 出血,包括脑出血、消化道出血等,内科治疗效果不佳。
3. 溶栓不成功。
4. 溶栓过程中出现严重的心律失常。
5. 其他意外。

如果不进行手术/操作,患者可能面临的风险是：
_____
_____
_____

医师签字：　　　　　日期

手术/操作志愿申请及授权委托部分：

经过医生的详细告知,我已经充分了解病情,施行手术/操作的原因及其必要性,以及上述风险,并理解这是目前医学上难以避免的风险,经过认真考虑,我同意接受此项手术/操作,并有充分的思想准备愿意承担可能面临的风险。

患者签字：　　　日期：　年　月　日

家属签字：　　　与患者关系：　　日期：　年　月　日

手术/操作拒绝声明部分：

经过医生详细告知,我已充分了解病情及不进行手术/操作可能发生的后果。经认真考虑,我自主决定拒绝手术/操作治疗,并且愿意承担因不施行手术/操作而发生的一切后果。特此签字声明。

患者签字：　　　日期：　年　月　日

家属签字：　　　与患者关系：　　日期：　年　月　日

注：1. 本同意书原则上应由患者亲自签具,家属可以但并非必须同时签字。

2. 在患者本人丧失行为能力或因保护性医疗无法签字时,需由其法定代理人或委托代理人作为家属签字。此时本《知情同意书》依患者同代理人签署的《患者授权书》的存在而生效。

重大病情交代(以主动脉夹层为例)

患者目前考虑诊断为"主动脉夹层(型)",是最严重的心血管病之一,死亡率很高,患者近期及远期可能存在以下风险:

1. 主动脉夹层外膜破裂,引起大出血,休克;急性心包填塞;胸腔积血,咯血、窒息;呕血;死亡。

2. 各重要脏器受累表现:引起主动脉瓣关闭不全,急性左心衰;累及冠状动脉,导致心肌缺血,心绞痛,心肌梗塞;肢体缺血,麻痹;脑、脊髓供血不足,出现意识障碍,昏迷,瘫痪,失明,尿潴留;急性肠缺血性坏死;肾性高血压,肾功能衰竭。

3. 出现多器官衰竭:脑卒中、肾功能衰竭、心力衰竭、肝功能损害等。

4. 肺部感染。

5. 消化道出血,失血性休克。

6. 根据患者个人情况,还可能出现:_____

以上情况发生后均可能危及生命,导致死亡,医务人员将竭尽全力进行救治。但望家属对病情有所了解,对患者可能出现的病情变化及预后有心理准备,故仔细向家属交代上述情况,家属表示理解,签字如下:_____

主治医师:_____

_____年___月___日

【脾胃病科】

电子结肠镜知情同意书

患者姓名：	年龄：	性别：
病区：	床号：	患者ID号：

目前诊断及根据：

拟行手术/操作的名称：电子结肠镜检查

风险告知部分：
  鉴于患者所患疾病，需实施本项操作，此操作的目的在于：①明确诊断；②因病情需要，在肠镜检查时可取活组织进行病理检查。但本项操作存在一定的医疗风险，特此郑重向患者或家属告知，施行本项手术/操作的术中或术后可能发生的意外情况和并发症，包括但不限于：
  1. 肠壁损伤、感染。
  2. 肠穿孔。
  3. 胃肠胀气。
  4. 内镜嵌顿。
  5. 有血管瘤、出血性疾病、肿瘤者，活检取材时易出血。
  6. 急性肠黏膜病变。
  7. 严重的高血压、冠心病、心力衰竭可能会导致以上病情加重。
  8. 其他可能的并发症。

手术/操作志愿申请及授权委托部分：
  经过医生的详细告知，我已经充分了解病情，施行手术/操作的原因及其必要性，以及上述风险，并理解这是目前医学上难以避免的风险，经过认真考虑，我同意接受此项手术/操作，并有充分的思想准备愿意承担可能面临的风险。

  患者签字： 日期： 年 月 日
  家属签字： 与患者关系： 日期： 年 月 日

注：1. 本同意书原则上应由患者亲自签具，家属可以但并非必须同时签字。
  2. 在患者本人丧失行为能力或因保护性医疗无法签字时，需由其法定代理人或委托代理人作为家属签字。此时本《知情同意书》依患者同代理人签署的《患者授权书》的存在而生效。

电子胃镜检查知情同意书

患者姓名：	年龄：	性别：
病区：	床号：	患者ID号：

目前诊断及根据：

拟行手术/操作的名称：电子胃镜检查

风险告知部分：

鉴于患者所患疾病，需实施本项操作，此操作的目的在于：①明确诊断；②因病情需要，在胃镜检查时可取活组织进行病理检查。本项操作经多年的临床实践及广泛应用已证实有较高的安全性，只要您和医生配合，一般均能顺利完成，但本项操作仍存在一定的医疗风险，特此郑重向患者或家属告知，因患者个体差异、器械的侵入及某些不可预测的因素，施行本项操作的术中或术后可能发生的意外情况和并发症，包括但不限于：

1. 咽部损伤、感染。
2. 食管、胃穿孔。
3. 胃肠胀气。
4. 内镜嵌顿。
5. 反流物误吸导致吸入性肺炎。
6. 有血管瘤、出血性疾病、肿瘤者，活检取材时易出血。
7. 检查中频繁恶心呕吐致使贲门撕裂。
8. 麻醉药过敏。
9. 急性胃黏膜病变。
10. 颌下腺肿胀。
11. 严重的高血压、冠心病、心力衰竭可能会导致以上病情加重。
12. 急诊胃镜时有可能加重病情，导致出血加重。
13. 其他可能的并发症。

手术/操作志愿申请及授权委托部分：

经过医生的详细告知，我已经充分了解病情，施行手术/操作的原因及其必要性，以及上述风险，并理解这是目前医学上难以避免的风险，经过认真考虑，我同意接受此项手术/操作，并有充分的思想准备愿意承担可能面临的风险。

患者签字： 日期： 年 月 日

家属签字： 与患者关系： 日期： 年 月 日

注：1. 本同意书原则上应由患者亲自签具，家属可以但并非必须同时签字。

2. 在患者本人丧失行为能力或因保护性医疗无法签字时，需由其法定代理人或委托代理人作为家属签字。此时本《知情同意书》依患者同代理人签署的《患者授权书》的存在而生效。

胃肠减压术知情同意书

患者姓名：　　　　　　年龄：　　　　　　性别： 病区：　　　　　　　　床号：　　　　　　患者 ID 号：
目前诊断及根据：
拟行手术/操作的名称：胃肠减压术
风险告知部分： 　　鉴于患者所患疾病，需实施本项操作，此操作的目的在于吸出胃及肠中的积液、积气，减轻胃及肠内压力，缓解患者的有关症状和达到治疗的目的。但本项操作存在一定的医疗风险，特此郑重向患者或家属告知，因患者个体差异、器械的侵入及某些不可预测的因素，施行本项操作的过程中可能发生的意外情况和并发症，包括但不限于： 　　1. 咽部感染。 　　2. 食管、咽、胃黏膜损伤、出血。 　　3. 润滑剂过敏。 　　4. 操作未成功或吸引管堵塞。 　　5. 胃穿孔。 　　6. 吸入性肺炎。 　　7. 其他可能的并发症。 　　如果不进行操作，患者可能面临的风险是： _____ _____ _____ _____ 　　　　　　　　　　　　　　　　　　医师签字：　　　　　日期
手术/操作志愿申请及授权委托部分： 　　经过医生的详细告知，我已经充分了解病情，施行手术/操作的原因及其必要性，以及上述风险，并理解这是目前医学上难以避免的风险，经过认真考虑，我同意接受此项手术/操作，并有充分的思想准备愿意承担可能面临的风险。 　　　　　　　　　　　　　　患者签字：　　　　　日期：　　年　　月　　日 　　　　　　　　　　　　　　家属签字：　　　与患者关系：　　日期：　　年　　月　　日
手术/操作拒绝声明部分： 　　经过医生详细告知，我已充分了解病情及不进行手术/操作可能发生的后果。经认真考虑，我自主决定拒绝手术/操作治疗，并且愿意承担因不施行手术/操作而发生的一切后果。特此签字声明。 　　　　　　　　　　　　　　患者签字：　　　　　日期：　　年　　月　　日 　　　　　　　　　　　　　　家属签字：　　　与患者关系：　　日期：　　年　　月　　日

注：1. 本同意书原则上应由患者亲自签具，家属可以但并非必须同时签字。
　　2. 在患者本人丧失行为能力或因保护性医疗无法签字时，需由其法定代理人或委托代理人作为家属签字。此时本《知情同意书》依患者同代理人签署的《患者授权书》的存在而生效。

三腔二囊管置入术知情同意书

患者姓名：　　　　　　　年龄：　　　　　　　性别： 病区：　　　　　　　　　床号：　　　　　　　患者ID号：
目前诊断及根据：
拟行手术/操作的名称：三腔二囊管置入术
风险告知部分： 　　患者因消化道出血，药物治疗效果不满意，需要行三腔二囊管置入术。三腔二囊管置入及充气压迫止血是一种针对胃、食管静脉曲张出血较为有效的急诊处理措施。常用于药物止血失败者。采用三腔二囊管填塞食管下段及胃底部黏膜下静脉，使血液不流向破裂的食管静脉而达到止血目的。为急诊治疗赢得时间，也为进一步内镜治疗创造条件。但本项操作存在一定的医疗风险，特此郑重向患者或家属告知，施行本项操作的术中或术后可能发生的意外情况和并发症，包括但不限于： 　　1. 高血压、低血压、急性心肌梗死、心律失常等心血管意外。 　　2. 脑血管意外。 　　3. 鼻腔、口腔、会厌部损伤。 　　4. 食管、胃黏膜坏死。 　　5. 食管溃疡、穿孔、破裂。 　　6. 出血、感染、休克。 　　7. 窒息、误吸、吸入性肺炎。 　　8. 压迫不成功，继续出血。 　　9. 其他。 　　若患者患有高血压、心脏病、脑血管病、糖尿病、肝肾功能不全、静脉血栓、凝血功能障碍等疾病或者曾服用阿司匹林、非甾体类抗炎药物、抗凝药物等，以上这些风险可能会加大，或者在术中或术后出现相关的病情加重或心脑血管病，甚至死亡。术后若患者不遵医嘱，可能影响治疗效果。 　　如果不进行操作，患者可能面临的风险是： _____ _____ _____ 　　　　　　　　　　　　　　　　　　　医师签字：　　　　　　日期
手术/操作志愿申请及授权委托部分： 　　经过医生的详细告知，我已经充分了解病情，施行手术/操作的原因及其必要性，以及上述风险，并理解这是目前医学上难以避免的风险，经过认真考虑，我同意接受此项手术/操作，并有充分的思想准备愿意承担可能面临的风险。 　　　　　　　　　　　　　患者签字：　　　　　　　　日期：　　年　　月　　日 　　　　　　　　　　　　　家属签字：　　与患者关系：　　日期：　　年　　月　　日
手术/操作拒绝声明部分： 　　经过医生详细告知，我已充分了解病情及不进行手术/操作可能发生的后果。经认真考虑，我自主决定拒绝手术/操作治疗，并且愿意承担因不施行手术/操作而发生的一切后果。特此签字声明。 　　　　　　　　　　　　　患者签字：　　　　　　　　日期：　　年　　月　　日 　　　　　　　　　　　　　家属签字：　　与患者关系：　　日期：　　年　　月　　日

注：1. 本同意书原则上应由患者亲自签具，家属可以但并非必须同时签字。
　　2. 在患者本人丧失行为能力或因保护性医疗无法签字时，需由其法定代理人或委托代理人作为家属签字。此时本《知情同意书》依患者同代理人签署的《患者授权书》的存在而生效。

【风湿科】

关节穿刺术知情同意书

患者姓名：	年龄：	性别：
病区：	床号：	患者ID号：

目前诊断及根据：

拟行手术/操作的名称：_____关节穿刺术

风险告知部分：
  鉴于患者所患疾病，需实施本项手术/操作，但本项手术/操作是一种创伤性医疗手段，存在一定的医疗风险，特此郑重向患者或家属告知，施行本项手术/操作的术中或术后可能发生的意外情况和并发症，包括但不限于：
  1. 各种感染（细菌、真菌、病毒等）。
  2. 麻醉意外。
  3. 严重心律失常_____等并发症。
  4. 不可避免操作部位出血、临近组织脏器连带损伤。
  5. 术后_____功能障碍。
  6. 发生其他难以预料的、危及患者生命或致残的意外情况。
  7. 穿刺不成功，未能注射药物。
  8. 药物吸收反应。
  9. 其他_____。

手术/操作志愿申请及授权委托部分：
  经过医生的详细告知，我已经充分了解病情，施行手术/操作的原因及其必要性，以及上述风险，并理解这是目前医学上难以避免的风险，经过认真考虑，我同意接受此项手术/操作，并有充分的思想准备愿意承担可能面临的风险。

          患者签字：   日期： 年 月 日
    家属签字：   与患者关系：   日期： 年 月 日

注：1. 本同意书原则上应由患者亲自签具，家属可以但并非必须同时签字。
  2. 在患者本人丧失行为能力或因保护性医疗无法签字时，需由其法定代理人或委托代理人作为家属签字。此时本《知情同意书》依患者同代理人签署的《患者授权书》的存在而生效。

生物制剂治疗知情同意书

患者姓名： 年龄： 性别：
病区： 床号： 患者ID号：
目前诊断及根据：
拟行治疗的名称：生物制剂＿＿＿＿＿＿＿治疗

风险告知部分：

鉴于患者所患疾病，需实施本项治疗。生物制剂通过抑制炎症因子，阻断机体免疫反应，达到减轻组织损伤、控制病情发展的作用，是目前被证明为对病情严重或病程长的难治性自身免疫病有较好治疗效果的药物。但本项治疗存在一定的医疗风险，特此郑重向患者或家属告知，施行本项治疗的过程中可能发生的意外情况和并发症，包括但不限于：

1. 注射部位局部反应，包括轻至中度红斑、瘙痒、疼痛和肿胀等。
2. 全身性过敏反应，包括皮疹、颜面肿胀、喉部不适、咳嗽，有较小的几率出现血压下降、呼吸困难等。
3. 机体免疫功能抑制，部分患者感染的发生率增加。
4. 充血性心衰加重。
5. 恶心、呕吐、厌食等胃肠道刺激症状、肝功能异常等。
6. 有较小的几率出现血细胞减少、头痛、眩晕等症状。
7. 是否增加恶性肿瘤的风险目前尚不明确。
8. 对部分患者效果不佳。
9. 其他。

如果不进行治疗，患者可能面临的风险是：
＿＿＿
＿＿＿
＿＿＿

医师签字： 日期

治疗志愿申请及授权委托部分：

经过医生的详细告知，我已经充分了解病情，施行治疗的原因及其必要性，以及上述风险，并理解这是目前医学上难以避免的风险，经过认真考虑，我同意接受此项治疗，并有充分的思想准备愿意承担可能面临的风险。

患者签字： 日期： 年 月 日
家属签字： 与患者关系： 日期： 年 月 日

治疗拒绝声明部分：

经过医生详细告知，我已充分了解病情及不进行治疗可能发生的后果。经认真考虑，我自主决定拒绝治疗，并且愿意承担因不施行治疗而发生的一切后果。特此签字声明。

患者签字： 日期： 年 月 日
家属签字： 与患者关系： 日期： 年 月 日

注：1. 本同意书原则上应由患者亲自签具，家属可以但并非必须同时签字。
2. 在患者本人丧失行为能力或因保护性医疗无法签字时，需由其法定代理人或委托代理人作为家属签字。此时本《知情同意书》依患者同代理人签署的《患者授权书》的存在而生效。

风湿性免疫抑制剂治疗知情同意书

患者姓名:		年龄:		性别:	
病区:		床号:		患者ID号:	

目前诊断及根据:

拟行治疗的名称:免疫抑制剂_____治疗

风险告知部分:

  鉴于患者所患疾病,需实施本项治疗。免疫抑制剂主要通过抑制机体免疫反应,减轻组织损伤,控制病情发展,是目前常用的控制自身免疫病病情进展的治疗药物,可用于多种自身免疫疾病的治疗。但本项治疗存在一定的医疗风险,特此郑重向患者或家属告知,施行本项治疗的过程中可能发生的意外情况和并发症,包括但不限于:

  1. 骨髓抑制:白细胞减少、血小板减少或贫血。
  2. 胃肠道刺激症状:恶心、呕吐、厌食等以及肝功能异常等。
  3. 机体免疫功能抑制,增加感染的机会。
  4. 有较小的几率出现皮疹等过敏反应。
  5. 有较小的几率出现出血性膀胱炎、性腺抑制和周围神经炎等。
  6. 长期大量使用可能增加恶性肿瘤的风险。
  7. 部分患者治疗效果不佳。
  8. 其他。

如果不进行治疗,患者可能面临的风险是:

_____

_____

_____

                  医师签字: 日期

治疗志愿申请及授权委托部分:

  经过医生的详细告知,我已经充分了解病情,施行治疗的原因及其必要性,以及上述风险,并理解这是目前医学上难以避免的风险,经过认真考虑,我同意接受此项治疗,并有充分的思想准备愿意承担可能面临的风险。

         患者签字: 日期: 年 月 日

    家属签字: 与患者关系: 日期: 年 月 日

治疗拒绝声明部分:

  经过医生详细告知,我已充分了解病情及不进行治疗可能发生的后果。经认真考虑,我自主决定拒绝治疗,并且愿意承担因不施行治疗而发生的一切后果。特此签字声明。

         患者签字: 日期: 年 月 日

    家属签字: 与患者关系: 日期: 年 月 日

注:1. 本同意书原则上应由患者亲自签具,家属可以但并非必须同时签字。

  2. 在患者本人丧失行为能力或因保护性医疗无法签字时,需由其法定代理人或委托代理人作为家属签字。此时本《知情同意书》依患者同代理人签署的《患者授权书》的存在而生效。

【神经内科】

急性脑梗塞静脉溶栓治疗知情同意书

患者姓名：	年龄：	性别：
病区：	床号：	患者ID号：

目前诊断及根据：

拟行操作的名称：急性脑梗塞静脉溶栓治疗

风险告知部分：

　　患者因患急性脑梗塞，需要在_____麻醉下进行急性脑梗塞静脉溶栓治疗。静脉溶栓治疗是针对超早期缺血性脑血管病进行的针对性治疗，有望使阻塞血管再通，进而达到挽救缺血脑组织而减少致残率及挽救生命等目的。急性脑梗塞的静脉溶栓治疗是具有风险性的，也并非是百分之百的有效治疗手段。尿激酶 r-tPA 静脉溶栓的最大危险是脑内出血转变，造成脑出血和全身出血。本项操作存在一定的医疗风险，特此郑重向患者或家属告知，施行本项操作的过程中可能发生的意外情况和并发症，包括但不限于：

1. 全身出血不止（包括消化道出血、全身皮下出血）。
2. 药物过敏。
4. 转成脑出血。
5. 脑水肿加重，脑疝。
6. 溶栓后病情加重死亡。
7. 溶栓后再次发生脑梗塞。
8. 溶栓无效，病情继续进展。
9. 其他。

如果不进行操作，患者可能面临的风险是：

_____

_____

_____

医师签字：　　　　日期

手术/操作志愿申请及授权委托部分：

　　经过医生的详细告知，我已经充分了解病情，施行手术/操作的原因及其必要性，以及上述风险，并理解这是目前医学上难以避免的风险，经过认真考虑，我同意接受此项手术/操作，并有充分的思想准备愿意承担可能面临的风险。

	患者签字：		日期：	年	月	日
	家属签字：	与患者关系：	日期：	年	月	日

手术/操作拒绝声明部分：

　　经过医生详细告知，我已充分了解病情及不进行手术/操作可能发生的后果。经认真考虑，我自主决定拒绝手术/操作治疗，并且愿意承担因不施行手术/操作而发生的一切后果。特此签字声明。

	患者签字：		日期：	年	月	日
	家属签字：	与患者关系：	日期：	年	月	日

注：1. 本同意书原则上应由患者亲自签具，家属可以但并非必须同时签字。

　　2. 在患者本人丧失行为能力或因保护性医疗无法签字时，需由其法定代理人或委托代理人作为家属签字。此时本《知情同意书》依患者同代理人签署的《患者授权书》的存在而生效。

脑血管造影知情同意书

患者姓名：　　　　　　年龄：　　　　　　性别：
病区：　　　　　　床号：　　　　　　患者ID号：
目前诊断及根据：
拟行手术/操作的名称：脑血管造影

风险告知部分：
　　鉴于患者所患疾病，_____血管可能患有动脉硬化、狭窄、闭塞或动脉瘤，需要在_____麻醉下进行脑血管造影（DSA）。脑血管病患者中一部分存在血管畸形、动脉瘤或者其他的血管异常，针对血管狭窄、闭塞、血管再通、溃疡形成以及颅内和颅外大、小动脉夹层的诊断，以及血管狭窄示侧支循环的分析，血管造影是不可取代的；对于可能需要介入治疗的患者血管造影可以评价其血管病变程度知道下一步治疗。但本项操作是一种创伤性医疗手段，存在一定的医疗风险，特此郑重向患者或家属告知，施行本项操作的术中或术后可能发生的意外情况和并发症，包括但不限于：
1. 过敏反应（包括造影剂和麻醉剂）。
2. 严重心律失常，甚至危及生命（如室上性心动过速、心室颤动、心室停搏等）。
3. 感染（包括局部和全身）。
4. 急性心肌梗死。
5. 急性心衰、休克。
6. 颅内出血（包括动脉或静脉大出血）及穿刺局部血肿。
7. 血栓栓塞（由于颈内动脉斑块或心脏内栓子脱落引起脑血管栓塞）。
8. 导管断裂、打结。
9. 血管造影未发现病变，可能需要择期再次检查。
10. 手术引起腹膜后血肿，可能危及生命。
11. 穿刺不成功。
12. 手术中血管痉挛。
13. 手术引起动脉夹层或血管破裂。
14. 放射线可能造成损伤。
15. 手术过程中形成假动脉瘤。
16. 其他。
　　若患者患有高血压、心脏病、糖尿病、肝肾功能不全、静脉血栓等疾病或者有吸烟史，以上这些风险可能会加大，或者在术中或术后出现相关的病情加重或心脑血管意外，甚至死亡。

手术/操作志愿申请及授权委托部分：
　　经过医生的详细告知，我已经充分了解病情，施行手术/操作的原因及其必要性，以及上述风险，并理解这是目前医学上难以避免的风险，经过认真考虑，我同意接受此项手术/操作，并有充分的思想准备愿意承担可能面临的风险。
　　　　　　　　　　　　　　　　　　患者签字：　　　　　日期：　　年　　月　　日
　　　　　　　　　　　　　　　　　　家属签字：　　　与患者关系：　　　日期：　　年　　月　　日

注：1. 本同意书原则上应由患者亲自签具，家属可以但并非必须同时签字。
　　2. 在患者本人丧失行为能力或因保护性医疗无法签字时，需由其法定代理人或委托代理人作为家属签字。此时本《知情同意书》依患者同代理人签署的《患者授权书》的存在而生效。

【肾病科】

血液透析知情同意书

患者姓名:		年龄:		性别:	
病区:		床号:		患者ID号:	

目前诊断及根据:

拟行操作的名称:血液透析

风险告知部分:

　　鉴于患者所患疾病,需实施本项操作。血液透析治疗目的在于,对于慢性肾衰竭患者,血液透析可以部分替代肾脏功能,延长生命;行肾移植患者,可为其创造条件;对于急性肾衰竭患者,血液透析可以为治疗创造条件,为肾功能恢复或部分恢复创造时机。但本项操作存在一定的医疗风险,特此郑重向患者或家属告知,施行本项手术/操作的术中或术后可能发生的意外情况和并发症,包括但不限于:

　　1. 血液透析过程中可能发生如下急性合并症:低血压、肌肉痉挛、失明、气栓、体外循环管路意外脱落出现漏血、心律失常、心力衰竭、心脏骤停、出血、心包填塞、透析器过敏、透析器和管路凝血。另外,血液透析可能会加重原有的感染。

　　2. 各种血管通路均有发生感染、血栓形成的可能。

　　3. 由于患者的抵抗力下降,发生血源传播性疾病(例如乙肝、丙肝等)的机会明显高于普通人群。

　　4. 其他意外情况。

如果不进行手术/操作,患者可能面临的风险是:

_____

_____

_____

_____

　　　　　　　　　　　　　　　　　　　　医师签字:　　　　　日期

手术/操作志愿申请及授权委托部分:

　　经过医生的详细告知,我已经充分了解病情,施行手术/操作的原因及其必要性,以及上述风险,并理解这是目前医学上难以避免的风险,经过认真考虑,我同意接受此项手术/操作,并有充分的思想准备愿意承担可能面临的风险。

　　　　　　　　　　　　　　　　患者签字:　　　　　日期:　　年　　月　　日

　　　　　　　　　　家属签字:　　　　与患者关系:　　　日期:　　年　　月　　日

手术/操作拒绝声明部分:

　　经过医生详细告知,我已充分了解病情及不进行手术/操作可能发生的后果。经认真考虑,我自主决定拒绝手术/操作治疗,并且愿意承担因不施行手术/操作而发生的一切后果。特此签字声明。

　　　　　　　　　　　　　　　　患者签字:　　　　　日期:　　年　　月　　日

　　　　　　　　　　家属签字:　　　　与患者关系:　　　日期:　　年　　月　　日

注:1. 本同意书原则上应由患者亲自签具,家属可以但并非必须同时签字。

　　2. 在患者本人丧失行为能力或因保护性医疗无法签字时,需由其法定代理人或委托代理人作为家属签字。此时本《知情同意书》依患者同代理人签署的《患者授权书》的存在而生效。

腹透置管知情同意书

患者姓名： 年龄： 性别：
病区： 床号： 患者ID号：

目前诊断及根据：

拟行手术/操作的名称：腹膜透析置管

风险告知部分：

鉴于患者所患疾病，需实施本项操作。腹膜透析即向腹腔内插入腹透管（特制管，需在手术室无菌操作下进行），向腹腔内注入透析液，利用腹膜作为半透膜清除体内代谢废物、毒素和过多的水分，使其随废旧透析液排出体外，同时由腹透液中补充必要的物质，不断更换新鲜腹透液反复透析治疗。但本项操作存在一定的医疗风险，特此郑重向患者或家属告知，施行本项操作的术中或术后可能发生的意外情况和并发症及注意事项，包括但不限于：

1. 请您于腹透插管前清洗腹部，如有发热、咳嗽、出血倾向、既往有否腹部手术史需告知主管医生。
2. 腹透插管当天要空腹并排空膀胱及排大便。
3. 因肾功能衰竭患者凝血机制障碍，植管术中可能发生出血，又因有的患者腹水量过大、营养不良，植管后有可能漏液。植管术完毕返病房后如自觉腹痛、伤口处有渗血、渗液等请及时通知医护人员。
4. 腹膜透析常见的并发症为腹腔感染，为此在腹透液灌注过程、操作程序做了一系列防治措施，但仍有可能感染。如出现腹痛、发热、腹透液混浊等及时告知医护人员。您出院前护士会给您讲解操作规程及注意事项，要求严格按无菌操作进行。
5. 腹透后患者饮食要配合优质蛋白（牛奶、瘦肉、鱼、鸡蛋）及维生素（新鲜蔬菜、非糖尿病患者可食水果）。饮食相对较腹透前开放，请注意饮食方面的配合。
6. 其他。

如果不进行手术/操作，患者可能面临的风险是：
_____
_____
_____
_____

医师签字： 日期

手术/操作志愿申请及授权委托部分：

经过医生的详细告知，我已经充分了解病情，施行手术/操作的原因及其必要性，以及上述风险，并理解这是目前医学上难以避免的风险，经过认真考虑，我同意接受此项手术/操作，并有充分的思想准备愿意承担可能面临的风险。

患者签字： 日期： 年 月 日
家属签字： 与患者关系： 日期： 年 月 日

手术/操作拒绝声明部分：

经过医生详细告知，我已充分了解病情及不进行手术/操作可能发生的后果。经认真考虑，我自主决定拒绝手术/操作治疗，并且愿意承担因不施行手术/操作而发生的一切后果。特此签字声明。

患者签字： 日期： 年 月 日
家属签字： 与患者关系： 日期： 年 月 日

注：1. 本同意书原则上应由患者亲自签具，家属可以但并非必须同时签字。
2. 在患者本人丧失行为能力或因保护性医疗无法签字时，需由其法定代理人或委托代理人作为家属签字。此时本《知情同意书》依患者同代理人签署的《患者授权书》的存在而生效。

腹透拔管知情同意书

患者姓名：	年龄：	性别：
病区：	床号：	患者 ID 号：

目前诊断及根据：

拟行手术/操作的名称：腹膜透析拔管术

风险告知部分：

　　鉴于患者所患疾病，需实施本项操作。腹膜透析拔管术即由腹腔内拔出原先种植的腹透管（需在手术室无菌操作下进行）。但本项存在一定的医疗风险，特此郑重向患者或家属告知，施行本项操作的术中或术后可能发生的意外情况和并发症及注意事项，包括但不限于：

　　1. 麻醉意外。

　　2. 因肾功能衰竭患者凝血机制障碍，拔管术中及术后可能发生出血，拔管术完毕返病房后如自觉腹痛、伤口处有渗血等请及时通知医护人员。

　　3. 腹膜拔管常见的并发症为伤口感染及腹腔感染，如出现腹痛、发热等及时告知医护人员。

　　4. 术中损伤周围组织。

　　5. 心脑血管意外。

　　6. 其他。

手术/操作志愿申请及授权委托部分：

　　经过医生的详细告知，我已经充分了解病情，施行手术/操作的原因及其必要性，以及上述风险，并理解这是目前医学上难以避免的风险，经过认真考虑，我同意接受此项手术/操作，并有充分的思想准备愿意承担可能面临的风险。

　　　　　　　　　　　　　　　　患者签字：　　　　日期：　　年　　月　　日
　　　　　　　　家属签字：　　　与患者关系：　　　日期：　　年　　月　　日

注：1. 本同意书原则上应由患者亲自签具，家属可以但并非必须同时签字。

　　2. 在患者本人丧失行为能力或因保护性医疗无法签字时，需由其法定代理人或委托代理人作为家属签字。此时本《知情同意书》依患者同代理人签署的《患者授权书》的存在而生效。

肾活检知情同意书

患者姓名：　　　　　　年龄：　　　　　　性别： 病区：　　　　　　床号：　　　　　　患者ID号：
目前诊断及根据：
拟行手术/操作的名称：经皮肾活检术
风险告知部分： 　　鉴于患者所患疾病，需在局部麻醉下实施本项操作，此操作的目的在于明确诊断，指导治疗，判断预后。但本项操作是一种创伤性医疗手段，存在一定的医疗风险，特此郑重向患者或家属告知，施行本项操作的术中或术后可能发生的意外情况和并发症及注意事项，包括但不限于： 　　1. 肾穿刺时需短暂憋气，请您练习憋气。穿刺后需卧床24小时，请您练习卧床排尿，以免发生术后尿潴留。 　　2. 刺前如有感冒、发热、出血倾向、咳嗽明显，请及时告知主管医生。 　　3. 肾穿后一般均有镜下血尿，少数可有肉眼血尿，一般在1～3天内自行消失，肉眼血尿转为镜下血尿后逐渐消失。个别病例血尿较重，需输血、补液，严重者需手术治疗。 　　4. 穿刺有可能并发肾周血肿，小血肿一般自行吸收，大血肿有可能并发感染，需抗炎或手术治疗。 　　5. 肾穿刺属创伤性检查，有可能引起感染，造成肾脓肿，严重者引起败血症。 　　6. 除以上合并症外，因个体差异还可能出现个别少见的合并症，如肾破裂等。 　　7. 其他：如心、脑血管合并症等。 　　8. 肾穿不成功。
手术/操作志愿申请及授权委托部分： 　　经过医生的详细告知，我已经充分了解病情，施行手术/操作的原因及其必要性，以及上述风险，并理解这是目前医学上难以避免的风险，经过认真考虑，我同意接受此项手术/操作，并有充分的思想准备愿意承担可能面临的风险。 　　　　　　　　　　　　　　　　患者签字：　　　　　　日期：　　年　　月　　日 　　　　　　　　　　　　　　　　家属签字：　　与患者关系：　　日期：　　年　　月　　日

注：1. 本同意书原则上应由患者亲自签具，家属可以但并非必须同时签字。
　　2. 在患者本人丧失行为能力或因保护性医疗无法签字时，需由其法定代理人或委托代理人作为家属签字。此时本《知情同意书》依患者同代理人签署的《患者授权书》的存在而生效。

肾病免疫抑制剂治疗知情同意书

患者姓名： 　　　　　　年龄： 　　　　　　性别：
病区： 　　　　　　床号： 　　　　　　患者 ID 号：
目前诊断及根据：
拟行治疗的名称：免疫抑制治疗
风险告知部分：
鉴于患者所患疾病,需要使用免疫抑制剂糖皮质激素/细胞毒药物(环磷酰胺)/环孢素 A/其他_____治疗。合理地使用各类免疫抑制治疗肾脏疾病,可相当程度地改善肾病患者的预后。但本项治疗是一种创伤性医疗手段,存在一定的医疗风险,特此郑重向患者或家属告知,施行本项治疗的过程中可能发生的意外情况和并发症,包括但不限于：
1. 糖皮质激素的副作用：类皮质激素亢进综合征,出现满月脸、多毛等,药物性高血糖、高血压,骨质疏松、股骨头无菌性坏死,诱发消化性溃疡或溃疡复发,免疫力降低、继发或加重感染,水钠潴留,精神神经症状等。
2. 环磷酰胺的副作用：骨髓抑制,诱发感染,肝功能损害,性腺抑制,出血性膀胱炎,恶心、呕吐等消化道症状,脱发等,有增加膀胱肿瘤的危险。
3. 环孢素 A 的副作用：主要有肾毒性,包括慢性间质肾损害、严重者可出现血栓性微血管病、急性肾衰竭；血压增高；齿龈增生；神经毒性；多毛；肝功能损害；消化道症状；血脂异常；致癌性等。
4. 其他药物副反应：_____。
5. 部分患者治疗效果不佳。
6. 其他。
若患者患有高血压、糖尿病、肝肾功能不全、感染性疾病、血液系统疾病、免疫功能受损、肿瘤性疾病等情况时,以上这些风险可能会加大,甚至会危及生命,必要时可能不得不中断治疗。实施治疗过程中如果患者不遵医嘱,可能影响药物效果。
如果不进行治疗,患者可能面临的风险是：
_____
_____
_____
医师签字： 　　　　日期
治疗志愿申请及授权委托部分：
经过医生的详细告知,我已经充分了解病情,施行治疗的原因及其必要性,以及上述风险,并理解这是目前医学上难以避免的风险,经过认真考虑,我同意接受此项治疗,并有充分的思想准备愿意承担可能面临的风险。
患者签字： 　　　　日期 　　年 　　月 　　日
家属签字： 　　与患者关系： 　　日期 　　年 　　月 　　日
治疗拒绝声明部分：
经过医生详细告知,我已充分了解病情及不进行治疗可能发生的后果。经认真考虑,我自主决定拒绝治疗,并且愿意承担因不施行治疗而发生的一切后果。特此签字声明。
患者签字： 　　　　日期 　　年 　　月 　　日
家属签字： 　　与患者关系： 　　日期 　　年 　　月 　　日

注：1. 本同意书原则上应由患者亲自签具,家属可以但并非必须同时签字。
　　2. 在患者本人丧失行为能力或因保护性医疗无法签字时,需由其法定代理人或委托代理人作为家属签字。此时本《知情同意书》依患者同代理人签署的《患者授权书》的存在而生效。

【妇科】

妇科手术知情同意书

患者姓名：	年龄：	性别：
病区：	床号：	患者ID号：

目前诊断及根据：

拟行手术/操作的名称：
1. 诊断性刮宫
2. 宫颈息肉切除术
3. 宫颈赘生物摘除术
4. 分段诊断性刮宫
5. 前庭大腺脓肿（囊肿）造口术
6. 胎停育、不全流产清宫术
7. 探宫腔、扩宫口术
8. 宫颈肌瘤摘除术
9. 取活检术
10. 阴道壁肿物切除术
11. 其他

风险告知部分：

鉴于患者所患疾病，需实施本项手术/操作，但本项手术/操作是一种创伤性医疗手段，存在一定的医疗风险，特此郑重向患者或家属告知，施行本项手术/操作的术中或术后可能发生的意外情况和并发症，包括但不限于：

1. 术中及术后阴道出血较多，持续时间较长，严重的需要输血甚至抢救。
2. 术后感染（阴道炎、盆腔炎、附件炎等）。
3. 子宫穿孔、损伤膀胱、直肠、大网膜等盆腹腔脏器。
4. 心、脑血管意外。
5. 昏迷、休克。
6. 必要时请相关科室会诊、抢救。
7. 术后有一定的复发率。
8. 下腹及腰骶部疼痛，有时可伴肛门下坠感。
9. 继发输卵管粘连、不孕、宫颈损伤。
10. 少量接受放射线辐射。
11. 肝肾功能不良、活动性肺结核、甲亢患者及对碘过敏者禁用造影剂。
12. 孕妇、老年人慎用造影剂。
13. 术中或术后药物过敏。
14. 前庭大腺脓肿（囊肿）造口后会有大量脓液排出，患者的疼痛感会随之减轻。
15. 前庭大腺囊腔尽可能开放并放置引流纱条，需每日换药，以保持伤口清洁，有利于伤口愈合。
16. 伤口少量渗血及疼痛。
17. 伤口感染。

18. 损伤尿道、尿道旁腺、会阴部肌肉、神经、肛周肌肉。
19. 子宫复旧欠佳,可能会发生大出血。
20. 一些特殊情况(葡萄胎等)可能需要二次刮宫或在 B 超辅助下清宫,必要时需要进一步检查。
21. 其他意外。

如果不进行手术/操作,患者可能面临的风险是:
_____
_____
_____
_____
_____

            医师签字: 日期

手术/操作志愿申请及授权委托部分:
  经过医生的详细告知,我已经充分了解病情,施行手术/操作的原因及其必要性,以及上述风险,并理解这是目前医学上难以避免的风险,经过认真考虑,我同意接受此项手术/操作,并有充分的思想准备愿意承担可能面临的风险。

         患者签字: 日期: 年 月 日
         家属签字: 与患者关系: 日期: 年 月 日

手术/操作拒绝声明部分:
  经过医生详细告知,我已充分了解病情及不进行手术/操作可能发生的后果。经认真考虑,我自主决定拒绝手术/操作治疗,并且愿意承担因不施行手术/操作而发生的一切后果。特此签字声明。

         患者签字: 日期: 年 月 日
         家属签字: 与患者关系: 日期: 年 月 日

注:1. 本同意书原则上应由患者亲自签具,家属可以但并非必须同时签字。
  2. 在患者本人丧失行为能力或因保护性医疗无法签字时,需由其法定代理人或委托代理人作为家属签字。此时本《知情同意书》依患者同代理人签署的《患者授权书》的存在而生效。

人工流产负压吸引/钳刮手术知情同意书

患者姓名：	年龄：	性别：
病区：	床号：	患者 ID 号：

目前诊断及根据：

拟行手术/操作的名称：人工流产负压吸引手术（或钳刮术）

风险告知部分：

  鉴于患者情况，需实施本项手术，但本项手术是一种创伤性医疗手段，存在一定的医疗风险，特此郑重向患者或家属告知，施行本项手术的术中或术后可能发生的意外情况和并发症，包括但不限于：

1. 心脑综合征。
2. 术中或术后出血。
3. 羊水栓塞，弥漫性血管内凝血。
4. 子宫及脏器损伤、需住院观察治疗。
5. 人流不全。
6. 漏吸。
7. 吸空。
8. 宫腔积血。
9. 感染。
10. 宫颈、宫腔粘连。
11. 月经失调。
12. 继发不孕。
13. 其他不可预料情况。

手术/操作志愿申请及授权委托部分：

  经过医生的详细告知，我已经充分了解病情，施行手术/操作的原因及其必要性，以及上述风险，并理解这是目前医学上难以避免的风险，经过认真考虑，我同意接受此项手术/操作，并有充分的思想准备愿意承担可能面临的风险。

               患者签字：   日期： 年 月 日

           家属签字：   与患者关系： 日期： 年 月 日

注：1. 本同意书原则上应由患者亲自签具，家属可以但并非必须同时签字。

  2. 在患者本人丧失行为能力或因保护性医疗无法签字时，需由其法定代理人或委托代理人作为家属签字。此时本《知情同意书》依患者同代理人签署的《患者授权书》的存在而生效。

放置宫内节育器手术知情同意书

患者姓名：	年龄：	性别：
病区：	床号：	患者ID号：
目前诊断及根据：		
拟行手术/操作的名称：放置宫内节育器手术		

风险告知部分：
　　鉴于患者情况,需实施本项手术,但本项手术是一种创伤性医疗手段,存在一定的医疗风险,特此郑重向患者或家属告知,施行本项手术的术中或术后可能发生的意外情况和并发症,包括但不限于：
　1. 术中出血。
　2. 子宫损伤及其他脏器损伤。
　3. 宫内节育器放置失败。
　4. 心脑综合征。
　5. 过敏。
　6. 感染。
　7. 月经改变。
　8. 腰酸、腹痛。
　9. 宫内节育器脱落。
　10. 带器妊娠(宫内、宫外)。
　11. 节育器嵌顿、异位、移位。
　12. 其他不可预料情况。

手术/操作志愿申请及授权委托部分：
　　经过医生的详细告知,我已经充分了解病情,施行手术/操作的原因及其必要性,以及上述风险,并理解这是目前医学上难以避免的风险,经过认真考虑,我同意接受此项手术/操作,并有充分的思想准备愿意承担可能面临的风险。

　　　　　　　　　　　　　　　患者签字：　　　　日期：　　年　　月　　日
　　　　　　　　　　家属签字：　　　与患者关系：　　　日期：　　年　　月　　日

注：1. 本同意书原则上应由患者亲自签具,家属可以但并非必须同时签字。
　　2. 在患者本人丧失行为能力或因保护性医疗无法签字时,需由其法定代理人或委托代理人作为家属签字。此时本《知情同意书》依患者同代理人签署的《患者授权书》的存在而生效。

取出宫内节育器手术知情同意书

患者姓名：	年龄：	性别：
病区：	床号：	患者 ID 号：

目前诊断及根据：

拟行手术/操作的名称：取出宫内节育器手术

风险告知部分：
　　鉴于患者情况，需实施本项手术，但本项手术是一种创伤性医疗手段，存在一定的医疗风险，特此郑重向患者或家属告知，施行本项手术的术中或术后可能发生的意外情况和并发症，包括但不限于：
　　1. 取器失败。
　　2. 宫内节育器断裂、残留。
　　3. 出血。
　　4. 感染。
　　5. 心脑综合征。
　　6. 子宫及其他脏器损伤。
　　7. 如取器失败或残留需住院手术、必要时需宫腔镜、腹腔镜取出或开腹术。
　　8. 有合并症需住院手术。
　　9. 其他不可预料情况。

手术/操作志愿申请及授权委托部分：
　　经过医生的详细告知，我已经充分了解病情，施行手术/操作的原因及其必要性，以及上述风险，并理解这是目前医学上难以避免的风险，经过认真考虑，我同意接受此项手术/操作，并有充分的思想准备愿意承担可能面临的风险。

　　　　　　　　　　　　　　　　　　　　患者签字：　　　　日期：　　年　月　日
　　　　　　家属签字：　　　与患者关系：　　　　日期：　　年　月　日

注：1. 本同意书原则上应由患者亲自签具，家属可以但并非必须同时签字。
　　2. 在患者本人丧失行为能力或因保护性医疗无法签字时，需由其法定代理人或委托代理人作为家属签字。此时本《知情同意书》依患者同代理人签署的《患者授权书》的存在而生效。

【骨科】

骨科手术/操作知情同意书

| 患者姓名： 年龄： 性别： |
| 病区： 床号： 患者ID号： |

| 目前诊断及根据： |

| 拟行手术/操作的名称： |

风险告知部分：
　　鉴于患者所患疾病,需实施本项手术/操作,但本项手术/操作是一种创伤性医疗手段,存在一定的医疗风险,特此郑重向患者或家属告知,施行本项手术/操作的术中或术后可能发生的意外情况和并发症,包括但不限于：
　　1. 麻醉意外,药物过敏,输血反应。
　　2. 术中、术后可能出现生命体征异常波动,可能突发心、肺、肝、肾等脏器功能衰竭,可能并发心脑血管意外,甚至出现心跳、呼吸停止,呼吸骤停,栓塞,术中骨折。
　　3. 术中、术后可能出现脂肪栓塞综合征、应急性溃疡等严重并发症。
　　4. 术中软组织出血可能较多,或因意外损伤血管出现大出血,导致不能控制的出血,导致休克,甚至死亡。术中可能因意外而损伤周围神经,导致感觉、运动功能障碍症状加重。手术切口可能导致皮神经损伤,术后出现麻木。
　　5. 止血带麻痹。
　　6. 术中因病情变化可能改变手术方案或终止手术。
　　7. 术后可能需辅助石膏外固定等外固定治疗。
　　8. 术后创伤部位软组织可能并发缺血、坏死,切口可能渗血、出血,导致切口延迟愈合或不愈合,进而可能需二次手术治疗。
　　9. 术后感染,术后创伤、手术部位可能并发软组织感染,形成溃疡、窦道,甚至可能并发软组织缺损或骨髓炎。
　　10. 术后因手术部位组织瘢痕形成,致肌腱、肌腹、神经、血管、骨骼及皮肤局部形成组织粘连,导致肢体挛缩及神经、血管受压,而引起患肢感觉、运动功能障碍及血运障碍,且创伤、手术部位可能出现隐痛或不适感。
　　11. 术后因长期卧床可能出现坠积性肺炎、褥疮、废用性骨质疏松、血栓闭塞性脉管炎、泌尿系感染等并发症。
　　12. 术后功能锻炼不利,需二次手术。
　　13. 内固定部分费用,医保规定需个人负担　　%。

14. 其他难以预料的严重情况或预计到但无法避免的意外情况出现,导致病情加重。

如果不进行手术/操作,患者可能面临的风险是:

_____

_____

_____

_____

医师签字:　　　　　日期

手术/操作志愿申请及授权委托部分:

　　经过医生的详细告知,我已经充分了解病情,施行手术/操作的原因及其必要性,以及上述风险,并理解这是目前医学上难以避免的风险,经过认真考虑,我同意接受此项手术/操作,并有充分的思想准备愿意承担可能面临的风险。

患者签字:　　　　　日期:　　年　　月　　日

家属签字:　　　与患者关系:　　　日期:　　年　　月　　日

手术/操作拒绝声明部分:

　　经过医生详细告知,我已充分了解病情及不进行手术/操作可能发生的后果。经认真考虑,我自主决定拒绝手术/操作治疗,并且愿意承担因不施行手术/操作而发生的一切后果。特此签字声明。

患者签字:　　　　　日期:　　年　　月　　日

家属签字:　　　与患者关系:　　　日期:　　年　　月　　日

注:1. 本同意书原则上应由患者亲自签具,家属可以但并非必须同时签字。

　　2. 在患者本人丧失行为能力或因保护性医疗无法签字时,需由其法定代理人或委托代理人作为家属签字。此时本《知情同意书》依患者同代理人签署的《患者授权书》的存在而生效。

【皮肤科】

浸浴疗法知情同意书

患者姓名:	年龄:	性别:
病区:	床号:	患者 ID 号:

目前诊断及根据:

治疗目的:皮肤病的中医药外治

药浴须知:

  1. 药浴患者请携带知情同意书、交费后的治疗单及外洗药到皮肤科治疗室交予护士,外洗药煎药时间为 分钟以上。

  2. 请自行准备好洗浴用品。

  3. 治疗时间:_____

注意事项:

  1. 有心脏病、高血压等心脑血管疾病患者及 60 岁以上患者药浴时须由家属陪伴。

  2. 行药浴时,室内排风扇应打开。

  3. 药浴的水温应因人因病而异,年老体弱者,药浴温度不宜过高。

  4. 全身浸浴后,应注意保温,避免感冒。

  5. 泡浴时间 15～20 分钟,药浴全过程不超过 1 小时。全身浸浴要注意及时补充水分。

  6. 饱餐或空腹不能全身药浴。

  7. 如药浴时出现任何不适,请立即停止浸浴,并及时按呼叫器。

风险告知部分:

  本项治疗存在一定的医疗风险,特此郑重向患者或家属告知,施行本项治疗的过程中可能发生的意外情况和并发症,包括但不限于:

  1. 头晕,心慌、晕厥、出汗等不适。

  2. 皮肤刺激反应或过敏。

  3. 加重或诱发高血压、心脏病等病的病情。

  4. 加重或诱发心脑血管意外。

  5. 猝死。

  6. 其他意外,如摔伤骨折、外伤等。

  如果出现上述意外情况,会采取相应治疗措施,对危及生命的并发症,我们可能来不及征求家属的意见,需要紧急救治如气管插管、心外按压、电除颤等紧急抢救措施,希望得到家属的理解、同意。

治疗志愿申请及授权委托部分:

  经过医生的详细告知,我已经充分了解病情,施行治疗的原因及其必要性,以及上述风险,并理解这是目前医学上难以避免的风险,经过认真考虑,我同意接受此项治疗,并有充分的思想准备愿意承担可能面临的风险。

                  患者签字: 日期: 年 月 日

                  家属签字: 与患者关系: 日期: 年 月 日

注:1. 本同意书原则上应由患者亲自签具,家属可以但并非必须同时签字。

  2. 在患者本人丧失行为能力或因保护性医疗无法签字时,需由其法定代理人或委托代理人作为家属签字。此时本《知情同意书》依患者同代理人签署的《患者授权书》的存在而生效。

【麻醉科】

麻醉与相关操作知情同意书

患者姓名：	年龄：	性别：
病区：	床号：	患者ID号：

目前诊断及根据：

拟行麻醉方法：全麻　椎管内麻醉　神经阻滞　局麻加地西泮镇痛　针刺麻醉　有创操作　血液稀释　血液回收

患者基础疾病及可能对麻醉产生影响的特殊情况：

麻醉中拟行的有创操作和监测：

风险告知部分：

　　鉴于患者情况，需实施麻醉，麻醉与相关操作一般是安全的，但仍然存在一定的医疗风险，特此郑重向患者或家属告知，施行麻醉过程中可能发生的意外情况和并发症，包括但不限于：

　　1. 各种麻醉药物引起的特异、过敏或高敏反应，导致休克、呼吸心跳停止等。

　　2. 手术麻醉中输血和输液可能发生致热源反应、过敏反应及感染等。

　　3. 有伴随疾患或重要脏器损害者，依伴随疾患的不同均有可能发生不同程度的并发症，如心、脑、肺、肾等脏器功能失常和衰竭等意外。

　　4. 急诊手术麻醉的危险性和并发症的发生高于择期手术麻醉。

　　5. 手术麻醉过程中，根据情况有随时加用或更改麻醉方法的可能。

　　6. 不同麻醉方法，虽按操作规程进行但仍可能引起：

　　（1）全麻气管插管损伤牙齿、口鼻出血；呕吐、反流误吸；咽喉痛、喉痉挛、支气管痉挛；声带损伤麻痹；恶性高热；清醒延迟和呼吸延迟恢复等。

　　（2）腰麻引起呼吸循环扰乱、术后头痛、恶心呕吐、尿潴留、腰背痛、脊髓或神经损伤及感染，脊髓缺血等可能遗留感觉和运动障碍。

　　（3）硬膜外麻醉发生呼吸循环扰乱、腰背痛，全脊髓麻醉、硬膜外血肿、神经损伤及感染等，可引发严重意外或遗留感觉和运动障碍。

　　（4）神经阻滞发生神经损伤、气胸、膈神经麻痹、局部血肿及感染等。

　　（5）针刺麻醉发生滞针、局部疼痛或血肿及效果不好等。

　　7. 血液稀释即术前采集一定量的自体血，血液回收是使用仪器将手术野自体血过滤回收，术中根据失血情况再将自体血回输。采血时可能造成局部血肿、损伤致残，回输血液可能引起感染等。

　　8. 有创操作包括动脉与深静脉穿刺及置管等，可能造成的并发症如血气胸、血栓、栓塞、感染、组织及神经损伤、致残、组织水肿和血肿等；反复穿刺、置管不成功及导管堵塞、滑脱及遗留等。

　　9. 手术麻醉过程中，根据情况有随时加用自费药品及物品的可能。

　　10. 其他。

	麻醉医师签字：	日期：	年	月	日

手术/操作志愿申请及授权委托部分：

　　经过医生的详细告知，我已经充分了解病情，施行手术/操作的原因及其必要性，以及上述风险，并理解这是目前医学上难以避免的风险，经过认真考虑，我同意接受此项手术/操作，并有充分的思想准备愿意承担可能面临的风险。

患者签字：	日期：	年	月	日
家属签字：	与患者关系：	日期：	年 月 日	

注：1. 本同意书原则上应由患者亲自签具，家属可以但并非必须同时签字。

　　2. 在患者本人丧失行为能力或因保护性医疗无法签字时，需由其法定代理人或委托代理人作为家属签字。此时本《知情同意书》依患者同代理人签署的《患者授权书》的存在而生效。

【ICU】

ICU 入院时抢救签字单

_____的家属：

由于您的亲人目前病情危重，需立即密切监护及抢救治疗，医务人员将尽职尽责地施行医疗措施。在抢救过程中可能需要进行一些有创伤或有潜在危险的项目，需要患者的亲属做出决定，现将有关项目陈述如下：

1. 放置尿管　　　　　　　　　　　　　　家属意见　同意 □　不同意 □

目的：治疗尿潴留、尿失禁及留取无菌尿标本。

危险：(1)感染　(2)尿道损伤、出血　(3)腹痛及异物感　(4)尿道口红肿、疼痛　(5)尿液自尿道口溢出　(6)尿道狭窄　(7)气囊破裂尿管脱出或膀胱异物。

2. 放置胃肠管　　　　　　　　　　　　　家属意见　同意 □　不同意 □

目的：(1)胃肠内营养支持　(2)胃肠减压　(3)洗胃。

危险：(1)损伤鼻咽道黏膜　(2)误入气管或诱发窒息　(3)鼻、食管、胃黏膜糜烂或出血　(4)中耳炎　(5)过度呕吐　(6)寰枢关节脱位　(7)加重或诱发心脏病或高血压　(8)胃管过敏，胶布过敏　(9)胃管阻塞。

3. 中心静脉插管和血流动力学监测　　　　家属意见　同意□　不同意□

目的：(1)解决患者液体输入　(2)精密输入或快速输入　(3)血流动力学监测。

危险：(1)损伤动脉血管，出血或血肿　(2)感染　(3)静脉血栓或气体栓塞形成、气体栓子或血栓脱落导致肺梗塞或其他脏器梗塞，肺动脉穿孔　(4)气胸或血胸，纵隔及皮下气肿　(5)血栓性静脉炎　(6)心衰、休克、呼吸心跳骤停和其他心血管意外　(7)导管打结、折断　(8)其他不可预见的意外。

4. 气管内插管和机械通气　　　　　　　　家属意见　同意 □　不同意 □

目的：(1)呼吸衰竭的支持治疗　(2)解除气道阻塞　(3)防止误吸。

危险：(1)刺激迷走神经引起呼吸心跳骤停　(2)口腔局部损伤和牙齿脱落　(3)咽部感染、喉头水肿和声带损伤　(4)气管软骨脱位　(5)误吸、肺部感染和肺不张　(6)黏液栓、痰栓等引起急性气道阻塞　(7)误入食道　(8)插管失败　(9)正压通气引起低血压　(10)皮下气肿、纵隔气肿　(11)气管食管瘘　(12)脱机不能　(13)其他不可预见的意外。

5. 心外按压　　　　　　　　　　　　　　家属意见　同意 □　不同意 □

目的：恢复心跳。

危险：(1)肋骨骨折　(2)气胸、血气胸　(3)软组织损伤。

6. 电除颤　　　　　　　　　　　　　家属意见　同意 □　不同意 □

目的:消除室颤,恢复心跳。

危险:(1)电烧灼伤　(2)心肌损伤　(3)除颤无效。

7. 纤维支气管镜检查　　　　　　　　家属意见　同意 □　不同意 □

目的:(1)吸痰准确彻底　(2)药物灌洗　(3)诊断检查。

危险:(1)麻醉意外　(2)出血　(3)气胸、血气胸　(4)纵隔气肿　(5)感染　(6)心跳骤停　(7)窒息　(8)其他不可预见的并发症。

以上情况严重时可能危及生命。一旦发生,我们都会尽力抢救。请您仔细阅读,慎重考虑。如同意,请签字为证;如不同意,也请签字为证。谢谢您的合作!

家属签字＿＿＿＿＿＿（能代表全体家属意见）　与患者关系＿＿＿＿＿＿

医生签名:＿＿＿＿＿＿＿＿

＿＿＿＿年＿＿月＿＿日

中心静脉置管知情同意书

患者姓名：	年龄：	性别：
病区：	床号：	患者ID号：

目前诊断及根据：

拟行手术/操作的名称：中心静脉置管

风险告知部分：

　　鉴于患者所患疾病，需实施本项操作。患者因周围静脉穿刺困难、或因输入对血管刺激较大的液体、或需短时间内保证液体输入量，为保证患者治疗的正常进行，故需做锁骨下静脉或股静脉、颈内静脉穿刺，虽然中心静脉穿刺已经是非常成熟的医疗技术，但本项操作是一种创伤性医疗手段，存在一定的医疗风险，特此郑重向患者或家属告知，施行本项操作的术中或术后可能发生的意外情况和并发症，包括但不限于：

1. 一次穿刺不成功，需反复穿刺时，可能造成局部组织血肿；
2. 穿刺后局部或全身感染。
3. 穿刺后导管脱出血管外，导致出血。
4. 穿刺后有发生气胸、血胸、纵隔气肿、心包填塞的可能。
5. 在保留导管的过程中，可能发生导管堵塞，静脉血栓形成。
6. 麻醉药过敏，胶布过敏。
7. 导管上行入颈内或颈外静脉。
8. 穿刺部位软组织及神经损伤引起疼痛。
9. 误伤动脉。
10. 形成动静脉瘘。

手术/操作志愿申请及授权委托部分：

　　经过医生的详细告知，我已经充分了解病情，施行手术/操作的原因及其必要性，以及上述风险，并理解这是目前医学上难以避免的风险，经过认真考虑，我同意接受此项手术/操作，并有充分的思想准备愿意承担可能面临的风险。

	患者签字：		日期：	年	月	日
	家属签字：	与患者关系：	日期：	年	月	日

注：1. 本同意书原则上应由患者亲自签具，家属可以但并非必须同时签字。

　　2. 在患者本人丧失行为能力或因保护性医疗无法签字时，需由其法定代理人或委托代理人作为家属签字。此时本《知情同意书》依患者同代理人签署的《患者授权书》的存在而生效。

【外科】

外科手术/操作知情同意书(通用)

患者姓名：   年龄：   性别：   病区：   床号：   患者ID号：
目前诊断及根据：
拟行手术/操作的名称：
风险告知部分：   鉴于患者所患疾病,需实施本项手术/操作,但本项手术/操作是一种创伤性医疗手段,存在一定的医疗风险,特此郑重向患者或家属告知,施行本项手术/操作的术中或术后可能发生的意外情况和并发症,包括但不限于： 1. 麻醉并发症,严重者可致休克,危及生命。 2. 术中、术后大出血,严重者可致休克,危及生命。 3. 术中根据病变情况或因解剖部位变异变更术式。 4. 伤口并发症：出血、血肿、浆液肿、感染、裂开、不愈合,瘘管及窦道形成。 5. 脂肪、羊水栓塞：严重者可致昏迷及呼吸衰竭,危及生命。 6. 呼吸并发症：肺不张、肺感染、胸腔积液、气胸等。 7. 心脏并发症：心律失常、心肌梗死、心力衰竭、心跳骤停。 8. 尿路感染及肾衰。 9. 脑并发症：脑血管意外、癫痫。 10. 精神并发症：手术后精神病及特别的其他精神问题。 11. 血栓性静脉炎,以致肺栓塞、脑栓塞。 12. 多脏器功能衰竭(包括弥漫性血管内凝血)。 13. 水电解质平衡紊乱。 14. 诱发原有疾病恶化。 15. 术后病理报告与术中快速病理检查结果不符。 16. 再次手术。 17. 因病灶或患者健康的原因,终止手术。 18. 病灶切除不全,或肿瘤残体存留。 19. 术中损伤神经、血管及邻近器官,如_____。 20. 其他意外。

续表

如果不进行手术/操作,患者可能面临的风险是:
_____
_____
_____
_____
_____
医师签字：　　　　日期

手术/操作志愿申请及授权委托部分：

　　经过医生的详细告知，我已经充分了解病情，施行手术/操作的原因及其必要性，以及上述风险，并理解这是目前医学上难以避免的风险，经过认真考虑，我同意接受此项手术/操作，并有充分的思想准备愿意承担可能面临的风险。

　　　　　　　　　　　　　　　患者签字：　　　　日期：　　年　　月　　日
　　　　　　家属签字：　　　与患者关系：　　　日期：　　年　　月　　日

手术/操作拒绝声明部分：

　　经过医生详细告知，我已充分了解病情及不进行手术/操作可能发生的后果。经认真考虑，我自主决定拒绝手术/操作治疗，并且愿意承担因不施行手术/操作而发生的一切后果。特此签字声明。

　　　　　　　　　　　　　　　患者签字：　　　　日期：　　年　　月　　日
　　　　　　家属签字：　　　与患者关系：　　　日期：　　年　　月　　日

注：1. 本同意书原则上应由患者亲自签具，家属可以但并非必须同时签字。
　　2. 在患者本人丧失行为能力或因保护性医疗无法签字时，需由其法定代理人或委托代理人作为家属签字。此时本《知情同意书》依患者同代理人签署的《患者授权书》的存在而生效。

【泌尿科】

纤维膀胱镜知情同意书

患者姓名：	年龄：	性别：
病区：	床号：	患者ID号：

目前诊断及根据：
拟行操作的名称：纤维膀胱镜检查

风险告知部分： 　　鉴于患者所患疾病，需实施本项操作，但本项操作存在一定的医疗风险，特此郑重向患者或家属告知，施行本项操作的术中或术后可能发生的意外情况和并发症，包括但不限于： 　　1. 麻醉意外。 　　2. 心脑肺血管意外。 　　3. 术中术后出血，需二次手术止血。 　　4. 根据术中情况改变手术方式。 　　5. 术中损伤周围组织器官。 　　6. 膀胱镜置入失败。 　　7. 尿道损伤，术后尿道狭窄。 　　8. 术后尿路感染。 　　9. 其他意外。

手术/操作志愿申请及授权委托部分： 　　经过医生的详细告知，我已经充分了解病情，施行手术/操作的原因及其必要性，以及上述风险，并理解这是目前医学上难以避免的风险，经过认真考虑，我同意接受此项手术/操作，并有充分的思想准备愿意承担可能面临的风险。 　　　　　　　　　　　　　　患者签字：　　　　日期：　　年　　月　　日 　　　　　　　　　　　　　　家属签字：　　与患者关系：　　日期：　　年　　月　　日

注：1. 本同意书原则上应由患者亲自签具，家属可以但并非必须同时签字。
　　2. 在患者本人丧失行为能力或因保护性医疗无法签字时，需由其法定代理人或委托代理人作为家属签字。此时本《知情同意书》依患者同代理人签署的《患者授权书》的存在而生效。

膀胱穿刺造瘘术知情同意

患者姓名：	年龄：	性别：
病区：	床号：	患者 ID 号：

目前诊断及根据：
拟行手术的名称:膀胱穿刺造瘘术
风险告知部分： 　　鉴于患者所患疾病,需实施本项手术,但本项手术是一种创伤性医疗手段,存在一定的医疗风险,特此郑重向患者或家属告知,施行本项手术的术中或术后可能发生的意外情况和并发症,包括但不限于: 　　1. 麻醉意外。 　　2. 心脑血管意外。 　　3. 术中术后出血需二次手术。 　　4. 术中腹膜、肠管损伤需二次手术。 　　5. 术后切口感染。 　　6. 术后水肿、血肿。 　　7. 术后造瘘管脱出。 　　8. 其他意外。 　　如果不进行手术/操作,患者可能面临的风险是: 　　_____ 　　_____ 　　_____ 　　_____ 　　　　　　　　　　　　　　　　　　　　　　　医师签字：　　　　日期
手术/操作志愿申请及授权委托部分： 　　经过医生的详细告知,我已经充分了解病情,施行手术/操作的原因及其必要性,以及上述风险,并理解这是目前医学上难以避免的风险,经过认真考虑,我同意接受此项手术/操作,并有充分的思想准备愿意承担可能面临的风险。 　　　　　　　　　　　　　　　　患者签字：　　　　日期：　　年　　月　　日 　　　　家属签字：　　　　与患者关系：　　　　日期：　　年　　月　　日
手术/操作拒绝声明部分： 　　经过医生详细告知,我已充分了解病情及不进行手术/操作可能发生的后果。经认真考虑,我自主决定拒绝手术/操作治疗,并且愿意承担因不施行手术/操作而发生的一切后果。特此签字声明。 　　　　　　　　　　　　　　　　患者签字：　　　　日期：　　年　　月　　日 　　　　家属签字：　　　　与患者关系：　　　　日期：　　年　　月　　日

注:1. 本同意书原则上应由患者亲自签具,家属可以但并非必须同时签字。
　　2. 在患者本人丧失行为能力或因保护性医疗无法签字时,需由其法定代理人或委托代理人作为家属签字。此时本《知情同意书》依患者同代理人签署的《患者授权书》的存在而生效。

包皮环切术知情同意书

患者姓名：		年龄：		性别：	
病区：		床号：		患者 ID 号：	

目前诊断及根据：

拟行手术的名称：包皮环切术

风险告知部分：
  鉴于患者情况，需实施本项手术，但本项手术是一种创伤性医疗手段，存在一定的医疗风险，特此郑重向患者或家属告知，施行本项手术的术中或术后可能发生的意外情况和并发症，包括但不限于：
 1. 麻醉意外。
 2. 心脑血管意外。
 3. 术中术后出血。
 4. 术中组织损伤。
 5. 术后切口感染。
 6. 术后出血，二次手术。
 7. 术后水肿、血肿。
 8. 术中根据具体情况而定手术方式。
 9. 术后根据病理决定进一步治疗方案。
 10. 其他意外。

手术/操作志愿申请及授权委托部分：
  经过医生的详细告知，我已经充分了解病情，施行手术/操作的原因及其必要性，以及上述风险，并理解这是目前医学上难以避免的风险，经过认真考虑，我同意接受此项手术/操作，并有充分的思想准备愿意承担可能面临的风险。

                患者签字：   日期： 年 月 日
  家属签字：   与患者关系：   日期： 年 月 日

注：1. 本同意书原则上应由患者亲自签具，家属可以但并非必须同时签字。
  2. 在患者本人丧失行为能力或因保护性医疗无法签字时，需由其法定代理人或委托代理人作为家属签字。此时本《知情同意书》依患者同代理人签署的《患者授权书》的存在而生效。

经皮肾穿刺造瘘术知情同意书

患者姓名：　　　　　　　年龄：　　　　　　　性别： 病区：　　　　　　　　　床号：　　　　　　　患者 ID 号：
目前诊断及根据：
拟行手术/操作的名称：经皮肾穿刺造瘘术
风险告知部分： 　　鉴于患者所患疾病,需实施本项手术/操作,但本项手术/操作是一种创伤性医疗手段,存在一定的医疗风险,特此郑重向患者或家属告知,施行本项手术/操作的术中或术后可能发生的意外情况和并发症,包括但不限于： 　　1. 麻醉意外。 　　2. 心脑肺血管意外。 　　3. 术中损伤周围组织器官、血管、神经,如胸膜、腹膜、肠管等。 　　4. 术中术后出血,肾脏损伤,需进一步治疗。 　　5. 穿刺扩张置管失败。 　　6. 术后造瘘管脱出,需二次置管。 　　7. 术后肾功能恢复不理想。 　　8. 术后感染,菌血症。 　　9. 其他意外。 　　如果不进行手术/操作,患者可能面临的风险是： 　　_____ 　　_____ 　　_____ 　　　　　　　　　　　　　　　　　　医师签字：　　　　　日期
手术/操作志愿申请及授权委托部分： 　　经过医生的详细告知,我已经充分了解病情,施行手术/操作的原因及其必要性,以及上述风险,并理解这是目前医学上难以避免的风险,经过认真考虑,我同意接受此项手术/操作,并有充分的思想准备愿意承担可能面临的风险。 　　　　　　　　　　　　　患者签字：　　　　　日期：　　　年　　月　　日 　　　　　　　　家属签字：　　　　与患者关系：　　　日期：　　　年　　月　　日
手术/操作拒绝声明部分： 　　经过医生详细告知,我已充分了解病情及不进行手术/操作可能发生的后果。经认真考虑,我自主决定拒绝手术/操作治疗,并且愿意承担因不施行手术/操作而发生的一切后果。特此签字声明。 　　　　　　　　　　　　　患者签字：　　　　　日期：　　　年　　月　　日 　　　　　　　　家属签字：　　　　与患者关系：　　　日期：　　　年　　月　　日
注：1. 本同意书原则上应由患者亲自签具,家属可以但并非必须同时签字。 　　2. 在患者本人丧失行为能力或因保护性医疗无法签字时,需由其法定代理人或委托代理人作为家属签字。此时本《知情同意书》依患者同代理人签署的《患者授权书》的存在而生效。

静脉肾盂造影知情同意书

患者姓名： 　　　　　年龄： 　　　　　性别： 病区： 　　　　　　　床号： 　　　　　患者 ID 号：
目前诊断及根据：
拟行操作的名称：静脉肾盂造影检查
风险告知部分： 　　鉴于患者所患疾病,需实施本项操作。静脉肾盂造影通过 X 线检查对肾盂进行静脉造影检查。对于疑患肾脏、输尿管及膀胱结核或肿瘤、泌尿系结石、泌尿系先天发育异常者等可行该项检查。静脉肾盂造影能了解肾脏、输尿管的位置,肾脏的分泌功能,腹膜后病变与泌尿系器官的关系。但本项操作是一种创伤性医疗手段,存在一定的医疗风险,特此郑重向患者或家属告知,施行本项操作的术中或术后可能发生的意外情况和并发症,包括但不限于： 　　1. 造影剂过敏或中毒,影响肝肾功能,严重者危及生命。 　　2. 检查结果不满意,需进一步行其他检查。 　　3. 其他。 　　若患者患有高血压、心脏病、糖尿病、肝肾功能不全、静脉血栓等疾病或者有吸烟史,以上这些风险可能会加大,或者在术中或术后出现相关的病情加重或心脑血管意外,甚至死亡。检查中如果患者的体位不当或不遵医嘱,可能影响效果。
手术/操作志愿申请及授权委托部分： 　　经过医生的详细告知,我已经充分了解病情,施行手术/操作的原因及其必要性,以及上述风险,并理解这是目前医学上难以避免的风险,经过认真考虑,我同意接受此项手术/操作,并有充分的思想准备愿意承担可能面临的风险。 　　　　　　　　　　　　　　患者签字： 　　　　日期： 　　年 　　月 　　日 　　　　　　家属签字： 　　与患者关系： 　　　　日期： 　　年 　　月 　　日

注：1. 本同意书原则上应由患者亲自签具,家属可以但并非必须同时签字。
　　2. 在患者本人丧失行为能力或因保护性医疗无法签字时,需由其法定代理人或委托代理人作为家属签字。此时本《知情同意书》依患者同代理人签署的《患者授权书》的存在而生效。

肾盂逆行造影知情同意书

患者姓名:		年龄:		性别:	
病区:		床号:		患者 ID 号:	

目前诊断及根据:

拟行操作的名称:肾盂逆行造影

风险告知部分:

  鉴于患者所患疾病,需实施本项操作。肾盂逆行造影术指经输尿管插管注入造影剂,通过 X 线检查肾盂及输尿管情况。该项检查适用于:常规静脉肾盂造影观察不满意者;不适合做静脉肾盂造影检查者,如心、肝、肾功能异常及碘过敏者;为了详细观察尿路的解剖形态;确定血尿患者尿路内有无占位性病变;确定 X 线片所见腹内致密钙化影与尿路的关系。逆行肾盂造影其优点是显影清晰,不受肾脏分泌功能的影响。缺点是易发生泌尿系感染,故多作为选择性应用。但本项操作是一种创伤性医疗手段,存在一定的医疗风险,特此郑重向患者或家属告知,施行本项操作的术中或术后可能发生的意外情况和并发症,包括但不限于:

1. 心脑血管意外,危及生命。
2. 出血。
3. 损伤周围脏器(肠管,神经,输尿管等)。
4. 术中情况改变术式,置管不成功等,改行其他方式。
5. 造影剂过敏或中毒,影响肝肾功能,严重者危及生命。
6. 造影剂外泄。
7. 检查结果不满意,需行进一步其他检查。
8. 术后出血,再次手术止血可能。
9. 术后心脑血管意外,危及生命。
10. 感染。
11. 尿外渗。
12. 其他。

  若患者患有高血压、心脏病、糖尿病、肝肾功能不全、静脉血栓等疾病或者有吸烟史,以上这些风险可能会加大,或者在术中或术后出现相关的病情加重或心脑血管意外,甚至死亡。检查中如果患者的体位不当或不遵医嘱,可能影响效果。

手术/操作志愿申请及授权委托部分:

  经过医生的详细告知,我已经充分了解病情,施行手术/操作的原因及其必要性,以及上述风险,并理解这是目前医学上难以避免的风险,经过认真考虑,我同意接受此项手术/操作,并有充分的思想准备愿意承担可能面临的风险。

	患者签字:	日期:	年 月 日
家属签字:	与患者关系:	日期:	年 月 日

注:1. 本同意书原则上应由患者亲自签具,家属可以但并非必须同时签字。
  2. 在患者本人丧失行为能力或因保护性医疗无法签字时,需由其法定代理人或委托代理人作为家属签字。此时本《知情同意书》依患者同代理人签署的《患者授权书》的存在而生效。

【肿瘤科】

化疗知情同意书

患者姓名：	年龄：	性别：
病区：	床号：	患者ID号：
化疗前诊断：		
拟行化疗方案：		

风险告知部分：

  鉴于患者所患疾病，需实施化疗，但化疗存在一定的医疗风险，特此郑重向患者或家属告知，化疗中及化疗后的注意事项和可能出现的意外，包括但不限于：

  1. 化疗作为治疗肿瘤的主要手段已广泛应用于临床，对多种肿瘤具有良好的疗效，但不是所有患者都适宜于化疗，也不是所有肿瘤都对化疗敏感。

  2. 化疗药物在杀死肿瘤细胞的同时，对人体的正常细胞也有一定的毒副作用，并随所用药物及患者的耐受能力而异。

  3. 化疗过程中有可能出现药物过敏，甚至危及生命，出现休克死亡。

  4. 化疗中及化疗后可能出现消化道症状，如：恶心、呕吐、感染、脱发、口腔黏膜炎症腹痛、腹泻、食欲不振、消化道出血等症状。

  5. 化疗中及化疗后可能出现心、肺、肝、肾功能衰竭等。

  6. 可能出现骨髓抑制，如粒细胞下降、血小板降低、贫血；严重的可能出现暴发性感染、大出血等。

  7. 神经损伤症状：如：感觉麻木、感觉缺失。

  8. 其他，如：伪膜性肠炎；疲乏无力；药液渗漏导致注射部位的局部坏死、感染；出血性膀胱炎；发热等。

  9. 在化疗中，患者应配合我们的检查和治疗。

  如果不进行化疗，患者可能面临的风险是：

_____

_____

_____

                    医师签字：   日期

化疗志愿申请及授权委托部分：

  经过医生的详细告知，我已经充分了解病情，施行化疗的原因及其必要性，以及上述风险，并理解这是目前医学上难以避免的风险，经过认真考虑，我同意接受化疗，并有充分的思想准备愿意承担可能面临的风险。

                患者签字：   日期： 年 月 日

        家属签字：   与患者关系：   日期： 年 月 日

化疗拒绝声明部分：

  经过医生详细告知，我已充分了解病情及不进行化疗可能发生的后果。经认真考虑，我自主决定拒绝化疗，并且愿意承担因不施行化疗而发生的一切后果。特此签字声明。

                患者签字：   日期： 年 月 日

        家属签字：   与患者关系：   日期： 年 月 日

  注：1. 本同意书原则上应由患者亲自签具，家属可以但并非必须同时签字。

    2. 在患者本人丧失行为能力或因保护性医疗无法签字时，需由其法定代理人或委托代理人作为家属签字。此时本《知情同意书》依患者同代理人签署的《患者授权书》的存在而生效。

放疗知情同意书

患者姓名:	年龄:	性别:
病区:	床号:	患者 ID 号:

放疗前诊断:
拟放疗部位:

风险告知部分：

鉴于患者所患疾病，需实施放疗，但放疗存在一定的医疗风险，特此郑重向患者或家属告知，放疗中及放疗后可能出现的意外，包括但不限于：

1. 全身反应（乏力、食欲下降、恶心、呕吐）。
2. 造血系统反应（骨髓抑制、白细胞减少、血小板减少）。
3. 心脏损害（心动过速、心律失常、心肌炎、心力衰竭、心脏病加重、心肌梗死几率上升）。
4. 气管损害（咳嗽、咳血、放射性气管炎、气管狭窄、气管瘘）。
5. 肺脏损害（放射性肺炎、肺纤维化、肺功能损害）。
6. 食管损害（放射性食管炎、食管穿孔、食管-气管瘘、食管出血、纵隔血管破裂出血）。
7. 肝脏损害（肝功异常、放射性肝炎、放射性肝坏死）。
8. 胃肠损害（胃炎、放射性直肠炎、肠狭窄、肠梗阻、胃肠穿孔、肠出血、肠粘连）。
9. 泌尿系统损害（尿道炎、放射性膀胱炎、肾功异常、放射性肾炎、膀胱出血、穿孔、挛缩、尿道狭窄、梗阻）。
10. 骨损害（骨质疏松、放射性骨髓炎、骨折、放射性骨坏死）。
11. 唾液腺及口腔反应（唾液腺分泌抑制；口腔黏膜急性反应、急慢性溃疡）。
12. 皮肤和肌肉损害（急性放射反应、放射后纤维化，充血、肿胀、糜烂、溃疡甚至形成窦道、经久不愈、纤维变性、萎缩及皮肤花斑样改变和色素沉着；软组织红肿、疼痛、水肿、蜂窝织炎、坏死、肌肉萎缩、肌痉挛、软组织纤维变、活动受限）。
13. 脊髓损害（放射性脊髓炎、截瘫）。
14. 脑损伤（急性放射性脑水肿、颅内压升高、脑疝、慢性放射性脑损伤、脑坏死）。
15. 生长发育障碍。
16. 内分泌功能低下（垂体、甲状腺、性腺）。
17. 五官损害（放射性白内障、眼底损伤、视神经损伤、眼球萎缩、失明、听力障碍）。
18. 其他。

放射治疗是对肿瘤病灶的局部治疗，治疗期间或治疗后可能会出现肿瘤的远处转移。放疗区域内在放疗期间或放疗后仍有可能出现肿瘤进展或复发。如果患者患有高血压、心脏病、糖尿病、肝肾功能不全、静脉血栓等疾病或者有吸烟史，以上这些风险可能会加大，或者在治疗期间或治疗后出现相关的病情加重或心脑血管意外，甚至死亡。因病灶进展或自身健康的原因，放疗可能终止。定位和放疗过程中如果患者体位不当或不遵医嘱，可能影响治疗效果。

续表

如果不进行放疗,患者可能面临的风险是: _____   _____   _____   _____   医师签字:　　　　　日期
放疗志愿申请及授权委托部分: 　　经过医生的详细告知,我已经充分了解病情,施行放疗的原因及其必要性,以及上述风险,并理解这是目前医学上难以避免的风险,经过认真考虑,我同意接受放疗,并有充分的思想准备愿意承担可能面临的风险。 　　　　　　　　　　　　　　　患者签字:　　　日期:　　年　月　日 　　家属签字:　　　与患者关系:　　　日期:　　年　月　日
放疗拒绝声明部分: 　　经过医生详细告知,我已充分了解病情及不进行放疗可能发生的后果。经认真考虑,我自主决定拒绝放疗治疗,并且愿意承担因不施行放疗而发生的一切后果。特此签字声明。 　　　　　　　　　　　　　　　患者签字:　　　日期:　　年　月　日 　　家属签字:　　　与患者关系:　　　日期:　　年　月　日

注:1. 本同意书原则上应由患者亲自签具,家属可以但并非必须同时签字。
　　2. 在患者本人丧失行为能力或因保护性医疗无法签字时,需由其法定代理人或委托代理人作为家属签字。此时本《知情同意书》依患者同代理人签署的《患者授权书》的存在而生效。

【心理科】

心理科治疗知情同意书

患者姓名_____ 科室_____ 床位_____ 住院号（门诊号）_____

患者目前合并_____

告知家属：患者目前存在伤人、自伤或自杀风险，建议患者转至精神专科医院经一步诊治。家属对以上告知内容均知情，但是仍要求在我院继续观察治疗，并对以上风险自负责任。要求患者家属24小时监护患者，妥善管理自备药物，严防伤人，自伤，服药过量或自杀等意外发生。

患者监护人：_____

主管医生：_____

时间：____年___月___日

心理科药物使用知情同意书

患者姓名_____ 科室_____ 床位_____ 住院号（门诊号）_____

患者目前合并_____

建议患者转至精神专科医院经一步诊治，若在我院继续观察治疗，

需要使用药物治疗_____

该药物可能会有的副作用如下_____

家属对以上告知内容均知情，同意以上药物治疗，并对以上风险知情同意。要求患者家属24小时监护患者，妥善管理自备药物，严防服药过量或自杀等意外发生。

患者监护人：_____

主管医生：_____

时间：____年___月___日

【针灸科】

针刀治疗知情同意书

患者姓名： 年龄： 性别：
病区： 床号： 患者ID号：
目前诊断及根据：
拟行手术/操作的名称：针刀治疗
风险告知部分： 　　鉴于患者所患疾病，需要在局部麻醉下进行针刀治疗。针刀治疗的目的就是将针刀以针的形式刺入病变的部位，然后在病灶内发挥刀的作用，对病灶内瘢痕粘连组织进行微小的疏通、松解和剥离，解除瘢痕、粘连组织对神经血管的卡压和刺激，恢复正常的循环通道，具体的手术技巧根据不同患者的情况有所不同。本项手术/操作是一种创伤性医疗手段，存在一定的医疗风险，特此郑重向患者或家属告知，施行本项手术/操作的术中或术后可能发生的意外情况和并发症，包括但不限于： 　　1. 过度紧张或疲劳造成晕针。 　　2. 微小血管损伤而造成局部皮下血肿、瘀斑。 　　3. 因人体解剖结构变异造成神经、肌腱损伤。 　　4. 骨质疏松患者在术后经手法牵引、矫正小关节时造成骨折。 　　5. 胸背部针刀手术时因解剖结构异常造成气胸、血胸。 　　6. 术后针眼感染。 　　7. 少部分患者因患病部位较深或周围有重要神经血管而无法进行针刀治疗修复。 　　8. 可能需要多次手术治疗。 　　9. 部分患者术后很快就能够疼痛消失功能恢复，部分则需要较长时间才能取得疗效。术后症状恢复的情况取决于病灶的部位、范围、病程以及术后康复、戒除不良工作生活方式等因素。手术后在一定时期内可能需要维持关节外固定和休息。 　　10. 其他。 　　若患者患有高血压、心脏病、糖尿病、肝肾功能不全、静脉血栓等疾病或者有吸烟史，以上这些风险可能会加大，或者在术中或术后出现相关的病情加重或心脑血管意外，甚至死亡。术后若患者不遵医嘱，可能影响效果。
手术/操作志愿申请及授权委托部分： 　　经过医生的详细告知，我已经充分了解病情，施行手术/操作的原因及其必要性，以及上述风险，并理解这是目前医学上难以避免的风险，经过认真考虑，我同意接受此项手术/操作，并有充分的思想准备愿意承担可能面临的风险。 　　　　　　　　　　　　　　　　患者签字： 日期： 年 月 日 　　　　　　　　　家属签字： 与患者关系： 日期： 年 月 日

注：1. 本同意书原则上应由患者亲自签具，家属可以但并非必须同时签字。
　　2. 在患者本人丧失行为能力或因保护性医疗无法签字时，需由其法定代理人或委托代理人作为家属签字。此时本《知情同意书》依患者同代理人签署的《患者授权书》的存在而生效。

【眼科】

青光眼手术知情同意书

患者姓名:	年龄:	性别:
病区:	床号:	患者ID号:

目前诊断及根据:
  1.(右、左)急性闭角型青光眼   2.(右、左)慢性闭角型青光眼
  3.(右、左)开角型青光眼   4.(右、左)新生血管性青光眼
  5.(右、左)绝对期青光眼   6.(右、左)残余性青光眼
  7.其他:

拟行手术/操作的名称:
  1.(右、左)小梁切除联合虹膜周边切除术
  2.(右、左)青光眼阀(硅管)植入术
  3.(右、左)睫状体平坦部抗青光眼手术
  4.(右、左)虹膜周边切除术
  5.(右、左)睫状体透热术
  6.(右、左)睫状体冷冻术

手术目的:控制眼内压

麻醉方法:局部麻醉(表面麻醉 球后麻醉) 全身麻醉

风险告知部分:
    鉴于患者所患疾病,需实施本项手术/操作,但本项手术/操作是一种创伤性医疗手段,存在一定的医疗风险,特此郑重向患者或家属告知,施行本项手术/操作的术中或术后可能发生的意外情况和并发症,包括但不限于:
  1. 麻醉意外,药物过敏反应。
  2. 心脑血管意外。
  3. 术中因病情变化可能改变手术方案。
  4. 术后感染,伤口愈合迟缓。
  5. 高眼压或低眼压、视网膜脱离、角膜失代偿、眼内炎症。
  6. 术后视力降低。
  7. 术中出血,止血治疗,必要时停止手术。
  8. 术后眼压控制不满意,再次手术或激光治疗。
  9. 术后浅前房或前房消失必要时再次手术。
  10. 术后脉络膜脱离,对症治疗。

如果不进行手术/操作,患者可能面临的风险是:
_____
_____
_____
_____

医师签字:　　　　　日期

手术/操作志愿申请及授权委托部分:

　　经过医生的详细告知,我已经充分了解病情,施行手术/操作的原因及其必要性,以及上述风险,并理解这是目前医学上难以避免的风险,经过认真考虑,我同意接受此项手术/操作,并有充分的思想准备愿意承担可能面临的风险。

患者签字:　　　　日期:　　年　　月　　日
家属签字:　　与患者关系:　　日期:　　年　　月　　日

手术/操作拒绝声明部分:

　　经过医生详细告知,我已充分了解病情及不进行手术/操作可能发生的后果。经认真考虑,我自主决定拒绝手术/操作治疗,并且愿意承担因不施行手术/操作而发生的一切后果。特此签字声明。

患者签字:　　　　日期:　　年　　月　　日
家属签字:　　与患者关系:　　日期:　　年　　月　　日

注:1. 本同意书原则上应由患者亲自签具,家属可以但并非必须同时签字。
　　2. 在患者本人丧失行为能力或因保护性医疗无法签字时,需由其法定代理人或委托代理人作为家属签字。此时本《知情同意书》依患者同代理人签署的《患者授权书》的存在而生效。

白内障手术知情同意书

患者姓名:	年龄:	性别:
病区:	床号:	患者 ID 号:

术前诊断:(右、左)白内障(老年性、并发性、外伤性、其他　　　　)
拟行手术/操作的名称:(右、左)白内障(超声乳化、囊外摘除)加人工晶体植入术
手术目的:摘除白内障、提高视力
麻醉方法:局部麻醉(表面麻醉　球后麻醉)　全身麻醉

风险告知部分:

　　鉴于患者所患疾病,需实施本项手术/操作,但本项手术/操作是一种创伤性医疗手段,存在一定的医疗风险,特此郑重向患者或家属告知,施行本项手术/操作的术中或术后可能发生的意外情况和并发症,包括但不限于:

1. 麻醉意外,药物过敏反应。
2. 心脑血管意外。
3. 术中因病情变化可能改变手术方案,不能植入人工晶体或人工晶体脱位。
4. 术后感染,伤口愈合迟缓。
5. 高眼压、视网膜脱离、角膜失代偿、眼内炎症。混浊晶体核或皮质脱落入玻璃体腔,需玻切手术治疗。
6. 原有眼病,尤其眼底病变,术后视力恢复不满意。
7. 术中出血,止血治疗,必要时停止手术。
8. 术后后囊混浊,激光或手术治疗。
9. 术后极少数患者发生视功能方面的改变,如眩光、色视。
10. 若出现并发症,需进一步做相应治疗和处理。

	晶体型号	晶体度数(DS)	同意部分自费(签字)
右　眼			
左　眼			

续表

如果不进行手术/操作,患者可能面临的风险是: _____ _____ _____ 　　　　　　　　　　　　　　医师签字:　　　　　日期	

手术/操作志愿申请及授权委托部分:

　　经过医生的详细告知,我已经充分了解病情,施行手术/操作的原因及其必要性,以及上述风险,并理解这是目前医学上难以避免的风险,经过认真考虑,我同意接受此项手术/操作,并有充分的思想准备愿意承担可能面临的风险。

　　　　　　　　　　　　　　患者签字:　　　　　日期:　　年　　月　　日
　　　家属签字:　　　　与患者关系:　　　　日期:　　年　　月　　日

手术/操作拒绝声明部分:

　　经过医生详细告知,我已充分了解病情及不进行手术/操作可能发生的后果。经认真考虑,我自主决定拒绝手术/操作治疗,并且愿意承担因不施行手术/操作而发生的一切后果。特此签字声明。

　　　　　　　　　　　　　　患者签字:　　　　　日期:　　年　　月　　日
　　　家属签字:　　　　与患者关系:　　　　日期:　　年　　月　　日

注:1. 本同意书原则上应由患者亲自签具,家属可以但并非必须同时签字。
　　2. 在患者本人丧失行为能力或因保护性医疗无法签字时,需由其法定代理人或委托代理人作为家属签字。此时本《知情同意书》依患者同代理人签署的《患者授权书》的存在而生效。

玻璃体视网膜手术知情同意书

患者姓名：　　　　　　年龄：　　　　　　性别： 病区：　　　　　　　　床号：　　　　　　患者ID号：
目前诊断及根据：
拟行手术/操作的名称:(　)右眼　　　　(　)左眼 [　]玻璃体切除术　　　　　　　　　[　]晶体切除术 [　]眼内光凝术　　　　　　　　　　[　]硅油取出术 [　]眼内硅油充填术　　　　　　　　[　]视网膜脱离复位术 [　]眼内气体充填术　　　　　　　　[　]联合白内障摘除＋人工晶体值入术 [　]眼内机化膜剥除术　　　　　　　[　]联合抗青光眼手术 [　]黄斑前膜剥除术　　　　　　　　[　]其他
麻醉方式:[　]全麻　　　　[　]局麻＋强化　　　　[　]局麻

风险告知部分：
　　鉴于患者所患疾病,需实施本项手术/操作,但本项手术/操作是一种创伤性医疗手段,存在一定的医疗风险,特此郑重向患者或家属告知,施行本项手术/操作的术中或术后可能发生的意外情况和并发症及处理措施,包括但不限于：

　　　[　]麻醉意外、心脑血管意外：　　　　　　　　心电监护、及时抢救
　　　[　]视网膜裂孔产生：　　　　　　　　　　　　眼内激光、眼外冷冻
　　　[　]术中、术后出血：　　　　　　　　　　　　止血
　　　[　]术后感染：　　　　　　　　　　　　　　　抗感染
　　　[　]视网膜脱离：　　　　　　　　　　　　　　再次手术
　　　[　]术后高眼压：　　　　　　　　　　　　　　对症处理、必要时抗青光眼手术
　　　[　]术后白内障：　　　　　　　　　　　　　　必要时白内障手术
　　　[　]术后视力不增、下降或视物变形：　　　　　诊断原因采取不同措施
　　　[　]术后屈光不正：　　　　　　　　　　　　　验光矫正
　　　[　]术后斜视或复视：　　　　　　　　　　　　必要时手术矫正
　　　[　]术后俯卧位产生眼睑水肿或皮下出血：　　　对症处理
　　　[　]硅油填充眼角膜变性：　　　　　　　　　　必要时手术
　　　[　]脉络膜暴发性出血：　　　　　　　　　　　止血、必要时终止手术
　　　[　]白内障术后人工晶体偏位、后发障：　　　　必要时手术、后发障激光治疗
　　　[　]抗青光眼手术后眼压控制不满意：　　　　　药物治疗、必要时激光或手术
　　　[　]其他：

续表

如果不进行手术/操作,患者可能面临的风险是: _____ _____ _____ <div style="text-align:right">医师签字: 日期</div>	

手术/操作志愿申请及授权委托部分:
   经过医生的详细告知,我已经充分了解病情,施行手术/操作的原因及其必要性,以及上述风险,并理解这是目前医学上难以避免的风险,经过认真考虑,我同意接受此项手术/操作,并有充分的思想准备愿意承担可能面临的风险。
            患者签字: 日期: 年 月 日
   家属签字: 与患者关系: 日期: 年 月 日	

手术/操作拒绝声明部分:
   经过医生详细告知,我已充分了解病情及不进行手术/操作可能发生的后果。经认真考虑,我自主决定拒绝手术/操作治疗,并且愿意承担因不施行手术/操作而发生的一切后果。特此签字声明。
            患者签字: 日期: 年 月 日
   家属签字: 与患者关系: 日期: 年 月 日	

注:1. 本同意书原则上应由患者亲自签具,家属可以但并非必须同时签字。
  2. 在患者本人丧失行为能力或因保护性医疗无法签字时,需由其法定代理人或委托代理人作为家属签字。此时本《知情同意书》依患者同代理人签署的《患者授权书》的存在而生效。

【耳鼻喉科】

耳鼻咽喉科小治疗、有创检查知情同意书

患者姓名_____ 门诊号_____ 需进行(左、右)_____治疗/检查
可能出现下列情况：
1. 麻醉药过敏可能。
2. 治疗中、治疗后出血可能。
3. _____损伤。
4. 感染可能。
5. 多次治疗、复发可能。
6. 其他可能的情况：_____。

穿刺、切开引流：
(1) 鼓膜穿刺眩晕、耳鸣、听力下降可能；
(2) 上颌窦穿刺气栓危险；
(3) 扁桃体周围脓肿尚未形成可能；
(4) 耳前瘘管脓肿愈合后手术治疗。

鼻骨复位：
(1) 多次复位可能；
(2) 若骨折时间较长，复位效果欠佳可能；
(3) 鼻腔填塞可能。

清创：
(1) 伤口愈合不良；
(2) 瘢痕形成。

活检：
(1) 多次活检可能；
(2) 活检出血填塞可能。

微波、激光、冷冻治疗：
(1) 短时间头痛、牙痛、鼻塞可能；
(2) 组织肿胀、伪膜、痂皮形成可能；
(3) 多次治疗可能。

鼻出血局部烧灼：
(1)烧灼后鼻出血复发可能。
外耳道冲洗治疗：
(1)眩晕可能。

咽鼓管吹张：
(1)鼓膜穿孔可能。

在您充分理解以后，可以自主决定是否接受检查、治疗。请在本文书上写明意见并签名。
患者选择意见：同意/不同意

患者或代理人签名：_____
与患者关系：_____

医师签名：_____
_____年___月___日

5.5 各科通用知情同意书模板

<h3 style="text-align:center">胸腔穿刺术知情同意书</h3>

患者姓名：	年龄：	性别：
病区：	床号：	患者ID号：

目前诊断及根据：
拟行手术/操作的名称：胸腔穿刺术

风险告知部分：

  鉴于患者所患疾病，需实施本项手术/操作。本项操作目的在于：①穿刺抽取胸腔积液，协助确定诊断；②穿刺抽取胸腔积液减压，缓解症状；③减轻和预防胸膜粘连、增厚；④减轻肺不张。但本项手术/操作是一种创伤性医疗手段，存在一定的医疗风险，特此郑重向患者或家属告知，施行本项手术/操作的术中或术后可能发生的意外情况和并发症，包括但不限于：

  1. 胸膜反应。
  2. 血胸。
  3. 气胸。
  4. 麻醉药物过敏。
  5. 局部出血、渗水。
  6. 伤口感染。
  7. 穿刺不成功。
  8. 损伤局部神经。
  9. 其他。

手术/操作志愿申请及授权委托部分：

  经过医生的详细告知，我已经充分了解病情，施行手术/操作的原因及其必要性，以及上述风险，并理解这是目前医学上难以避免的风险，经过认真考虑，我同意接受此项手术/操作，并有充分的思想准备愿意承担可能面临的风险。

              患者签字：   日期： 年 月 日
              家属签字： 与患者关系： 日期： 年 月 日

注：1. 本同意书原则上应由患者亲自签具，家属可以但并非必须同时签字。
  2. 在患者本人丧失行为能力或因保护性医疗无法签字时，需由其法定代理人或委托代理人作为家属签字。此时本《知情同意书》依患者同代理人签署的《患者授权书》的存在而生效。

腹腔穿刺术知情同意书

患者姓名：	年龄：	性别：
病区：	床号：	患者ID号：

目前诊断及根据：

拟行手术/操作的名称：腹腔穿刺术

风险告知部分：

鉴于患者所患疾病，需实施本项手术/操作。本项操作目的在于：①穿刺抽取腹腔积液，协助确定诊断；②穿刺抽取腹腔积液减压，缓解症状。但本项手术/操作是一种创伤性医疗手段，存在一定的医疗风险，特此郑重向患者或家属告知，施行本项手术/操作的术中或术后可能发生的意外情况和并发症，包括但不限于：

1. 麻醉药物过敏。
2. 局部出血、渗水。
3. 伤口感染。
4. 穿刺不成功。
5. 损伤局部血管、神经。
6. 低血压、休克。
7. 致命性心律失常。
8. 心跳骤停。
9. 脑血管意外。
10. 损伤周围器官。
11. 其他。

手术/操作志愿申请及授权委托部分：

经过医生的详细告知，我已经充分了解病情，施行手术/操作的原因及其必要性，以及上述风险，并理解这是目前医学上难以避免的风险，经过认真考虑，我同意接受此项手术/操作，并有充分的思想准备愿意承担可能面临的风险。

患者签字：　　　　日期：　　年　　月　　日

家属签字：　　与患者关系：　　日期：　　年　　月　　日

注：1. 本同意书原则上应由患者亲自签具，家属可以但并非必须同时签字。

2. 在患者本人丧失行为能力或因保护性医疗无法签字时，需由其法定代理人或委托代理人作为家属签字。此时本《知情同意书》依患者同代理人签署的《患者授权书》的存在而生效。

骨髓穿刺/活检术知情同意书

患者姓名：	年龄：	性别：
病区：	床号：	患者ID号：

目前诊断及根据：

拟行手术/操作的名称：骨髓穿刺/活检术

风险告知部分：

  鉴于患者所患疾病，需实施本项手术/操作。本项操作目的在于：①穿刺取骨髓，协助确定诊断及检测病情变化；②骨髓组织性病理检查，协助确定诊断及检测病情变化。但本项手术/操作是一种创伤性医疗手段，存在一定的医疗风险，特此郑重向患者或家属告知，施行本项手术/操作的术中或术后可能发生的意外情况和并发症，包括但不限于：

1. 麻醉意外。
2. 骨髓穿刺属创伤性检查，有可能引起出血、感染。
3. 术中损失周围组织。
4. 心、脑血管意外。
5. 其他意外。
6. 骨髓穿刺不成功。

手术/操作志愿申请及授权委托部分：

  经过医生的详细告知，我已经充分了解病情，施行手术/操作的原因及其必要性，以及上述风险，并理解这是目前医学上难以避免的风险，经过认真考虑，我同意接受此项手术/操作，并有充分的思想准备愿意承担可能面临的风险。

	患者签字：	日期：	年	月	日
家属签字：	与患者关系：	日期：	年	月	日

注：1. 本同意书原则上应由患者亲自签具，家属可以但并非必须同时签字。

  2. 在患者本人丧失行为能力或因保护性医疗无法签字时，需由其法定代理人或委托代理人作为家属签字。此时本《知情同意书》依患者同代理人签署的《患者授权书》的存在而生效。

腰椎穿刺术知情同意书

患者姓名：	年龄：	性别：
病区：	床号：	患者ID号：

目前诊断及根据：

拟行手术/操作的名称：腰椎穿刺术

风险告知部分：

鉴于患者所患疾病，需实施本项手术/操作。腰椎穿刺检查应用于监测脑脊液压力、细胞学及各项生化指标等，对于考虑中枢神经系统感染性疾病、脱髓鞘疾病、肿瘤或其相关疾病等具有重要的诊断意义。但本项手术/操作是一种创伤性医疗手段，存在一定的医疗风险，特此郑重向患者或家属告知。

施行本项手术/操作的术中可能发生的意外情况和并发症，包括但不限于：

1. 穿刺部位出血（包括皮肤、软组织出血，甚至椎管内出血、蛛网膜下血肿），严重可压迫脊髓及周围神经引起肢体感觉或运动障碍。

2. 感染（由于患者免疫力低下有可能出现穿刺部位皮肤或软组织感染，严重可出现椎管内感染甚至中枢神经系统感染、败血症）。

3. 穿刺过程中有发生损伤周围神经、脊神经根以及脊髓的可能，造成肢体感觉、运动障碍，甚至瘫痪、尿潴留、便失禁等。

4. 有穿刺失败的可能，届时可能需要再次穿刺。

5. 其他。

本项手术/操作术后可能发生的意外情况和并发症，包括但不限于：

1. 化学药物刺激引起脑脊髓膜炎及白质脑病。

2. 中枢神经系统感染。

3. 颅内压力升高，引起头疼、呕吐、抽搐、癫痫发作、蛛网膜下腔出血，严重时可引起脑疝、昏迷，可引起脑功能性障碍、昏迷，甚至呼吸心跳停止，乃至死亡。

4. 术后低颅压综合征。

5. 鞘内注射药物可引起急性蛛网膜炎，表现为头痛、颈背痛、恶心呕吐、发热、头晕等颅内压增高症状。

6. 鞘内注射药物过敏，如发热、皮疹，严重可出现过敏性休克、死亡。

7. 其他。

手术/操作志愿申请及授权委托部分：

经过医生的详细告知，我已经充分了解病情，施行手术/操作的原因及其必要性，以及上述风险，并理解这是目前医学上难以避免的风险，经过认真考虑，我同意接受此项手术/操作，并有充分的思想准备愿意承担可能面临的风险。

患者签字：　　　　　　　　　　日期：　　年　　月　　日

家属签字：　　　与患者关系：　　日期：　　年　　月　　日

注：1. 本同意书原则上应由患者亲自签具，家属可以但并非必须同时签字。

2. 在患者本人丧失行为能力或因保护性医疗无法签字时，需由其法定代理人或委托代理人作为家属签字。此时本《知情同意书》依患者同代理人签署的《患者授权书》的存在而生效。

肝脏穿刺术知情同意书

患者姓名：	年龄：	性别：
病区：	床号：	患者 ID 号：

目前诊断及根据：

拟行手术/操作的名称：肝脏穿刺术

风险告知部分：

鉴于患者所患疾病，需实施本项手术/操作。本项操作目的在于：①确定肝病原因，对于一些其他方法不能确诊的肝病有一定确定诊断价值；②确定肝病严重程度，包括肝细胞变性坏死程度和肝纤维化程度；③治疗前后的两次或多次肝穿有助于了解治疗效果；④有针对性的穿刺某些特殊部位，如肿瘤、囊肿、血管瘤等，进行相应诊断或治疗。但本项手术/操作是一种创伤性医疗手段，存在一定的医疗风险，特此郑重向患者或家属告知，施行本项手术/操作的术中或术后可能发生的意外情况和并发症，包括但不限于：

1. 穿刺局部感染、肝内感染、腹腔内感染或败血症。
2. 局麻药过敏，药物毒性反应。
3. 穿刺部位局部血肿，皮下气肿，穿刺损伤局部神经。
4. 心血管症状(穿刺期间可发生高血压、脑血管意外、心律失常、心包填塞、心跳呼吸骤停等)。
5. 穿刺失败。
6. 渗液、渗血、出血，严重者发生失血性休克乃至死亡。
7. 穿刺管折断、遗留、堵塞等。
8. 肝脏破裂及肿瘤针道种植转移。
9. 损伤腹腔其他脏器，严重者需手术治疗。
10. 未能穿及并获取足够的肝脏组织。
11. 术后诊断仍不能明确。
12. 其他。

手术/操作志愿申请及授权委托部分：

经过医生的详细告知，我已经充分了解病情，施行手术/操作的原因及其必要性，以及上述风险，并理解这是目前医学上难以避免的风险，经过认真考虑，我同意接受此项手术/操作，并有充分的思想准备愿意承担可能面临的风险。

患者签字：　　　　　日期：　　年　　月　　日

家属签字：　　与患者关系：　　日期：　　年　　月　　日

注：1. 本同意书原则上应由患者亲自签具，家属可以但并非必须同时签字。

2. 在患者本人丧失行为能力或因保护性医疗无法签字时，需由其法定代理人或委托代理人作为家属签字。此时本《知情同意书》依患者同代理人签署的《患者授权书》的存在而生效。

经外周穿刺中心静脉置管术知情同意书

患者姓名：　　　　　　年龄：　　　　　　性别： 病区：　　　　　　床号：　　　　　　患者ID号：
目前诊断及根据：
拟行手术/操作的名称：经外周穿刺中心静脉置管术
风险告知部分： 　　鉴于患者病情状况，需实施本项手术/操作。 　　本项手术/操作的适应证： 　1. 外周静脉不好，难以维持输液的患者。 　2. 危重患者抢救时。 　3. 输液需要超过一周以上者。 　4. 输液时需要用一些对外周静脉刺激性较大的药物（如化疗药、大剂量补钾、TNP等）。 　　本项手术/操作的优点： 　1. 保护患者的外周静脉。 　2. 可减少反复需经外周静脉穿刺输液的痛苦。 　3. 是抢救危重患者的重要输液途径。 　4. 可长期保留在血管内（最长1年）。 　5. 患者活动方便，护理简单，利于提高生活质量。 　　但本项手术/操作存在一定的医疗风险，特此郑重向患者或家属告知，施行本项手术/操作的术中或术后可能发生的意外情况和并发症，包括但不限于： 　1. 个体差异不同，血管变异，可能会出现穿刺失败。 　2. 导管异位。 　3. 渗血或血肿。 　4. 导管栓塞或导管堵塞。 　5. 感染。 　6. 纤维包裹膜形成。 　7. 不能耐受置入性的设备。 　8. 机械性或血栓静脉炎。 　9. 导管断裂。
手术/操作志愿申请及授权委托部分： 　　经过医生的详细告知，我已经充分了解病情，施行手术/操作的原因及其必要性，以及上述风险，并理解这是目前医学上难以避免的风险。经过认真考虑，我同意接受此项手术/操作，并有充分的思想准备愿意承担可能面临的风险。 　　　　　　　　　　　　　　　　患者签字：　　　　　　日期：　　年　　月　　日 　　　　　　　　　　　家属签字：　　　　　与患者关系：　　　　日期：　　年　　月　　日
注：1. 本同意书原则上应由患者亲自签具，家属可以但并非必须同时签字。 　　2. 在患者本人丧失行为能力或因保护性医疗无法签字时，需由其法定代理人或委托代理人作为家属签字。此时本《知情同意书》依患者同代理人签署的《患者授权书》的存在而生效。

气管插管、呼吸机辅助呼吸使用知情同意书

患者姓名： 年龄： 性别：
病区： 床号： 患者ID号：
目前诊断及根据：
拟行操作的名称：气管插管、呼吸机辅助呼吸

风险告知部分：

  因患者病情危重，呼吸困难，抵抗力较低，随时可能出现窒息，因此可能需要进行经口气管插管、呼吸机辅助通气，以缓解病情，争取救治时间。但本项操作是一种创伤性医疗手段，存在一定的医疗风险，特此郑重向患者或家属告知，施行本项操作的术中或术后可能发生的意外情况和并发症，包括但不限于：

  1. 呼吸机依赖：患者使用呼吸机辅助呼吸时，可因患者呼吸无力或长时间应用呼吸机辅助呼吸，使患者适应呼吸机辅助呼吸后，拔出气管插管后，患者不适应自主呼吸，表现呼吸困难加重。

  2. 窒息，因患者咳痰无力，常会致痰栓阻塞气管插管，我们将时刻注意患者情况，及时予以吸痰等处理，但仍有可能因痰块较黏而阻塞插管。

  3. 加重肺部感染。

  4. 呼吸道黏膜损伤，因气管插管本身属外来异物，进行气管插管时不可避免出现呼吸道黏膜的损伤。

  5. 其他。

  6. 呼吸机辅助呼吸时，因使用呼吸机辅助呼吸及需要及时吸痰等处理，可能费用较高。

如果不进行操作，患者可能面临的风险是：

_____

_____

_____

                医师签字： 日期

操作志愿申请及授权委托部分：

  经过医生的详细告知，我已经充分了解病情，施行操作的原因及其必要性，以及上述风险，并理解这是目前医学上难以避免的风险，经过认真考虑，我同意接受此项操作，并有充分的思想准备愿意承担可能面临的风险。

           患者签字： 日期： 年 月 日

    家属签字： 与患者关系： 日期： 年 月 日

操作拒绝声明部分：

  经过医生详细告知，我已充分了解病情及不进行操作可能发生的后果。经认真考虑，我自主决定拒绝操作治疗，并且愿意承担因不施行操作而发生的一切后果。特此签字声明。

           患者签字： 日期： 年 月 日

    家属签字： 与患者关系： 日期： 年 月 日

注：1. 本同意书原则上应由患者亲自签具，家属可以但并非必须同时签字。

  2. 在患者本人丧失行为能力或因保护性医疗无法签字时，需由其法定代理人或委托代理人作为家属签字。此时本《知情同意书》依患者同代理人签署的《患者授权书》的存在而生效。

气管切开知情同意书

患者姓名:		年龄:		性别:	
病区:		床号:		患者ID号:	

目前诊断及根据：

拟行操作的名称： 气管切开

风险告知部分：

　　患者_____病情需要，已经气管插管行机械通气治疗_____天，仍需继续使用机械通气治疗，因此需要行气管切开。

　　气管切开是建立人工气道的常用手段之一。气管切开与气管插管相比，具有许多优点：几乎没有上呼吸道并发症；易于固定；易于呼吸道分泌物引流；附加阻力低，而且易于实施呼吸治疗措施；能够经口进食，可做口腔护理；患者耐受性好。

　　尽管具有上述优点，但本项操作是一种创伤性医疗手段，存在一定的医疗风险，特此郑重向患者或家属告知，施行本项操作的术中或术后可能发生的意外情况和并发症，包括但不限于：

1. 出血。
2. 切口感染。
3. 皮下气肿、纵隔气肿。
4. 空气栓塞。
5. 气胸。
6. 气管食管瘘。
7. 吞咽困难。
8. 气道梗阻。
9. 其他。

如果不进行操作，患者可能面临的风险是：
_____
_____
_____

　　　　　　　　　　　　　　　　　　　　　　　医师签字：　　　　日期

操作志愿申请及授权委托部分：

　　经过医生的详细告知，我已经充分了解病情，施行操作的原因及其必要性，以及上述风险，并理解这是目前医学上难以避免的风险，经过认真考虑，我同意接受此项操作，并有充分的思想准备愿意承担可能面临的风险。

　　　　　　　　　　　　　　患者签字：　　　日期：　　年　　月　　日
　　　　　　　　　　　　　　家属签字：　　　与患者关系：　　日期：　　年　　月　　日

手术/操作拒绝声明部分：

　　经过医生详细告知，我已充分了解病情及不进行操作可能发生的后果。经认真考虑，我自主决定拒绝操作治疗，并且愿意承担因不施行操作而发生的一切后果。特此签字声明。

　　　　　　　　　　　　　　患者签字：　　　日期：　　年　　月　　日
　　　　　　　　　　　　　　家属签字：　　　与患者关系：　　日期：　　年　　月　　日

注：1. 本同意书原则上应由患者亲自签具，家属可以但并非必须同时签字。

　　2. 在患者本人丧失行为能力或因保护性医疗无法签字时，需由其法定代理人或委托代理人作为家属签字。此时本《知情同意书》依患者同代理人签署的《患者授权书》的存在而生效。

有创检查/治疗知情同意书(通用)

患者姓名:	年龄:	性别:
病区:	床号:	患者 ID 号:

目前诊断及根据:

拟行检查/治疗的名称:

风险告知部分:

　　鉴于患者所患疾病,需实施本项检查/治疗,但本项检查/治疗是一种创伤性医疗手段,存在一定的医疗风险,特此郑重向患者或家属告知,施行本项检查/治疗的术中或术后可能发生的意外情况和并发症,包括但不限于:

1. 穿刺部位出血、感染或损伤血管及神经。
2. 过敏反应。
3. 心、脑血管意外。
4. 血栓形成或意外栓塞。
5. 肾功能衰竭。
6. 无法明确诊断。
7. 其他罕见并发症。
8. 极少数情况下有生命危险(如室颤等)。

　　此项检查/治疗的执行医生将按照医疗操作规则认真准备,仔细观察和操作,最大限度地避免意外情况的发生。如果出现上述意外情况,我们会立即采取相应措施,对危及生命的并发症,我们可能来不及征求家属的意见,需要紧急输血、深静脉置管、气管插管、心外按压、电除颤等紧急抢救措施,希望得到家属的理解、同意。

检查/治疗志愿申请及授权委托部分:

　　经过医生的详细告知,我已经充分了解病情,施行检查/治疗的原因及其必要性,以及上述风险,并理解这是目前医学上难以避免的风险,经过认真考虑,我同意接受此项检查/治疗,并有充分的思想准备愿意承担可能面临的风险。

　　　　　　　　　　　　　　　　　　　　　　　患者签字:　　　　日期:　　年　　月　　日
　　家属签字:　　　　　与患者关系:　　　　日期:　　年　　月　　日

注:1. 本同意书原则上应由患者亲自签具,家属可以但并非必须同时签字。
　　2. 在患者本人丧失行为能力或因保护性医疗无法签字时,需由其法定代理人或委托代理人作为家属签字。此时本《知情同意书》依患者同代理人签署的《患者授权书》的存在而生效。

特殊治疗知情同意书(通用)

患者姓名:	年龄:	性别:	
病区:	床号:	患者ID号:	

目前诊断及根据:

拟行治疗的名称:

风险告知部分:
　　鉴于患者所患疾病,需实施本项治疗,但本项治疗存在一定的医疗风险,特此郑重向患者或家属告知,施行本项治疗的过程中可能发生的意外情况和并发症,包括但不限于:
　　1._____
　　2._____
如果不进行治疗,患者可能面临的风险是:
_____
_____
_____

　　　　　　　　　　　　　　　　　　医师签字:　　　　日期

治疗志愿申请及授权委托部分:
　　经过医生的详细告知,我已经充分了解病情,施行治疗的原因及其必要性,以及上述风险,并理解这是目前医学上难以避免的风险,经过认真考虑,我同意接受此项治疗,并有充分的思想准备愿意承担可能面临的风险。
　　　　　　　　　　　　患者签字:　　　日期:　　年　　月　　日
　　　　　　　　　　　　家属签字:　　与患者关系:　　日期:　　年　　月　　日

治疗拒绝声明部分:
　　经过医生详细告知,我已充分了解病情及不进行治疗可能发生的后果。经认真考虑,我自主决定拒绝治疗,并且愿意承担因不施行治疗而发生的一切后果。特此签字声明。
　　　　　　　　　　　　患者签字:　　　日期:　　年　　月　　日
　　　　　　　　　　　　家属签字:　　与患者关系:　　日期:　　年　　月　　日

　　注:1. 本同意书原则上应由患者亲自签具,家属可以但并非必须同时签字。
　　　　2. 在患者本人丧失行为能力或因保护性医疗无法签字时,需由其法定代理人或委托代理人作为家属签字。此时本《知情同意书》依患者同代理人签署的《患者授权书》的存在而生效。

自行鼻饲告知书

患者姓名：	年龄：	性别：
病区：	床号：	患者ID号：

一、鼻饲为一项护理技术操作，住院期间护士完成。

二、鼻饲的目的

通过胃管供给营养丰富的流食，以保证患者摄取足够的蛋白质、热量、水及药物。

三、可能产生的意外

鼻饲中容易发生以下情况：呛咳、反流、呕吐、胃管阻塞、脱出及胃黏膜损伤，以及其他无法预知的情况。

四、注意事项

1. 鼻饲食物应遵医嘱执行。

2. 每次鼻饲量（含水）一般应在200～300ml或遵医嘱，每日4～5次，每次间隔3小时以上。

3. 鼻饲温度以35℃左右为宜，速度宜缓慢。

4. 鼻饲前：

(1)应将床头抬高30°～50°，避免出现呛咳、反流、呕吐等情况。

(2)用注射器抽吸有无胃液，确定胃管在胃内且没有腹胀、胃潴留之症状，再行鼻饲。

5. 鼻饲中：

(1)患者如有不停咳嗽，或推注阻塞，应立即停止鼻饲，通知医护人员。

(2)鼻饲间隙均应注意预防空气进入。

6. 鼻饲后：

(1)用20ml温水冲洗胃管，避免食物或药物残留在胃管内堵塞管腔。

(2)保持半卧位30～60分钟后再恢复平卧位。

7. 妥善固定胃管，避免受压、扭曲或拉出。

8. 保持患者口腔清洁。

9. 鼻饲用注射器应保持清洁，每日更换。

患者（或家属）已了解上述内容，申请自行鼻饲。

患者或家属签字：

年 月 日

放置胃肠管知情同意书

患者姓名：	年龄：	性别：
病区：	床号：	患者ID号：

目前诊断及根据：

拟行治疗方案：放置胃肠管

风险告知部分：

患者因吞咽障碍/或各种原因引起不能进食、水/或进食量过少不能满足机体需要/或进行胃肠道的治疗/或进行洗胃以排出毒素/或进行胃肠减压以排出肠道内积气、积液，需放置胃肠管，但本项操作存在一定的医疗风险，特此郑重向患者或家属告知，放置胃管操作中可能发生的意外情况和并发症，包括但不限于：

1. 一次放置胃管不成功，需反复放置，可能损伤鼻咽道黏膜。
2. 误入气管或诱发窒息。
3. 鼻、食管、胃黏膜糜烂或出血。
4. 中耳炎。
5. 过度呕吐。
6. 寰枢关节脱位。
7. 可加重或诱发心脏病或高血压。
8. 胃管过敏，胶布过敏。
9. 在保留胃管过程中，可能会发生胃管阻塞，或导致食管、胃黏膜慢性炎症或溃疡、出血。
10. 其他可能出现的情况。

如果不进行操作，患者可能面临的风险是：
_____
_____
_____

医师签字：　　　　　　日期

手术/操作志愿申请及授权委托部分：

经过医生的详细告知，我已经充分了解病情、施行操作的原因及其必要性，以及上述风险，并理解这是目前医学上难以避免的风险，经过认真考虑，我同意接受此项操作，并有充分的思想准备愿意承担可能面临的风险。

患者签字：　　　日期：　年　月　日

家属签字：　　与患者关系：　　日期：　年　月　日

操作拒绝声明部分：

经过医生详细告知，我已充分了解病情及不进行操作可能发生的后果。经认真考虑，我自主决定拒绝操作治疗，并且愿意承担因不施行操作而发生的一切后果。特此签字声明。

患者签字：　　　日期：　年　月　日

家属签字：　　与患者关系：　　日期：　年　月　日

注：1. 本同意书原则上应由患者亲自签具，家属可以但并非必须同时签字。

2. 在患者本人丧失行为能力或因保护性医疗无法签字时，需由其法定代理人或委托代理人作为家属签字。此时本《知情同意书》依患者同代理人签署的《患者授权书》的存在而生效。

放置尿管知情同意书

患者姓名：	年龄：	性别：
病区：	床号：	患者ID号：

目前诊断及根据：
拟行治疗方案:放置尿管

风险告知部分：

　　患者因尿潴留/尿失禁/留取无菌尿标本/或其他化验检查需进行导尿或留置导尿。但本项操作存在一定的医疗风险,特此郑重向患者或家属告知,导尿或留置尿管过程中可能发生的意外情况和并发症,包括但不限于:

导尿过程中:

1. 一次放置尿管不成功,需反复放置,可能损伤尿道黏膜。
2. 血尿。
3. 疼痛。

尿管留置期间:

1. 感染。
2. 尿道损伤,出血。
3. 气囊破裂尿管脱出或膀胱异物。
4. 尿道狭窄。
5. 尿液自尿道口溢出。
6. 腹痛及异物感。
7. 尿管过敏尿道口红肿、疼痛。

拔尿管时:

1. 拔管困难。
2. 拔管后尿道疼痛。
3. 拔管后尿道出血。

操作志愿申请及授权委托部分：

　　经过医生的详细告知,我已经充分了解病情,施行操作的原因及其必要性,以及上述风险,并理解这是目前医学上难以避免的风险,经过认真考虑,我同意接受此项操作,并有充分的思想准备愿意承担可能面临的风险。

	患者签字：	日期： 年 月 日
家属签字：	与患者关系：	日期： 年 月 日

注:1. 本同意书原则上应由患者亲自签具,家属可以但并非必须同时签字。

　　2. 在患者本人丧失行为能力或因保护性医疗无法签字时,需由其法定代理人或委托代理人作为家属签字。此时本《知情同意书》依患者同代理人签署的《患者授权书》的存在而生效。

6 中医病历质量检查评价标准

6.1 门(急)诊病历质量检查评价标准

6.1.1 门(急)诊病历质量评价标准

门(急)诊病历质量评价标准(表1)

检查内容	评价标准	扣分	实得分
门(急)诊病历首页 5分	缺项或错填每处扣0.5分。		
一般项目5分	缺一项扣0.5分。		
主诉10分	不规范扣2分。 不能导致第一诊断,不得分。		
现病史15分	现病史记录与主诉不相一致扣5分,内容缺乏条理性扣2分,每缺一要项扣1分,未记录伴随症状扣2分。 复诊病历不记录前次疗病情变化者,每处扣5分。 记录错误,不得分。		
既往史5分	遗漏重要既往病史、个人史和过敏史等记录扣2分。		
中医四诊情况5分	缺乏条理性,扣1分。 缺舌象记录扣2分。 缺脉象记录扣2分。		
体格检查5分	遗漏重要体征、相关阴性体征,每处扣1分。 体征记录错误每处扣2分。		
辅助检查5分	有检查结果而未记录,每缺一项扣1分。 记录错误不得分。		
诊断10分	诊断不规范,扣5分。 修正、补充诊断不及时记录扣2分,未阐明依据扣2分。 诊断错误,不得分。		

门(急)诊病历质量评价标准(表2)

检查内容	质量要求	应得分	评价标准
治疗意见 30 分	格式不规范,每处扣 5 分。 诊疗措施欠详细,扣 10 分。 不符合病情,扣 20 分。 内容错误不得分。 各款记录每缺一要项扣 1 分。		
医师签名 5 分	签名潦草,扣 2 分。 实习医务人员、试用期医务人员书写的病历无带教医师加签名不得分。 机打病历无医师手写签名,每处扣 2 分。		
说 明	门诊初诊记录、门诊复诊记录中的要项基本是一致的,复诊记录中各要项的具体记录内容可根据病例特点而详略不一,但要求必须是诊治患者的医疗活动真实记录。		

门诊病历质量分级标准:

总分为 100 分,甲级病历≥90 分;乙级病历 75～89 分;丙级病历＜75 分。

评分时每项检查内容累计扣分,不超过其应得分(即最小得分为零分,无负分值)

6.1.2 急诊留观病历质量评价标准

急诊留观病历质量评价标准

检查内容	评价标准	扣分	实得分
急诊病历首页 2 分	缺项或错填每处扣 0.2 分。		
一般项目 2 分	缺一项扣 0.5 分。		
主诉 5 分	不规范扣 2 分。不能导致第一诊断,不得分。		
病史 12 分	现病史记录与主诉不相一致扣 5 分,内容缺乏条理性扣 2 分,每缺一要项扣 1 分,未记录伴随症状扣 2 分。 遗漏重要既往病史、个人史和过敏史等记录扣 2 分。 记录错误,不得分。		
体格检查 10 分	遗漏重要体征、相关阴性体征,每处扣 1 分。 体征记录错误每处扣 2 分。 缺乏条理性,扣 1 分。		

续表

检查内容	评价标准	扣分	实得分
辅助检查 2 分	有检查结果而未记录,每缺一项扣 1 分。 记录错误不得分。		
诊断 8 分	诊断不规范,扣 5 分。 修正、补充诊断不及时记录扣 2 分,未阐明依据扣 2 分。 诊断错误,不得分。		
治疗处理意见 15 分	格式不规范,扣 2 分。 诊疗措施欠详细,扣 2 分。 不符合病情,扣 5 分。 内容错误,扣 10 分。 记录缺项,每一项扣 1 分。		
医师签名 4 分	签名潦草,扣 1 分。 实习医务人员、试用期医务人员书写的病历无带教医师加签名,扣 2 分。		
一般性病程记录 30 分	记录格式不规范、内容不完整,每处扣 5 分。 留观期间病情变化记录不全面,扣 5 分。 诊疗措施记录不具体,扣 3 分。 实施中医治疗无四诊内容,扣 5 分。 辨证论治有误,扣 5 分。		
其他记录 10 分	记录格式不规范、内容不完整,每处扣 5 分。 抢救记录、手术记录单、特殊检查(治疗)知情同意文书、死亡记录等,每缺一项,扣 10 分。 留观患者离院时,未记录其离院时病情、去向及随诊要求,扣 10 分。 属自动离院者,缺患者或患者家属签字,扣 10 分。		

说明:

原则上凡在急诊室实施诊疗措施的患者(包括等待化验报告、取药等情况因医疗活动需要逗留时),均应当认真做好病情观察并随时书写急诊留观。

如果急诊初诊过程中即病情危重需要立即进行抢救者,在"诊疗措施"项下可仅书写"立即抢救"字样,并按住院病历"抢救记录"格式要求做好抢救情况记录,其后所发生与其相承接的一切留观病程情况,应当按规定书写"急诊留观病程记录"。

评价总分为 100 分,其分级标准为:

甲级病历≥90 分;乙级病历 75~89 分;丙级病历<75 分。

评分时每项检查内容累计扣分,不超过其应得分(即最小得分为零分,无负分值)。

6.2 住院病历质量检查评价标准

6.2.1 环节病历评价方法

先用单项否决的方法进行筛选,如病历中存在单项否决所列项目之一者,为不合格病历,不再进行病历质量评分。经单项否决筛选合格的病历,根据《评价标准》予以评分,病历最终得分≥90分,为甲级病历,病历最终得分<90分、≥75分,为乙级病历,病历最终得分<75分,为丙级病历。

a)单项否决项:

1)无入院记录或入院记录未在24小时内完成。

2)首次病程记录未在患者入院后8小时内完成或首次病程记录中缺诊断依据、鉴别诊断和诊疗计划之一者。

3)患者入院48小时内无主治医师首次查房记录。

4)患者入院72小时内无副主任以上职称医师查房记录。

5)主病主症辨证有明显缺陷。

6)理、法、方、药有缺陷。

7)医师在接班后24小时内未完成接班记录或无交接班记录。

8)转科病历未在24小时内未完成转入、转出记录或无转入、转出记录。

9)危重患者不按规定时间记录病程。

10)疑难或危重病例无主任(副主任)医师查房记录。

11)缺抢救记录或抢救记录中无参加者的姓名及上级医师意见。

12)手术记录未在术后24小时内完成。

13)无手术记录或手术记录书写人员不符合规范要求。

14)各种检查/治疗/手术缺知情同意书。

15)伪造病历。

16)拷贝病历造成原则错误。

ⅰ.有证据证明病历记录系拷贝行为。

ⅱ.因拷贝导致时间及病位描述错误。

ⅲ.在病历中出现与此病人完全不符的内容。

b)住院病历(环节)质量评价标准:

住院病历(环节)质量评价标准

检查内容	应得分	评价标准	扣分	实得分
住院记录一般项目	1分	缺一项扣0.2分。		
主诉	2分	不规范、不简明各扣1分。 不能导致第一诊断,不得分。		
现病史	8分	与主诉不相一致,扣3分。 内容每缺一项扣2分。 缺刻下症扣2分;伴随症状未记录扣1分。 缺乏条理性扣3分。 再次或多次入院记录书写"现病史"未对本次住院前历次有关住院诊疗经过进行小结,扣2分。 记录错误,不得分。		
既往史	2分	有遗漏,每一项扣0.5分。 记录错误,每项扣1分。		
个人史	1分	有遗漏,每一项扣0.5分;记录错误,每项扣1分。		
婚育史	1分	有遗漏,每一项扣0.5分;记录错误,每1项扣1分。		
家族史	1分	有遗漏,每一项扣0.5分;记录错误,每项扣1分。		
体格检查	6分	遗漏重要体征、相关阴性体征,每处扣1分。		
专科检查	2分	缺乏条理性,扣1分。 体征记录错误,每处扣1分。 缺漏应有的专科检查,每处扣1分。		
辅助检查	1分	无记录,不得分;记录不全,每处扣0.5分。		
初步诊断	4分	诊断不规范,扣1分。 修正、确定、补充诊断时未记录,扣1分。 诊断错误,不得分。		
医师签名	1分	未标明医师职称,扣0.5分。 无医师签名,不得分。		
病程记录基本要求	2分	一项不符合要求,扣1分。		
首次病程记录	10分	格式不规范,扣2分。 未能全面反映病例特点,扣3分。 诊断依据与鉴别诊断阐述欠充分,扣3分。 中医辨病辨证依据不准确或不全面,扣3分。		

续表

检查内容	应得分	评价标准	扣分	实得分
首次病程记录	10分	对待查病例未列出可能性较大的诊断,扣3分。		
		诊疗计划不符合病情,扣2分。		
		即刻措施欠详细,扣1分。		
		辨证治疗与临床资料不符合扣4分。		
日常性病程记录	30分	应记录未记录或记录不全,每一处扣5分。		
		各种记录的格式不符合规范,每一处扣2分。		
		不合理用药,每处扣2分。		
		针对主病主证使用的中成药无辨证,每处扣2分。		
		长期医嘱用药无记录无分析,每处扣2分。		
		对病情变化无中医分析内容,每处扣5分。		
		对更改治则治法及方药无相应病情变化及证候变化记录,每处扣5分。		
其他记录	4分	每一缺项,扣2分。		
		记录格式不规范、内容不完整,每处扣1分。		
住院医师查房规定	4分	记录有遗漏,每处扣1分。		
主治医师查房规定	10分	未及时查房扣2分。		
		查房无中医内容,扣5分。		
		指导作用不明显,扣2分。		
		未及时准确纠正病历中诊疗缺陷,扣2分。		
		指导诊疗措施错误或无具体诊疗意见,不得分。		
主任医师查房规定	10分	未及时查房,扣4分。		
		查房无中医内容,扣5分。		
		指导作用不明显,扣3分。		
		对急危重疑难患者查房未体现中医药学术进展及国内外医学新进展,扣4分。		
		未及时准确纠正病历中诊疗缺陷,扣3分。		
		指导诊疗措施错误或无具体诊疗意见,不得分。		

注:评分时每项检查内容累计扣分,不超过其应得分(即最小得分为零分,无负分值)。

6.2.2 终末病历评价方法

凡病历检查中发现存在"＊"项目,则该病历为不合格病历,不再进行病历质量评分,一份病历出现三项"＊"项目,列为丙级病历。无"＊"项目的病历,按《评价标准》予以评分,病历最终得分≥90分,为甲级病历,病历最终得分<90分≥75分,为乙级病历,病历最终得分<75分,为丙级病历。

住院病历(终末)质量评价标准

项目及分值	缺陷内容	扣分标准
首页 10 分	*医疗信息缺五项以上	乙级
	传染病漏报	扣2分
	*西医主要诊断选择错误	乙级
	缺签名	扣2分
	诊断未填写或有缺陷	每项扣0.5分
	院内感染栏未填写	扣2分
	手术未填写或有缺陷	扣2分
	药物过敏未填写或有缺陷	扣2分
	其他	
入院记录 20 分	*缺入院记录或未按时完成	乙级
	一般项目填写不全	每项扣0.2分
	主诉有缺陷或不能导出第一诊断	扣1~3分
	主诉与现病史不符合	扣2分
	现病史有缺项	每项扣2分
	现病史有缺陷	每处扣2分
	既往史有缺陷或空缺	扣1~2分
	个人史有缺陷或空缺	扣1~2分
	婚育史有缺陷或空缺	扣1~2分
	家族史有缺陷或空缺	扣1~2分
	体格检查有缺项	扣2分
	体格检查阳性体征或有鉴别意义的阴性体征有遗漏	每项扣2分
	专科情况应记录未记录	每项扣2分
	专科情况记录有缺陷	扣1分
	辅助检查有缺陷或空缺	扣0.5~2分
	初步诊断有缺陷或空缺(待查病例未列出可能性较大的诊断)	每项扣1~2分
	缺医师签名	扣2分

续表

项目及分值		缺陷内容	扣分标准
病程记录 45分	首次病程记录 10分	*首程空缺或未按时完成	乙级
		*首程缺辨证依据、诊断依据与诊疗计划	乙级
		首程中病例特点书写不规范不完善	扣3分
		初步诊断不规范	每处扣1分
		诊断不明确的病例未写出鉴别诊断并进行分析	扣3分
		中医辨病辨证依据与西医诊断依据不全面不准确	扣1~3分
		断与中医鉴别诊西医鉴别诊断有误	扣1~2分
		诊疗计划中检查、中西医治疗措施及中医调护等内容不具体	每项扣1分
	日常病程记录 35分	病程记录标题不规范	每处扣1分
		病情变化未记录或无分析	每处扣2分
		中、西医治疗措施未记录	每次扣2分
		中医治疗(针灸、药物、手法等)无辨证、缺记录	每次扣2分
		*理、法、方、药有缺陷	乙级
		*主病主症辨证有明显缺陷	乙级
		检查结果异常缺分析、处理	每次扣2分
		特殊检查(治疗)未记录	每次扣3分
		医嘱更改未记录理由	每次扣2分
		有抢救医嘱无抢救记录	乙级
		抢救记录有缺陷	扣3分
		交(接)班记录有缺陷或空缺	扣1~3分
		转出(入)记录有缺陷或空缺	扣1~3分
		阶段小结有缺陷或空缺	扣1~3分
		会诊记录有缺陷或空缺	扣1~3分
		*缺死亡病例讨论记录	乙级
		特殊检查(治疗)操作未记录或有缺陷	扣1~3分
		出院前一天缺病程记录	扣2分
		*缺副主任医师以上职称人员查房记录	乙级
		三级医师未按时查房	每次扣2分
		上级医师首次查房有缺陷	每级扣3分
		日常查房未按时记录	每次扣2分
		缺出院前上级医师同意的记录	扣2分

续表

项目及分值		缺陷内容	扣分标准
病程记录 45 分	日常病程记录 35 分	新开展手术、重大或疑难手术缺术前讨论记录	乙级
		术前讨论记录有缺陷	扣 1~3 分
		术前缺术者及麻醉师查房记录	扣 2 分
		麻醉记录有缺陷或空缺	扣 1~5 分
		*缺手术记录或手术记录书写人员不符合要求	乙级
		手术记录有缺陷	每处扣 2 分
		术后病程记录有缺陷或空缺	扣 1~3 分
出院记录 5 分（死亡记录）		出院记录（死亡记录）有缺陷	扣 1 分
		*死亡记录中病情演变、抢救经过、死亡原因、死亡诊断等内容有重大缺陷	乙级
辅助检查 5 分		缺与诊治相关的报告单	每张扣 2 分
		有医嘱缺辅助检查报告单	每张扣 1 分
基本要求及医嘱单 5 分		*拷贝病历有原则性错误	乙级
		*病历缺页	乙级
		*摹仿或代替他人签名	乙级
		计算机打印病历缺医师手写签名	每处扣 1 分
		签名潦草不能辨认	扣 2 分
		病历眉栏填写不完整	每项扣 0.2 分
		医嘱单缺签名或有非医嘱内容	每处扣 1 分
		其他	
知情同意书 10 分		*有创检查（治疗）、手术缺同意书	乙级
		有创检查（治疗）、手术同意书有缺陷	每项扣 2 分
		自费项目缺患者（委托人）签名的同意书	扣 2 分
		输血治疗缺患者（委托人）签名的同意书	扣 2 分
		放弃抢救缺患者（委托人）签名的同意书	扣 3 分
		同意书内容有缺陷	每处扣 1 分

6.2.3 "24小时内入出院记录"病历质量评价标准

"24小时内入出院记录"病历质量评价标准

检查内容	评价标准	扣分	实得分
住院病历首页5分	缺项或错填每处扣0.5分。		
一般项目2分	缺一项扣0.2分。		
主诉8分	不规范扣1分。 不能导致第一诊断,不得分。		
入院情况20分	内容每缺一项扣2分,与主诉不相一致,扣3分,缺乏条理性扣3分,伴随症状未记录扣1分。 记录错误,不得分。		
初步诊断10分	诊断不规范,扣2分。 诊断错误,不得分。		
诊疗经过15分	诊疗方案有错误,扣2分。 无诊疗方案,不得分。 执行情况综述缺乏条理性,扣3分。 无执行情况综述,不得分。		
出院情况15分	有遗漏,每一项扣1分。 记录错误,每项扣2分。		
出院诊断10分	诊断不规范,扣2分。 诊断错误,不得分。		
出院医嘱10分	医嘱不简明,扣1分。 医嘱内容遗漏,扣2分。 医嘱错误,扣3分。		
医师签名5分	签名潦草,扣1分。 未标明医师职称,扣2分。 无上级医师签名,扣2分。		

6.2.4 "24小时内入院死亡记录"病历质量评价标准

"24小时内入院死亡记录"病历质量评价标准

检查内容		评价标准	扣分	实得分
住院病历首页 5 分		缺项或错填每处扣 0.5 分。		
	一般项目 2 分	缺一项扣 0.2 分。		
	主诉 8 分	不规范扣 1 分。 不能导致第一诊断,不得分。		
	入院情况 20 分	内容每缺一项扣 2 分。 与主诉不相一致,扣 3 分。 缺乏条理性扣 3 分。 伴随症状未记录,扣 1 分。 记录错误,不得分。		
	入院诊断 15 分	诊断不规范,扣 2 分。 诊断错误,不得分。		
	诊疗经过 10 分	诊疗方案有错误,扣 2 分。 执行情况综述缺乏条理性,扣 3 分。 疾病恶化情况过程记录不清楚,扣 3 分。 无诊疗方案,不得分。 无执行情况综述,不得分。		
	抢救经过 15 分	有遗漏,每一项扣 1 分。 记录错误,每项扣 2 分。		
	死亡原因 10 分	有遗漏,每一项扣 0.5 分。 记录错误,每项扣 0.5 分。		
	死亡诊断 10 分	诊断不规范,扣 2 分。 诊断错误,不得分。		
	医师签名 5 分	签名潦草,扣 1 分。 未标明医师职称,扣 0.5 分。		

总分 100 分;
甲级病历≥90 分;乙级病历 75~89 分;丙级病历<75 分。
评分时每项检查内容累计扣分,不超过其应得分(即最小得分为零分,无负分值)。

7 附 录

7.1 中华人民共和国执业医师法

第一章 总 则

第一条 为了加强医师队伍的建设,提高医师的职业道德和业务素质,保障医师的合法权益,保护人民健康,制定本法。

第二条 依法取得执业医师资格或者执业助理医师资格,经注册在医疗、预防、保健机构中执业的专业医务人员,适用本法。

本法所称医师,包括执业医师和执业助理医师。

第三条 医师应当具备良好的职业道德和医疗执业水平,发扬人道主义精神,履行防病治病、救死扶伤、保护人民健康的神圣职责。全社会应当尊重医师。医师依法履行职责,受法律保护。

第四条 国务院卫生行政部门主管全国的医师工作。县级以上地方人民政府卫生行政部门负责管理本行政区域内的医师工作。

第五条 国家对在医疗、预防、保健工作中做出贡献的医师,给予奖励。

第六条 医师的医学专业技术职称和医学专业技术职务的评定、聘任,按照国家有关规定办理。

第七条 医师可以依法组织和参加医师协会。

第二章 考试和注册

第八条 国家实行医师资格考试制度。医师资格考试分为执业医师资格考试和执业助理医师资格考试。医师资格统一考试的办法,由国务院卫生行政部门制定。医师资格考试由省级以上人民政府卫生行政部门组织实施。

第九条 具有下列条件之一的,可以参加执业医师资格考试:

(一)具有高等学校医学专业本科以上学历,在执业医师指导下,在医疗、预防、保健机构中试用期满一年的。

(二)取得执业助理医师执业证书后,具有高等学校医学专科学历,在医疗、预防、保健机构中工作满二年的;具有中等专业学校医学专业学历,在医疗、预防、保健机构中工作满五年的。

第十条 具有高等学校医学专科学历或者中等专业学校医学专业学历,在执业医师指导下,在医疗、预防、保健机构中试用期满一年的,可以参加执业助理医师资格考试。

第十一条 以师承方式学习传统医学满三年或者经多年实践医术确有专长的,经县级以上人民政府卫生行政部门确定的传统医学专业组织或者医疗、预防、保健机构考核合格并推荐,可以参加执业医师资格或者执业助理医师资格考试。考试的内容和办法由国务院卫生行政部门另行制定。

第十二条 医师资格考试成绩合格,取得执业医师资格或者执业助理医师资格。

第十三条 国家实行医师执业注册制度。取得医师资格的,可以向所在地县级以上人民政府卫生行政部门申请注册。

除有本法第十五条规定的情形外,受理申请的卫生行政部门应当自收到申请之日起三十日内准予注册,并发给由国务院卫生行政部门统一印制的医师执业证书。

医疗、预防、保健机构可以为本机构中的医师集体办理注册手续。

第十四条 医师经注册后,可以在医疗、预防、保健机构中按照注册的执业地点、执业类别、执业范围执业,从事相应的医疗、预防、保健业务。

未经医师注册取得执业证书,不得从事医师执业活动。

第十五条 有下列情形之一的,不予注册:

(一)不具有完全民事行为能力的。

(二)因受刑事处罚,自刑罚执行完毕之日起至申请注册之日止不满二年的。

(三)受吊销医师执业证书行政处罚,自处罚决定之日起至申请注册之日止不满二年的。

(四)有国务院卫生行政部门规定不宜从事医疗、预防、保健业务的其他情形的。

受理申请的卫生行政部门对不符合条件不予注册的,应当自收到申请之日起三十日内书面通知申请人,并说明理由。申请人有异议的,可以自收到通知之日起十五日内,依法申请复议或者向人民法院提起诉讼。

第十六条 医师注册后有下列情形之一的,其所在的医疗、预防、保健机构应当在三十日内报告准予注册的卫生行政部门,卫生行政部门应当注销注册,收回医师执业证书:

(一)死亡或者被宣告失踪的。

(二)受刑事处罚的。

(三)受吊销医师执业证书行政处罚的。

(四)依照本法第三十一条规定暂停执业活动期满,再次考核仍不合格的。

(五)中止医师执业活动满二年的。

(六)有国务院卫生行政部门规定不宜从事医疗、预防、保健业务的其他情形的。

被注销注册的当事人有异议的,可以自收到注销注册通知之日起十五日内,依法申请复议或者向人民法院提起诉讼。

第十七条 医师变更执业地点、执业类别、执业范围等注册事项的,应当到准予注册的卫生行政部门依照本法第十三条的规定办理变更注册手续。

第十八条 中止医师执业活动二年以上以及有本法第十五条规定情形消失的,申请重新执业,应当由本法第三十一条规定的机构考核合格,并依照本法第十三条的规定重新注册。

第十九条 申请个体行医的执业医师,须经注册后在医疗、预防、保健机构中执业满五年,并按照国家有关规定办理审批手续;未经批准,不得行医。

县级以上地方人民政府卫生行政部门对个体行医的医师,应当按照国务院卫生行政部门的规定,经常监督检查,凡发现有本法第十六条规定的情形的,应当及时注销注册,收回医师执业证书。

第二十条 县级以上地方人民政府卫生行政部门应当将准予注册和注销注册的人员名单予以公告,并由省级人民政府卫生行政部门汇总,报国务院卫生行政部门备案。

第三章 执业规则

第二十一条 医师在执业活动中享有下列权利:

（一）在注册的执业范围内，进行医学诊查、疾病调查、医学处置、出具相应的医学证明文件，选择合理的医疗、预防、保健方案。

（二）按照国务院卫生行政部门规定的标准，获得与本人执业活动相当的医疗设备基本条件。

（三）从事医学研究、学术交流，参加专业学术团体。

（四）参加专业培训，接受继续医学教育。

（五）在执业活动中，人格尊严、人身安全不受侵犯。

（六）获取工资报酬和津贴，享受国家规定的福利待遇。

（七）对所在机构的医疗、预防、保健工作和卫生行政部门的工作提出意见和建议，依法参与所在机构的民主管理。

第二十二条 医师在执业活动中履行下列义务：

（一）遵守法律、法规，遵守技术操作规范。

（二）树立敬业精神，遵守职业道德，履行医师职责，尽职尽责为患者服务。

（三）关心、爱护、尊重患者，保护患者的隐私。

（四）努力钻研业务，更新知识，提高专业技术水平。

（五）宣传卫生保健知识，对患者进行健康教育。

第二十三条 医师实施医疗、预防、保健措施，签署有关医学证明文件，必须亲自诊查、调查，并按照规定及时填写医学文书，不得隐匿、伪造或者销毁医学文书及有关资料。

医师不得出具与自己执业范围无关或者与执业类别不相符的医学证明文件。

第二十四条 对急危患者，医师应当采取紧急措施进行诊治；不得拒绝急救处置。

第二十五条 医师应当使用经国家有关部门批准使用的药品、消毒药剂和医疗器械。

除正当诊断治疗外，不得使用麻醉药品、医疗用毒性药品、精神药品和放射性药品。

第二十六条 医师应当如实向患者或者其家属介绍病情，但应注意避免对患者产生不利后果。

医师进行实验性临床医疗，应当经医院批准并征得患者本人或者其家属同意。

第二十七条 医师不得利用职务之便，索取、非法收受患者财物或者牟取其他不正当利益。

第二十八条 遇有自然灾害、传染病流行、突发重大伤亡事故及其他严重威胁人民生命健康的紧急情况时，医师应当服从县级以上人民政府卫生行政部门的调遣。

第二十九条 医师发生医疗事故或者发现传染病疫情时，应当按照有关规定及时向所在机构或者卫生行政部门报告。

医师发现患者涉嫌伤害事件或者非正常死亡时，应当按照有关规定向有关部门报告。

第三十条 执业助理医师应当在执业医师的指导下，在医疗、预防、保健机构中按照其执业类别执业。

在乡、民族乡、镇的医疗、预防、保健机构中工作的执业助理医师，可以根据医疗诊治的情况和需要，独立从事一般的执业活动。

第四章 考核和培训

第三十一条 受县级以上人民政府卫生行政部门委托的机构或者组织应当按照医师执业标准，对医师的业务水平、工作成绩和职业道德状况进行定期考核。

对医师的考核结果，考核机构应当报告准予注册的卫生行政部门备案。

对考核不合格的医师，县级以上人民政府卫生行政部门可以责令其暂停执业活动三个月至六个月，并接受培训和继续医学教育。暂停执业活动期满，再次进行考核，对考核合格的，允许其继续执业；对考核不合格的,由县级以上人民政府卫生行政部门注销注册,收回医师执业证书。

第三十二条 县级以上人民政府卫生行政部门负责指导、检查和监督医师考核工作。

第三十三条 医师有下列情形之一的,县级以上人民政府卫生行政部门应当给予表彰或者奖励:

(一)在执业活动中,医德高尚,事迹突出的。

(二)对医学专业技术有重大突破,作出显著贡献的。

(三)遇有自然灾害、传染病流行、突发重大伤亡事故及其他严重威胁人民生命健康的紧急情况时,救死扶伤、抢救诊疗表现突出的。

(四)长期在边远贫困地区、少数民族地区条件艰苦的基层单位努力工作的。

(五)国务院卫生行政部门规定应当予以表彰或者奖励的其他情形的。

第三十四条 县级以上人民政府卫生行政部门应当制定医师培训计划,对医师进行多种形式的培训,为医师接受继续医学教育提供条件。

县级以上人民政府卫生行政部门应当采取有力措施,对在农村和少数民族地区从事医疗、预防、保健业务的医务人员实施培训。

第三十五条 医疗、预防、保健机构应当按照规定和计划保证本机构医师的培训和继续医学教育。

县级以上人民政府卫生行政部门委托的承担医师考核任务的医疗卫生机构,应当为医师的培训和接受继续医学教育提供和创造条件。

第五章 法律责任

第三十六条 以不正当手段取得医师执业证书的,由发给证书的卫生行政部门予以吊销;对负有直接责任的主管人员和其他直接责任人员,依法给予行政处分。

第三十七条 医师在执业活动中,违反本法规定,有下列行为之一的,由县级以上人民政府卫生行政部门给予警告或者责令暂停六个月以上一年以下执业活动;情节严重的,吊销其执业证书;构成犯罪的,依法追究刑事责任:

(一)违反卫生行政规章制度或者技术操作规范,造成严重后果的。

(二)由于不负责任延误急危患者的抢救和诊治,造成严重后果的。

(三)造成医疗责任事故的。

(四)未经亲自诊查、调查,签署诊断、治疗、流行病学等证明文件或者有关出生、死亡等证明文件的。

(五)隐匿、伪造或者擅自销毁医学文书及有关资料的。

(六)使用未经批准使用的药品、消毒药剂和医疗器械的。

(七)不按照规定使用麻醉药品、医疗用毒性药品、精神药品和放射性药品的。

(八)未经患者或者其家属同意,对患者进行实验性临床医疗的。

(九)泄露患者隐私,造成严重后果的。

(十)利用职务之便,索取、非法收受患者财物或者牟取其他不正当利益的。

(十一)发生自然灾害、传染病流行、突发重大伤亡事故以及其他严重威胁人民生命健康的紧急情况时,不服从卫生行政部门调遣的。

(十二)发生医疗事故或者发现传染病疫情,患者涉嫌伤害事件或者非正常死亡,不按照规定报告的。

第三十八条 医师在医疗、预防、保健工作中造成事故的,依照法律或者国家有关规定处理。

第三十九条 未经批准擅自开办医疗机构行医或者非医师行医的,由县级以上人民政府卫生行政部门予以取缔,没收其违法所得及其药品、器械,并处十万元以下的罚款;对医师吊销其执业证书;给患者造成损害的,依法承担赔偿责任;构成犯罪的,依法追究刑事责任。

第四十条 阻碍医师依法执业,侮辱、诽谤、威胁、殴打医师或者侵犯医师人身自由、干扰医师正常工作、生活的,依照治安管理处罚条例的规定处罚;构成犯罪的,依法追究刑事责任。

第四十一条 医疗、预防、保健机构未依照本法第十六条的规定履行报告职责,导致严重后果的,由县级以上人民政府卫生行政部门给予警告;并对该机构的行政负责人依法给予行政处分。

第四十二条 卫生行政部门工作人员或者医疗、预防、保健机构工作人员违反本法有关规定,弄虚作假、玩忽职守、滥用职权、徇私舞弊,尚不构成犯罪的,依法给予行政处分;构成犯罪的,依法追究刑事责任。

第六章 附 则

第四十三条 本法颁布之日前按照国家有关规定取得医学专业技术职称和医学专业技术职务的人员,由所在机构报请县级以上人民政府卫生行政部门认定,取得相应的医师资格。其中在医疗、预防、保健机构中从事医疗、预防、保健业务的医务人员,依照本法规定的条件,由所在机构集体核报县级以上人民政府卫生行政部门,予以注册并发给医师执业证书。具体办法由国务院卫生行政部门会同国务院人事行政部门制定。

第四十四条 计划生育技术服务机构中的医师,适用本法。

第四十五条 在乡村医疗卫生机构中向村民提供预防、保健和一般医疗服务的乡村医生,符合本法有关规定的,可以依法取得执业医师资格或者执业助理医师资格;不具备本法规定的执业医师资格或者执业助理医师资格的乡村医生,由国务院另行制定管理办法。

第四十六条 军队医师执行本法的实施办法,由国务院、中央军事委员会依据本法的原则制定。

第四十七条 境外人员在中国境内申请医师考试、注册、执业或者从事临床示教、临床研究等活动的,按照国家有关规定办理。

第四十八条 本法自1999年5月1日起施行。

7.2 医疗机构病历管理规定

第一条 为了加强医疗机构病历管理,保证病历资料客观、真实、完整,根据《医疗机构管理条例》和《医疗事故处理条例》等法规,制定本规定。

第二条 病历是指医务人员在医疗活动过程中形成的文字、符号、图表、影像、切片等资料的总和,包括门(急)诊病历和住院病历。

第三条 医疗机构应当建立病历管理制度,设置专门部门或者配备专(兼)职人员,具体负责本机构病历和病案的保存与管理工作。

第四条 在医疗机构建有门(急)诊病历档案的,其门(急)诊病历由医疗机构负责保管;没有在医疗机构建立门(急)诊病历档案的,其门(急)诊病历由患者负责保管。

住院病历由医疗机构负责保管。

第五条 医疗机构应当严格病历管理,严禁任何人涂改、伪造、隐匿、销毁、抢夺、窃取病历。

第六条 除涉及对患者实施医疗活动的医务人员及医疗服务质量监控人员外,其他任何机构和个人不得擅自查阅该患者的病历。因科研、教学需要查阅病历的,需经患者就诊的医疗机构有关部门同意后查阅。阅后应当立即归还。不得泄露患者隐私。

第七条 医疗机构应当建立门(急)诊病历和住院病历编号制度。

门(急)诊病历和住院病历应当标注页码。

第八条 在医疗机构建有门(急)诊病历档案患者的门(急)诊病历,应当由医疗机构指定专人送达患者就诊科室;患者同时在多科室就诊的,应当由医疗机构指定专人送达后续就诊科室。

在患者每次诊疗活动结束后24小时内,其门(急)诊病历应当收回。

第九条 医疗机构应当将门(急)诊患者的化验单(检验报告)、医学影像检查资料等在检查结果出具后24小时内归入门(急)诊病历档案。

第十条 在患者住院期间,其住院病历由所在病区负责集中、统一保管。

病区应当在收到住院患者的化验单(检验报告)、医学影像检查资料等检查结果后24小时内归入住院病历。

住院病历在患者出院后由设置的专门部门或者专(兼)职人员负责集中、统一保存与管理。

第十一条 住院病历因医疗活动或复印、复制等需要带离病区时,应当由病区指定专门人员负责携带和保管。

第十二条 医疗机构应当受理下列人员和机构复印或者复制病历资料的申请:

(一)患者本人或其代理人。

(二)死亡患者近亲属或其代理人。

(三)保险机构。

第十三条 医疗机构应当由负责医疗服务质量监控的部门或者专(兼)职人员负责受理复印或者复制病历资料的申请。受理申请时,应当要求申请人按照下列要求提供有关证明材料:

(一)申请人为患者本人的,应当提供其有效身份证明。

(二)申请人为患者代理人的,应当提供患者及其代理人的有效身份证明、申请人与患者代理关系的法定证明材料。

(三)申请人为死亡患者近亲属的,应当提供患者死亡证明及其近亲属的有效身份证明、申请人是死亡患者近亲属的法定证明材料。

(四)申请人为死亡患者近亲属代理人的,应当提供患者死亡证明、死亡患者近亲属及其代理人的有效身份证明,死亡患者与其近亲属关系的法定证明材料,申请人与死亡患者近亲属代理关系的法定证明材料。

(五)申请人为保险机构的,应当提供保险合同复印件,承办人员的有效身份证明,患者本人或者其代理人同意的法定证明材料;患者死亡的,应当提供保险合同复印件,承办人员的有效身份证明,死亡患者近亲属或者其代理人同意的法定证明材料。合同或者法律另有规定的除外。

第十四条 公安、司法机关因办理案件,需要查阅、复印或者复制病历资料的,医疗机构应当在公安、司法机关出具采集证据的法定证明及执行公务人员的有效身份证明后予以协助。

第十五条 医疗机构可以为申请人复印或者复制的病历资料包括:门(急)诊病历和住院病历中的住院志(即入院记录)、体温单、医嘱单、化验单(检验报告)、医学影像检查资料、特殊检查(治疗)同意书、手术同意书、手术及麻醉记录单、病理报告、护理记录、出院记录。

第十六条 医疗机构受理复印或者复制病历资料申请后,应当在医务人员按规定时限完成病历后予以提供。

第十七条 医疗机构受理复印或者复制病历资料申请后,由负责医疗服务质量监控的部门或者专(兼)职人员通知负责保管门(急)诊病历档案的部门(人员)或者病区,将需要复印或者复制的病历资料在规定时间内送至指定地点,并在申请人在场的情况下复印或者复制。

复印或者复制的病历资料经申请人核对无误后,医疗机构应当加盖证明印记。

第十八条 医疗机构复印或者复制病历资料,可以按照规定收取工本费。

第十九条 发生医疗事故争议时,医疗机构负责医疗服务质量监控的部门或者专(兼)职人员应当在患者或者其代理人在场的情况下封存死亡病例讨论记录、疑难病例讨论记录、上级医师查房记录、会诊意见、病程记录等。

封存的病历由医疗机构负责医疗服务质量监控的部门或者专(兼)职人员保管。

封存的病历可以是复印件。

第二十条 门(急)诊病历档案的保存时间自患者最后一次就诊之日起不少于15年。

第二十一条 病案的查阅、复印或者复制参照本规定执行。

第二十二条 本规定由卫生部负责解释。

第二十三条 本规定自2002年9月1日起施行。

7.3 中医电子病历基本规范(试行)

第一章 总 则

第一条 为规范医疗机构中医电子病历管理,保证医患双方合法权益,根据《中华人民共和国执业医师法》、《医疗机构管理条例》、《医疗事故处理条例》、《护士条例》等法律、法规,制定本规范。

第二条 本规范适用于医疗机构中医电子病历的建立、使用、保存和管理。

第三条 电子病历是指医务人员在医疗活动过程中,使用医疗机构信息系统生成的文字、符号、图表、图形、数据、影像等数字化信息,并能实现存储、管理、传输和重现的医疗记录,是病历的一种记录形式。

使用文字处理软件编辑、打印的病历文档,不属于本规范所称的电子病历。

第四条 医疗机构电子病历系统的建设应当满足临床工作需要,遵循医疗工作流程,保障医疗质量和医疗安全。

第二章 中医电子病历基本要求

第五条 中医电子病历录入应当遵循客观、真实、准确、及时、完整的原则。

第六条 中医电子病历录入应当使用中文和医学术语,中医术语的使用依照相关标准、规范执行。要求表述准确,语句通顺,标点正确。通用的外文缩写和无正式中文译名的症状、体征、疾病名称等可以使用外文。记录日期应当使用阿拉伯数字,记录时间应当采用24小时制。

第七条 中医电子病历包括门(急)诊电子病历、住院电子病历及其他电子医疗记录。中医电子病历内容应当按照国家中医药管理局《中医病历书写基本规范》执行,使用国家中医药管理局统一制定的项目名称、格式和内容,不得擅自变更。

第八条 电子病历系统应当为操作人员提供专有的身份标识和识别手段,并设置有相应权限;操作人员对本人身份标识的使用负责。

第九条 医务人员采用身份标识登录电子病历系统完成各项记录等操作并予确认后,系统应当显示医务人员电子签名。

第十条 电子病历系统应当设置医务人员审查、修改的权限和时限。实习医务人员、试用期医务人员记录的病历,应当经过在本医疗机构合法执业的医务人员审阅、修改并予电子签名确认。医务人员修改时,电子病历系统应当进行身份识别、保存历次修改痕迹、标记准确的修改时间和修改人信息。

第十一条 电子病历系统应当为患者建立个人信息数据库(包括姓名、性别、出生日期、民族、婚姻状况、职业、工作单位、住址、有效身份证件号码、社会保障号码或医疗保险号码、联系电话等),授予唯一标识号码并确保与患者的医疗记录相对应。

第十二条 电子病历系统应当具有严格的复制管理功能。同一患者的相同信息可以复制,复制内容必须校对,不同患者的信息不得复制。

第十三条 电子病历系统应当满足国家信息安全等级保护制度与标准。严禁篡改、伪造、隐匿、抢夺、窃取和毁坏电子病历。

第十四条 电子病历系统应当为病历质量监控、医疗卫生服务信息以及数据统计分析和医疗保险费用审核提供技术支持,包括医疗费用分类查询、手术分级管理、中医临床路径管理、单病种质量控制、平均住院日、术前平均住院日、床位使用率、合理用药监控、药物占总收入比例、中药占药物收入比例、中药饮片占药物收入比例、中药(饮片、成药、医院制剂)处方比例、中药饮片处方占门诊处方总数的比例、采用非药物中医技术治疗人次占医院门诊总人次的比例等医疗质量管理与控制指标的统计,利用系统优势建立医疗质量考核体系,提高工作效率,保证医疗质量,规范诊疗行为,提高医院管理水平。

第三章 实施中医电子病历基本条件

第十五条 医疗机构建立电子病历系统应当具备以下条件:
(一)具有专门的管理部门和人员,负责电子病历系统的建设、运行和维护。
(二)具备电子病历系统运行和维护的信息技术、设备和设施,确保电子病历系统的安全、稳定运行。
(三)建立、健全电子病历使用的相关制度和规程,包括人员操作、系统维护和变更的管理规程,出现系统故障时的应急预案等。

第十六条 医疗机构电子病历系统运行应当符合以下要求:
(一)具备保障电子病历数据安全的制度和措施,有数据备份机制,有条件的医疗机构应当建立信息系统灾备体系。应当能够落实系统出现故障时的应急预案,确保电子病历业务的连续性。
(二)对操作人员的权限实行分级管理,保护患者的隐私。
(三)具备对电子病历创建、编辑、归档等操作的追溯能力。
(四)电子病历使用的术语、编码、模板和标准数据应当符合有关规范要求。

第四章 中医电子病历的管理

第十七条 医疗机构应当成立电子病历管理部门并配备专职人员,具体负责本机构门(急)诊电子病历和住院电子病历的收集、保存、调阅、复制等管理工作。

第十八条 医疗机构电子病历系统应当保证医务人员查阅病历的需要,能够及时提供并完整呈现该患者的电子病历资料。

第十九条 患者诊疗活动过程中产生的非文字资料(CT、磁共振、超声等医学影像信息,心电图,录音,录像等)应当纳入电子病历系统管理,应确保随时调阅、内容完整。

第二十条 门诊电子病历中的门(急)诊病历记录以接诊医师录入确认即为归档,归档后不得修改。

第二十一条 住院电子病历随患者出院经上级医师于患者出院审核确认后归档,归档后由电子病历管理部门统一管理。

第二十二条 对目前还不能电子化的植入材料条形码、知情同意书等医疗信息资料,可以采取措施使之信息数字化后纳入电子病历并留存原件。

第二十三条 归档后的电子病历采用电子数据方式保存,必要时可打印纸质版本,打印的电子病历纸质版本应当统一规格、字体、格式等。

第二十四条 电子病历数据应当保存备份,并定期对备份数据进行恢复试验,确保电子病历数据能够及时恢复。当电子病历系统更新、升级时,应当确保原有数据的继承与使用。

第二十五条 医疗机构应当建立电子病历信息安全保密制度,设定医务人员和有关医院管理人员调阅、复制、打印电子病历的相应权限,建立电子病历使用日志,记录使用人员、操作时间和内容。未经授权,任何单位和个人不得擅自调阅、复制电子病历。

第二十六条 医疗机构应当受理下列人员或机构复印或者复制电子病历资料的申请:

（一）患者本人或其代理人。

（二）死亡患者近亲属或其代理人。

（三）为患者支付费用的基本医疗保障管理和经办机构。

（四）患者授权委托的保险机构。

第二十七条 医疗机构应当指定专门机构和人员负责受理复印或者复制电子病历资料的申请,并留存申请人有效身份证明复印件及其法定证明材料、保险合同等复印件。受理申请时,应当要求申请人按照以下要求提供材料：

（一）申请人为患者本人的,应当提供本人有效身份证明。

（二）申请人为患者代理人的,应当提供患者及其代理人的有效身份证明、申请人与患者代理关系的法定证明材料。

（三）申请人为死亡患者近亲属的,应当提供患者死亡证明及其近亲属的有效身份证明、申请人是死亡患者近亲属的法定证明材料。

（四）申请人为死亡患者近亲属代理人的,应当提供患者死亡证明、死亡患者近亲属及其代理人的有效身份证明,死亡患者与其近亲属关系的法定证明材料,申请人与死亡患者近亲属代理关系的法定证明材料。

（五）申请人为基本医疗保障管理和经办机构的,应当按照相应基本医疗保障制度有关规定执行。

（六）申请人为保险机构的,应当提供保险合同复印件,承办人员的有效身份证明,患者本人或者其代理人同意的法定证明材料；患者死亡的,应当提供保险合同复印件,承办人员的有效身份证明,死亡患者近亲属或者其代理人同意的法定证明材料。合同或者法律另有规定的除外。

第二十八条 公安、司法机关因办理案(事)件,需要收集、调取电子病历资料的,医疗机构应当在公安、司法机关出具法定证明及执行公务人员的有效身份证明后如实提供。

第二十九条 医疗机构可以为申请人复印或者复制电子病历资料的范围按照卫生部《医疗机构病历管理规定》执行。

第三十条 医疗机构受理复印或者复制电子病历资料申请后,应当在医务人员按规定时限完成病历后方予提供。

第三十一条 复印或者复制的病历资料经申请人核对无误后,医疗机构应当在电子病历纸质版本上加盖证明印记,或提供已锁定不可更改的病历电子版。

第三十二条 发生医疗事故争议时,应当在医患双方在场的情况下锁定电子病历并制作完全相同的纸质版本供封存,封存的纸质病历资料由医疗机构保管。

第五章 附 则

第三十三条 各省级中医药管理部门可根据本规范制定本辖区相关实施细则。

第三十四条 中西医结合电子病历基本规范参照本规范执行。民族医电子病历基本规范由有关省、自治区、直辖市中医药管理部门参照本规范另行制定。

第三十五条 本规范由国家中医药管理局负责解释。

第三十六条 本规范自 2010 年 5 月 1 日起施行。

7.4 国家中医药管理局关于修订印发中医住院病案首页的通知

国家中医药管理局
关于修订印发中医住院病案首页的通知

国中医药发[2001]66号

各省、自治区、直辖市卫生厅(局)、中医(药)管理局、局直属有关单位、局管医院:

日前,卫生部对1990年实施的住院病案首页进行了修订,并将于2002年1月1日起施行。

为了加强对病案首页标准化、程序化、规范化管理,保证医疗质量,维护医患双方的合法权益,并满足卫生、中医药行政部门统计和医院本身统计的需求,按照与卫生部印发的《住院病案首页》尽量统一,与国家中医药管理局2000年7月7日发布的《中医病案规范(试行)》中的《住院病案首页》相衔接,充分反映中医、中西医结合临床工作的特点,体现中医药管理工作的需要等原则,我局对《中医病案规范(试行)》中的《住院病案首页》进行了修订,形成了新的中医住院病案首页,现印发给你们,请于2002年1月1日开始施行。

附件:1. 中医住院病案首页
    2. 中医住院病案首页项目填写说明
    3. 中医住院病案首页项目修订说明

国家中医药管理局
二○○一年十二月十日

中医住院病案首页

医疗付款方式：□□□　　　　　　第　次住院　　　　　病案号：_____
基本医疗保险卡号：_____　　　　　　　　其他医疗保险卡号：_____

姓名_____性别□(0.未知 1.男 2.女)　出生____年__月__日　年龄___(Y/M/D)　婚姻状况□(1.未 2.已 3.丧 4.离 5.其他)
职业_____出生地_____省(市)_____县　民族_____国籍_____身份证号_____
工作单位及地址_____电话_____邮政编码_____
户口地址_____电话_____邮政编码_____
联系人姓名_____关系_____地址_____电话_____
入院时情况□(1.危 2.急 3.一般)　入院途径□(1.门诊 2.急诊 3.转院)　入院前经外院诊治□(1.有 2.无)
入院日期_____年_____月_____日_____时　入院科别_____病室(区)_____
出院日期_____年_____月_____日_____时　出院科别_____病室(区)_____
转科科别_____病室(区)_____实际住院_____天
出院方式□(1.常规 2.自动 3.转院)治疗类别□(1.中 2.西 3.中西)　自制中药制剂□(0.未知 1.有 2.无)
门(急)诊诊断：中医_____西医_____门诊医师_____
入院诊断：中医_____西医_____入院后确诊日期_____年_____月_____日

出　院　诊　断		出　院　情　况					代码
		1.治愈	2.好转	3.未愈	4.死亡	5.其他	
中医诊断	主病						
	主证						
	其他						
西医诊断	主要诊断						
	其他诊断						
医院感染名称							
并发症名称							

病理诊断		病理号	

损伤、中毒的外部因素：			
过敏物	HB₃Ag□ HCV-Ab□ HIV-Ab□		（0. 未做 1. 阴性 2. 阴性）

诊断符合情况　中医：门诊与出院□　　入院与出院□

　　　　　　　　西医：门诊与出院□　　入院与出院□　　术前与术后□　　临床与病理□　　放射与病理□

　　　　　　　　　（0. 未做 1. 符合 2. 不符合 3. 不肯定）

抢救__次　成功__次　抢救方法□（1. 中 2. 西 3. 中西）　住院期间是否出现危重□、急症□、疑难情况□（1. 是 2. 否）

科主任		主(副主)任医师		主治医师		住院医师	
进修医师		研究生实习医师		实习医师		编码员	

病案质量□ 1. 甲 2. 乙 3. 丙　质控医师　　质控护士　　病案整理者　　日期：_____年_____月_____日

手术、操作编码	手术、操作日期	手术、操作名称	手术、操作医师			麻醉方式	切口愈合等级	麻醉医师
			术者	Ⅰ助	Ⅱ助			
							/	
							/	
							/	
							/	

住院费用总计(元)：_____床位费_____护理费_____西药费_____中成药费_____中草药费_____放射费_____化验费_____输氧费_____输血费_____诊疗费_____治疗费_____手术费_____接生费_____检查费_____麻醉费_____婴儿费_____陪床费_____其他_____、_____、_____、_____

死亡根本原因_____尸检□（1. 是 2. 否）死亡时间_____年_____月_____日_____时_____分

随诊□（1. 是 2. 否）随诊期限_____周_____月_____年　示教病例□科研病例□（1. 是 2. 否）手术□、治疗□、检查□、诊断□为本院第一例（1. 是 2. 否）

血型□（0. 未知 1. A 2. B 3. AB 4. O 5. 其他）　Rh□（1. 阴 2. 阳）　输血反应□　输液反应□（1. 有 2. 无 3. 未输）

输血品种　1. 红细胞_____单位　2. 血小板_____袋　3. 血浆_____ml　4. 全血_____ml　5. 其他_____ml

说明：医疗付款方式　1. 社会基本医疗保险(补充保险、特大病保险)，2. 商业保险，3. 自费保险，4. 公费医疗，5. 大病统筹，6. 其他。

中医住院病案首页项目填写说明

1. 凡栏目中有"□"的,应根据其后面括号内给出的项目或按照规定的标准,在"□"内填写相应的数字。栏目中没有可填写内容的,应用"—"表示,如:联系人没有电话,则在相应的电话处填写"—"。

2. 医疗付款方式。分为:1—社会基本医疗保险(补充保险、特大病保险)、2—商业保险、3—自费医疗、4—公费医疗、5—大病统筹、6—其他。应在"□"内填写相应阿拉伯数字(可填多个)。

3. 基本医疗保险卡号。填写患者的社会基本医疗保险卡号,如患者未参加社会基本医疗保险的,则在该处填写"—"。

其他医疗保险卡号。如患者参加除社会基本医疗保险以外的其他医疗保险的,则填写相应医疗保险的卡号,否则填写"—"。

4. 第 n 次住院。指患者本次住院是在该院住院的第几次。

5. 病案号。患者就诊时院方给定的顺序号,即患者编号。

6. 姓名。患者的姓名。

7. 性别。指患者的性别,选填一项分类代码,以中华人民共和国国家标准《人的性别代码》(GB2261—80)为准,代码为:0—未知、1—男性、2—女性、3—女性改(变)为男性、4—男性改(变)为女性、5—未说明的性别。

8. 出生。按公元纪年填写患者地出生日期。

9. 年龄(Y/M/D)。Y 表示岁,M 表示月,D 表示天。规定:出生—28 天以内计为 D,28 天—12 个月计为 M,一岁以上计为 Y,如 10 天,表示为 10D;10 个月,表示为 10M;10 岁,表示为 10Y。

10. 婚姻状况。指患者当前的婚姻状况。以中华人民共和国国家标准《婚姻状况代码》(GB4677—84)分类为准(1—未婚,2—已婚,3 丧偶,4—离婚,5—其他)。

11. 职业。指患者当前的具体工作类别的汉字名称。依据中华人民共和国国家标准《职业分类与代码》(GB6565—1999)。

12. 出生地。指患者出生的地点,以中华人民共和国国家标准《中华人民共和国行政区划代码》(GB2260—84)为据,最低填到县(区)一级,如:湖北省秭归县、北京市朝阳区、武汉市武昌区。

13. 民族。患者所属民族名称,以中华人民共和国国家标准《中国各民族名称的罗马字母拼写法和代码》(GB3304—91)为准,如:汉族、土家族、藏族。

14. 国籍。指患者所属国家或地区的标准汉字名称,以中华人民共和国国家标准《世界各国和地区名称代码》(GB/T2659—1994)为准,也可使用简称,如:中国、美国、俄罗斯。

15. 身份证号。指公安部门颁发的患者的居民身份证号。

16. 单位名称。指患者工作单位名称,最多不超过 15 个汉字。

电话。指患者工作单位联系电话号码。

邮政编码。指患者工作单位的邮政编码。

17. 户口地址。指患者住址,以邮政通讯地址为据(含国家标准行政区划名称部分),如:北京市朝阳区工体路 1 号。

电话。指患者家庭联系电话号码。

邮政编码。指户口所在地邮政编码。

18. 联系人地址。按"户口地址"要求填写联系人的地址。

关系。指联系人与患者的关系。以中华人民共和国国家标准《家庭关系代码》(GB4761—84)分类为准

(1—配偶,2—子,3—女,4—孙,5—父母,6—祖父母,7—兄弟姐妹,8—同事同学,9—其他)。

电话。指与联系人联系的电话号码。

19. 入院时情况。指患者入院时的疾病状态。

20. 入院途径。指患者入院的渠道。

21. 入院前经外院诊治。指患者本次入院前在其他医院接受诊治的情况。

22. 入院日期。指患者入院的年月日及时间,以公元纪年及一天24小时制为据。

23. 入院科别、病室(区)。指患者入住的科别、病室(区)名称,以《医疗机构管理条例实施细则》规定的诊疗科目为据。

24. 出院日期。填写原则同"入院日期"(死亡患者则为"死亡日期")。

25. 出院科别、病室(区)。指患者出院时的科别、病室(区)名称,填写原则同"入院科别、病室(区)"。

26. 转科科别、病室(区)。指患者转入的科别、病室(区)名称,填写原则同"入院科别、病室(区)"。如果超过一次以上的转科,用"→"连接表示。

27. 实际住院。填写患者住院的实际天数,入院日与出院日只算一天,如:2001年6月12日入院,2001年6月15日出院,计住院天数为3天。

28. 出院方式。指患者以何种方式出院。

29. 治疗类别。指对该患者采用何种类别医学方法治疗。以国家中医药管理局医政司制定的中医医院评审标准填写。

30. 自制中药制剂。指对该患者使用本院自制的或与有关单位协作,经药品监督管理部门批准,仅限于院内使用的中药制剂。

31. 门(急)诊诊断。指患者在门诊或急诊确定的诊断,以住院证上的内容为依据,中医填写病、证诊断,西医填写病名诊断。

32. 门诊医师。指门诊或急诊接诊该患者的医师姓名,以住院证上的医师签名为依据。

33. 入院诊断。指患者在住院第一次确定的诊断,仅填主要诊断,填写方法同"门(急)诊诊断"。

34. 入院后确诊日期。指出院第一诊断确诊的日期,填写原则同"入院日期"。

35. 出院诊断。指患者在住院期间经治医师确定的最后诊断,包括中医病、证诊断和西医疾病诊断。

中医诊断:经治医师对该患者住院期间确诊的中医诊断病名和证候名称。参照中华人民共和国国家标准《中医病证分类与代码》(GB/T15657—1995)、《中医临床诊疗术语》(GB/T16751.1~3—1997),填病名和证候的名称与代码。

(1)主病。指住院期间确诊的主要中医病名。

(2)主证。指主病的主要证候。

西医疾病诊断。经治医师对该患者住院期间确诊的西医疾病名称,填疾病规范汉字名称,不得使用英文简称。

(1)主要诊断。指住院期间确诊的主要疾病名称。

(2)其他诊断。指除主要诊断、医院感染名称(诊断)和并发症以外的次要诊断。

36. 医院感染名称。指在医院内获得的感染疾病名称,包括在住院期间发生的感染和在医院内获得出院后发生的感染;但不包括入院前已开始或入院时已处于潜伏期的感染。当医院感染成为主要治疗的疾病时,应将其列为主要诊断,同时在医院感染栏目中还要重复填写,但不必编码。医院感染的诊断标准按《卫生部关于印发医院感染诊断标准(试行)的通知》(卫生部[2001]2号)执行。

37. 并发症名称。指疾病或手术或麻醉所引起的疾病名称。

38. 出院情况/治愈、好转、未愈、死亡、其他。治愈:指疾病经治疗后,疾病症状消失,功能完全恢复。当疾病症状消失,但功能受到严重损害者,只计为好转,如:肝癌切除术,胃毕Ⅰ式切除。如果疾病症状消失。功能只受到轻微的损害,仍可以计为治愈,如:胃(息肉)病损切除术。好转:指疾病经治疗后,疾病症状减轻,功能有所恢复。未愈:指疾病经治疗后未见好转(无变化)或恶化。死亡:包括未办理住院手续而实际上已收容入院的死亡者。其他:包括入院后未进行治疗的自动出院、转院以及因其他原因而离院的病人。

39. 代码。中医诊断,按照中华人民共和国国家标准《中医病证分类与代码》(GB/T15657—1995)填写;西医诊断、医院感染名称、并发症,按照《国际疾病分类》第十版(1CD-10)填写。

40. 病理诊断。指各种活检、细胞学检查及尸检的诊断。

病理号。指对患者的病理检查编号。

41. 损伤和中毒的外部因素。指损伤(死亡)或中毒的外部直接原因。例如:意外触电、房子着火、公路上汽车翻车、被他人用匕首刺伤、被车门夹伤、误服(或自杀)安眠药或滴滴畏等。不能笼统填写车祸、外伤、中毒、自杀等。

42. 过敏物。指该患者对某药品或某物质过敏,填写具体的过敏物名称。

43. HB_sAg。乙型肝炎表面抗原。

44. HCV-Ab。丙型肝炎病毒抗体。

45. HIV-Ab。获得性人类免疫缺陷病毒抗体。

46. 诊断符合情况。

(1)符合:指主要诊断完全相符或基本符合(存在明显的相符或相似之处)。当所列主要诊断与相比较诊断的前三个之一相符时,计为符合。

(2)不符合:指主要诊断与所比较的诊断的前三个不相符合。

(3)不肯定:指疑诊或以症状、体征、检查发现代替诊断,因而无法做出判别。

(4)临床与病理:临床指出院诊断。出院诊断与病理诊断符合与否的标准如下:

①出院主要诊断为肿瘤,无论病理诊断为良、恶性,均视为符合。

②出院主要诊断为炎症,无论病理诊断是特异性感染还是非特异性感染,均视为符合。

③病理诊断与出院诊断前三项诊断其中之一相符计为符合。

④病理报告未作诊断结论,但其描述与出院诊断前三项诊断相关为不肯定。

47. 抢救次数。指对具有生命危险(生命体征不平稳)病人的抢救次数,每一次抢救都要有抢救记录。

成功次数。指患者经过抢救而使其病情得到缓解的次数。

(1)急、危重患者经连续抢救,使其病情得到缓解,按一次抢救成功计算。

(2)经抢救成功的患者,如果病情平稳24小时以上再次出现危急情况需要进行抢救,且抢救成活者,按第二次抢救成功计算。

(3)如果患者有数次抢救,最后一次抢救无效而死亡,则前几次抢救计为抢救成功,最后一次为抢救失败。

(4)慢性消耗性疾病患者的临终前救护,不按抢救计算。

48. 抢救方法。指对患者采用何种类别医学方法进行抢救,填写原则同"治疗方法"。

49. 住院期间是否出现危重、急症、疑难情况。指患者在住院期间病情的变化。危重:指在住院期间曾经告病危或告病重,即已有危及生命的体征出现,如不及时抢救将会危及患者生命;或患者有脏器衰竭表现。急症:指病情紧急,常见于一般急症和慢性病急性发作。疑难:指诊断、治疗难度较大的疾病。

50. 签名。

(1)医师签名。要能体现三级医师负责制,三级医师指聘任为住院医师、主治医师和副主任医师以上专业技术职务的医师。在三级医院中,病案首页中"科主任"栏签名可以由病区负责医师代签,其他级别的医院必须由科主任亲自签名,如有特殊情况,可以指定主管病区的负责医师代签。

(2)编码号。指负责病案编目的分类人员。

(3)质控医师。指对病案终末质量进行检查的医师。

(4)质控护士。指对病案终末质量进行检查的护士。

(5)日期。由质控医师填写。

51. 病案质量：由医院指定负责检查病案质量的人员根据国家中医药管理局发布的《中医病案规范》中"住院病案质量评价标准"填写。

52. 手术、操作编码。按照 ICD-9-CM3 的编码填写。

53. 手术、操作名称。指手术及非手术操作(包括：诊断及治疗性操作)名称。

54. 手术、操作医师。与手术、操作名称相对应，指施行手术、操作的医师姓名。

55. 麻醉方式。如：全麻、局麻、硬膜外麻等。

56. 切口愈合等级。如下：

切口分级	切口等级/愈合类别	解释
Ⅰ级切口	Ⅰ/甲	无菌切口/切口愈合良好
	Ⅰ/乙	无菌切口/切口愈合欠佳
	Ⅰ/丙	无菌切口/切口化脓
Ⅱ级切口	Ⅱ/甲	沾染切口/切口愈合良好
	Ⅱ/乙	沾染切口/切口愈合欠佳
	Ⅱ/丙	沾染切口/切口化脓
Ⅲ级切口	Ⅲ/甲	感染切口/切口愈合良好
	Ⅲ/乙	感染切口/切口愈合欠佳
	Ⅲ/丙	感染切口/切口化脓

57. 麻醉医师。与手术、操作名称相对应，指实施麻醉的医师姓名。

58. 住院总费用。患者住院费用之和，由收费处提供，医院指定人员填写。

床位费及其他各项费用。以住院收费处的结账费用为准，单位为元。

59. 根本死亡原因。填写内容为疾病名称，填写方法同"西医诊断"。(1)直接导致死亡的一系列病态事件的疾病或损伤；(2)造成致命损伤的事故或暴力的情况。

60. 尸检。指对死亡患者是否进行了尸体检查。

61. 死亡时间。按一天 24 小时制填写，如：上午 8 点 30 分，填 08 时 30 分；晚上 8 点 30 分，则填 20 时 30 分。

62. 随诊、随诊周期。指需要随诊的病例，由医师根据情况指定并指出随诊时间。

63. 示教病例。指有教学意义的病案，需要做特殊的索引以便医师查找使用。

64. 科研病例。指该病案是否为科研病列。
65. 手术、治疗、检查、诊断为本院第一例。指该患者在本次住院期间所进行的手术、治疗、检查、诊断是医院的第一例。
66. 血型。指该患者经检验后确定的血型,按血型分类标准填写。
67. 输血反应、输液反应。指输血、输液所引起的一切不适临床表现。
68. 输血品种。填写患者住院期间所用血液的品种、数量。
69. 病案首页第二页中间空白部分留给省级中医药行政管理部门和医院结合实际增加具体项目。
70. 病案首页中编码项目,应由编码员按相关标准填写,若采用"汉字疾病编目方案"的,可由计算机自动编目。

中医住院病案首页项目修改说明

按照与卫生部 2001 年 10 月 11 日印发的《住院病案首页》（以下简称"西医病案首页"）尽量统一，与国家中医药管理局 2000 年 7 月 7 日发布的《中医病案规范（试行）》中的《住院病案首页》（以下简称"原中医病案首页"）相衔接，充分反映中医、中西医结合临床工作的特点，体现中医药管理工作的需要等原则，对原中医病案首页的部分项目进行增减和排序调整。

1. 将"费用类别"改为"医疗付款方式"，并在排序上调整到第一项。更改后的费用类别被用红色字体标明的"医疗付款方式"红色方格所代替，意在醒示医师、病案、挂号、住院处等工作人员准确确认住院患者付款方式。因城镇职工基本医疗保险制度正在建立，多种付款形式并存，故此首页中有六种付款方式。
2. 增加了"基本医疗保险卡号"和"其他医疗保险卡号"。
3. 将"婚况"改为"婚姻状况"，并按照中华人民共和国国家标准《婚姻状况代码》（GB4677—84）给出了选择项目。
4. 将"入院病情"改为"入院时情况"，并连同"入院途径"、"入院前经外院诊治"在排序上调整。
5. 将"入院科别、病区"、"转科科别、病区"、"出院科别、病区"中的"病区"改为"病室（区）"，以便既与西医病案首页相统一，又与原中医病案首页相衔接。
6. 将"住院天数"改为"实际住院"的天数。
7. 将"治疗类别"连同"出院方式"、"自制中药制剂"在排序上进行调整。
8. 将"院内感染"改为"医院感染名称"。
9. 将"转归"改为"出院情况/治愈、好转、未愈、死亡、其他"，一方面与西医病案首页相统一，另一方面便于医师填写。同时删除了原中医病案首页中单独设立的"转归（1. 治愈 2. 好转 3. 未愈 4. 死亡 5. 其他）"。
10. 为保证 ICD-10 编码的准确，将"病理诊断"、"病理号"提前。
11. 增加 HB_3Ag、HIV-Ab、HIV-Ab。
12. 将"损伤、中毒的外部原因"改为"损伤、中毒的外部因素"。
13. 将"诊断情况"改为"诊断符合情况"，并在排序上提前，同时在内容上增加"放射与病理"、删除"临床与尸检"。
14. 将"抢救方法"在排序上提前，与抢救次数等连接，方便医师填写。
15. 将"住院期间病情"改为"住院期间是否出现危重、急症、疑难情况"。
16. 医师签字中，将"主任医师（科主任）"分为"科主任"、"主（副主）任医师"，将"进修实习医师"分为"进修医师"、"实习医师"，并增加了"研究生实习医师"。
17. 为提高病案质量，确保医疗安全，增加病案质量检查的"质控医师"和"质控护士"签字与检查"日期"，并将"病案质量"在排序提前与之相连接。
18. 对与手术相关的项目进行完善，并在顺序上进行了调整，将作为定语的"手术"改为"手术、操作"，并将"手术、操作编码"调整为首位，在"手术、操作医师"中增加了"术者"、"Ⅰ助"、"Ⅱ助"，将"麻醉方法"改为"麻醉方式"，将"切口"改为"切口愈合等级"，并增加了"麻醉医师"。
19. 在住院费用中增加了"放射费"、"输氧费"、"输血费"、"接生费"、"麻醉费"、"婴儿费"和"陪床费"，并将"诊察费"改为"诊疗费"。
20. 增加"手术、操作、治疗、检查、诊断为本院第 1 例"项目。
21. 将"血型"在排序上调整，列出了具体选择项，并增加了 Rh。
22. 增加了"输血品种"项目。

7.5 卫生部病历书写基本规范

第一章 基本要求

第一条 病历是指医务人员在医疗活动过程中形成的文字、符号、图表、影像、切片等资料的总和,包括门(急)诊病历和住院病历。

第二条 病历书写是指医务人员通过问诊、查体、辅助检查、诊断、治疗、护理等医疗活动获得有关资料,并进行归纳、分析、整理形成医疗活动记录的行为。

第三条 病历书写应当客观、真实、准确、及时、完整、规范。

第四条 病历书写应当使用蓝黑墨水、碳素墨水,需复写的病历资料可以使用蓝或黑色油水的圆珠笔。计算机打印的病历应当符合病历保存的要求。

第五条 病历书写应当使用中文,通用的外文缩写和无正式中文译名的症状、体征、疾病名称等可以使用外文。

第六条 病历书写应规范使用医学术语,文字工整,字迹清晰,表述准确,语句通顺,标点正确。

第七条 病历书写过程中出现错字时,应当用双线划在错字上,保留原记录清楚、可辨,并注明修改时间,修改人签名。不得采用刮、粘、涂等方法掩盖或去除原来的字迹。

上级医务人员有审查修改下级医务人员书写的病历的责任。

第八条 病历应当按照规定的内容书写,并由相应医务人员签名。

实习医务人员、试用期医务人员书写的病历,应当经过本医疗机构注册的医务人员审阅、修改并签名。

进修医务人员由医疗机构根据其胜任本专业工作实际情况认定后书写病历。

第九条 病历书写一律使用阿拉伯数字书写日期和时间,采用24小时制记录。

第十条 对需取得患者书面同意方可进行的医疗活动,应当由患者本人签署知情同意书。患者不具备完全民事行为能力时,应当由其法定代理人签字;患者因病无法签字时,应当由其授权的人员签字;为抢救患者,在法定代理人或被授权人无法及时签字的情况下,可由医疗机构负责人或者授权的负责人签字。

因实施保护性医疗措施不宜向患者说明情况的,应当将有关情况告知患者近亲属,由患者近亲属签署知情同意书,并及时记录。患者无近亲属的或者患者近亲属无法签署同意书的,由患者的法定代理人或者关系人签署同意书。

第二章 门(急)诊病历书写内容及要求

第十一条 门(急)诊病历内容包括门(急)诊病历首页(门(急)诊手册封面)、病历记录、化验单(检验报告)、医学影像检查资料等。

第十二条 门(急)诊病历首页内容应当包括患者姓名、性别、出生年月日、民族、婚姻状况、职业、工作单位、住址、药物过敏史等项目。

门诊手册封面内容应当包括患者姓名、性别、年龄、工作单位或住址、药物过敏史等项目。

第十三条 门(急)诊病历记录分为初诊病历记录和复诊病历记录。

初诊病历记录书写内容应当包括就诊时间、科别、主诉、现病史、既往史、阳性体征、必要的阴性体征和辅助检查结果,诊断及治疗意见和医师签名等。

复诊病历记录书写内容应当包括就诊时间、科别、主诉、病史、必要的体格检查和辅助检查结果、诊断、治疗处理意见和医师签名等。

急诊病历书写就诊时间应当具体到分钟。

第十四条 门(急)诊病历记录应当由接诊医师在患者就诊时及时完成。

第十五条 急诊留观记录是急诊患者因病情需要留院观察期间的记录,重点记录观察期间病情变化和诊疗措施,记录简明扼要,并注明患者去向。抢救危重患者时,应当书写抢救记录。门(急)诊抢救记录书写内容及要求按照住院病历抢救记录书写内容及要求执行。

第三章 住院病历书写内容及要求

第十六条 住院病历内容包括住院病案首页、入院记录、病程记录、手术同意书、麻醉同意书、输血治疗知情同意书、特殊检查(特殊治疗)同意书、病危(重)通知书、医嘱单、辅助检查报告单、体温单、医学影像检查资料、病理资料等。

第十七条 入院记录是指患者入院后,由经治医师通过问诊、查体、辅助检查获得有关资料,并对这些资料归纳分析书写而成的记录。可分为入院记录、再次或多次入院记录、24小时内入出院记录、24小时内入院死亡记录。

入院记录、再次或多次入院记录应当于患者入院后24小时内完成;24小时内入出院记录应当于患者出院后24小时内完成,24小时内入院死亡记录应当于患者死亡后24小时内完成。

第十八条 入院记录的要求及内容。

(一)患者一般情况包括姓名、性别、年龄、民族、婚姻状况、出生地、职业、入院时间、记录时间、病史陈述者。

(二)主诉是指促使患者就诊的主要症状(或体征)及持续时间。

(三)现病史是指患者本次疾病的发生、演变、诊疗等方面的详细情况,应当按时间顺序书写。内容包括发病情况、主要症状特点及其发展变化情况、伴随症状、发病后诊疗经过及结果、睡眠和饮食等一般情况的变化,以及与鉴别诊断有关的阳性或阴性资料等。

1. 发病情况:记录发病的时间、地点、起病缓急、前驱症状、可能的原因或诱因。

2. 主要症状特点及其发展变化情况:按发生的先后顺序描述主要症状的部位、性质、持续时间、程度、缓解或加剧因素,以及演变发展情况。

3. 伴随症状:记录伴随症状,描述伴随症状与主要症状之间的相互关系。

4. 发病以来诊治经过及结果:记录患者发病后到入院前,在院内、外接受检查与治疗的详细经过及效果。对患者提供的药名、诊断和手术名称需加引号("")以示区别。

5. 发病以来一般情况:简要记录患者发病后的精神状态、睡眠、食欲、大小便、体重等情况。

与本次疾病虽无紧密关系、但仍需治疗的其他疾病情况,可在现病史后另起一段予以记录。

(四)既往史是指患者过去的健康和疾病情况。内容包括既往一般健康状况、疾病史、传染病史、预防接种史、手术外伤史、输血史、食物或药物过敏史等。

(五)个人史,婚育史、月经史,家族史。

1. 个人史:记录出生地及长期居留地,生活习惯及有无烟、酒、药物等嗜好,职业与工作条件及有无工业毒物、粉尘、放射性物质接触史,有无冶游史。

2. 婚育史、月经史:婚姻状况、结婚年龄、配偶健康状况、有无子女等。女性患者记录初潮年龄、行经天数、间隔天数、末次月经时间(或闭经年龄)、月经量、痛经及生育等情况。

3. 家族史：父母、兄弟、姐妹健康状况，有无与患者类似疾病，有无家族遗传倾向的疾病。

（六）体格检查应当按照系统循序进行书写。内容包括体温、脉搏、呼吸、血压，一般情况，皮肤、黏膜，全身浅表淋巴结，头部及其器官，颈部，胸部（胸廓、肺部、心脏、血管），腹部（肝、脾等），直肠肛门，外生殖器，脊柱，四肢，神经系统等。

（七）专科情况应当根据专科需要记录专科特殊情况。

（八）辅助检查指入院前所做的与本次疾病相关的主要检查及其结果。应分类按检查时间顺序记录检查结果，如系在其他医疗机构所做检查，应当写明该机构名称及检查号。

（九）初步诊断是指经治医师根据患者入院时情况，综合分析所做出的诊断。如初步诊断为多项时，应当主次分明。对待查病例应列出可能性较大的诊断。

（十）书写入院记录的医师签名。

第十九条　再次或多次入院记录，是指患者因同一种疾病再次或多次住入同一医疗机构时书写的记录。要求及内容基本同入院记录。主诉是记录患者本次入院的主要症状（或体征）及持续时间；现病史中要求首先对本次住院前历次有关住院诊疗经过进行小结，然后再书写本次入院的现病史。

第二十条　患者入院不足24小时出院的，可以书写24小时内入出院记录。内容包括患者姓名、性别、年龄、职业、入院时间、出院时间、主诉、入院情况、入院诊断、诊疗经过、出院情况、出院诊断、出院医嘱，医师签名等。

第二十一条　患者入院不足24小时死亡的，可以书写24小时内入院死亡记录。内容包括患者姓名、性别、年龄、职业、入院时间、死亡时间、主诉、入院情况、入院诊断、诊疗经过（抢救经过）、死亡原因、死亡诊断，医师签名等。

第二十二条　病程记录是指继入院记录之后，对患者病情和诊疗过程所进行的连续性记录。内容包括患者的病情变化情况、重要的辅助检查结果及临床意义、上级医师查房意见、会诊意见、医师分析讨论意见、所采取的诊疗措施及效果、医嘱更改及理由、向患者及其近亲属告知的重要事项等。

病程记录的要求及内容：

（一）首次病程记录是指患者入院后由经治医师或值班医师书写的第一次病程记录，应当在患者入院8小时内完成。首次病程记录的内容包括病例特点、拟诊讨论（诊断依据及鉴别诊断）、诊疗计划等。

1. 病例特点：应当在对病史、体格检查和辅助检查进行全面分析、归纳和整理后写出本病例特征，包括阳性发现和具有鉴别诊断意义的阴性症状和体征等。

2. 拟诊讨论（诊断依据及鉴别诊断）：根据病例特点，提出初步诊断和诊断依据；对诊断不明的写出鉴别诊断并进行分析；并对下一步诊治措施进行分析。

3. 诊疗计划：提出具体的检查及治疗措施安排。

（二）日常病程记录是指对患者住院期间诊疗过程的经常性、连续性记录。由经治医师书写，也可以由实习医务人员或试用期医务人员书写，但应有经治医师签名。书写日常病程记录时，首先标明记录时间，另起一行记录具体内容。对病危患者应当根据病情变化随时书写病程记录，每天至少1次，记录时间应当具体到分钟。对病重患者，至少2天记录一次病程记录。对病情稳定的患者，至少3天记录一次病程记录。

（三）上级医师查房记录是指上级医师查房时对患者病情、诊断、鉴别诊断、当前治疗措施疗效的分析及下一步诊疗意见等的记录。

主治医师首次查房记录应当于患者入院48小时内完成。内容包括查房医师的姓名、专业技术职务、补充的病史和体征、诊断依据与鉴别诊断的分析及诊疗计划等。

主治医师日常查房记录间隔时间视病情和诊疗情况确定，内容包括查房医师的姓名、专业技术职务、对病情的分析和诊疗意见等。

科主任或具有副主任医师以上专业技术职务任职资格医师查房的记录,内容包括查房医师的姓名、专业技术职务、对病情的分析和诊疗意见等。

(四)疑难病例讨论记录是指由科主任或具有副主任医师以上专业技术任职资格的医师主持、召集有关医务人员对确诊困难或疗效不确切病例讨论的记录。内容包括讨论日期、主持人、参加人员姓名及专业技术职务、具体讨论意见及主持人小结意见等。

(五)交(接)班记录是指患者经治医师发生变更之际,交班医师和接班医师分别对患者病情及诊疗情况进行简要总结的记录。交班记录应当在交班前由交班医师书写完成;接班记录应当由接班医师于接班后24小时内完成。交(接)班记录的内容包括入院日期、交班或接班日期、患者姓名、性别、年龄、主诉、入院情况、入院诊断、诊疗经过、目前情况、目前诊断、交班注意事项或接班诊疗计划、医师签名等。

(六)转科记录是指患者住院期间需要转科时,经转入科室医师会诊并同意接收后,由转出科室和转入科室医师分别书写的记录。包括转出记录和转入记录。转出记录由转出科室医师在患者转出科室前书写完成(紧急情况除外);转入记录由转入科室医师于患者转入后24小时内完成。转科记录内容包括入院日期、转出或转入日期,转出、转入科室,患者姓名、性别、年龄、主诉、入院情况、入院诊断、诊疗经过、目前情况、目前诊断、转科目的及注意事项或转入诊疗计划、医师签名等。

(七)阶段小结是指患者住院时间较长,由经治医师每月所作病情及诊疗情况总结。阶段小结的内容包括入院日期、小结日期,患者姓名、性别、年龄、主诉、入院情况、入院诊断、诊疗经过、目前情况、目前诊断、诊疗计划、医师签名等。

交(接)班记录、转科记录可代替阶段小结。

(八)抢救记录是指患者病情危重,采取抢救措施时做的记录。因抢救急危患者,未能及时书写病历的,有关医务人员应当在抢救结束后6小时内据实补记,并加以注明。内容包括病情变化情况、抢救时间及措施、参加抢救的医务人员姓名及专业技术职称等。记录抢救时间应当具体到分钟。

(九)有创诊疗操作记录是指在临床诊疗活动过程中进行的各种诊断、治疗性操作(如胸腔穿刺、腹腔穿刺等)的记录。应当在操作完成后即刻书写。内容包括操作名称、操作时间、操作步骤、结果及患者一般情况,记录过程是否顺利、有无不良反应,术后注意事项及是否向患者说明,操作医师签名。

(十)会诊记录(含会诊意见)是指患者在住院期间需要其他科室或者其他医疗机构协助诊疗时,分别由申请医师和会诊医师书写的记录。会诊记录应另页书写。内容包括申请会诊记录和会诊意见记录。申请会诊记录应当简要载明患者病情及诊疗情况、申请会诊的理由和目的,申请会诊医师签名等。常规会诊意见记录应当由会诊医师在会诊申请发出后48小时内完成,急会诊时会诊医师应当在会诊申请发出后10分钟内到场,并在会诊结束后即刻完成会诊记录。会诊记录内容包括会诊意见、会诊医师所在的科别或者医疗机构名称、会诊时间及会诊医师签名等。申请会诊医师应在病程记录中记录会诊意见执行情况。

(十一)术前小结是指在患者手术前,由经治医师对患者病情所作的总结。内容包括简要病情、术前诊断、手术指征、拟施手术名称和方式、拟施麻醉方式、注意事项,并记录手术者术前查看患者相关情况等。

(十二)术前讨论记录是指因患者病情较重或手术难度较大,手术前在上级医师主持下,对拟实施手术方式和术中可能出现的问题及应对措施所作的讨论。讨论内容包括术前准备情况、手术指征、手术方案、可能出现的意外及防范措施、参加讨论者的姓名及专业技术职务、具体讨论意见及主持人小结意见、讨论日期、记录者的签名等。

(十三)麻醉术前访视记录是指在麻醉实施前,由麻醉医师对患者拟施麻醉进行风险评估的记录。麻醉术前访视可另立单页,也可在病程中记录。内容包括姓名、性别、年龄、科别、病案号,患者一般情况、简要病史、与麻醉相关的辅助检查结果、拟行手术方式、拟行麻醉方式、麻醉适应证及麻醉中需注意的问题、术前麻醉医嘱、麻醉医师签字并填写日期。

(十四)麻醉记录是指麻醉医师在麻醉实施中书写的麻醉经过及处理措施的记录。麻醉记录应当另页书写,内容包括患者一般情况、术前特殊情况、麻醉前用药、术前诊断、术中诊断、手术方式及日期、麻醉方式、麻醉诱导及各项操作开始及结束时间、麻醉期间用药名称、方式及剂量、麻醉期间特殊或突发情况及处理、手术起止时间、麻醉医师签名等。

(十五)手术记录是指手术者书写的反映手术一般情况、手术经过、术中发现及处理等情况的特殊记录,应当在术后24小时内完成。特殊情况下由第一助手书写时,应有手术者签名。手术记录应当另页书写,内容包括一般项目(患者姓名、性别、科别、病房、床位号、住院病历号或病案号)、手术日期、术前诊断、术中诊断、手术名称、手术者及助手姓名、麻醉方法、手术经过、术中出现的情况及处理等。

(十六)手术安全核查记录是指由手术医师、麻醉医师和巡回护士三方,在麻醉实施前、手术开始前和病人离室前,共同对病人身份、手术部位、手术方式、麻醉及手术风险、手术使用物品清点等内容进行核对的记录,输血的病人还应对血型、用血量进行核对。应有手术医师、麻醉医师和巡回护士三方核对、确认并签字。

(十七)手术清点记录是指巡回护士对手术患者术中所用血液、器械、敷料等的记录,应当在手术结束后即时完成。手术清点记录应当另页书写,内容包括患者姓名、住院病历号(或病案号)、手术日期、手术名称、术中所用各种器械和敷料数量的清点核对、巡回护士和手术器械护士签名等。

(十八)术后首次病程记录是指参加手术的医师在患者术后即时完成的病程记录。内容包括手术时间、术中诊断、麻醉方式、手术方式、手术简要经过、术后处理措施、术后应当特别注意观察的事项等。

(十九)麻醉术后访视记录是指麻醉实施后,由麻醉医师对术后患者麻醉恢复情况进行访视的记录。麻醉术后访视可另立单页,也可在病程中记录。内容包括姓名、性别、年龄、科别、病案号、患者一般情况、麻醉恢复情况、清醒时间、术后医嘱、是否拔除气管插管等,如有特殊情况应详细记录,麻醉医师签字并填写日期。

(二十)出院记录是指经治医师对患者此次住院期间诊疗情况的总结,应当在患者出院后24小时内完成。内容主要包括入院日期、出院日期、入院情况、入院诊断、诊疗经过、出院诊断、出院情况、出院医嘱、医师签名等。

(二十一)死亡记录是指经治医师对死亡患者住院期间诊疗和抢救经过的记录,应当在患者死亡后24小时内完成。内容包括入院日期、死亡时间、入院情况、入院诊断、诊疗经过(重点记录病情演变、抢救经过)、死亡原因、死亡诊断等。记录死亡时间应当具体到分钟。

(二十二)死亡病例讨论记录是指在患者死亡一周内,由科主任或具有副主任医师以上专业技术职务任职资格的医师主持,对死亡病例进行讨论、分析的记录。内容包括讨论日期、主持人及参加人员姓名、专业技术职务、具体讨论意见及主持人小结意见、记录者的签名等。

(二十三)病重(病危)患者护理记录是指护士根据医嘱和病情对病重(病危)患者住院期间护理过程的客观记录。病重(病危)患者护理记录应当根据相应专科的护理特点书写。内容包括患者姓名、科别、住院病历号(或病案号)、床位号、页码、记录日期和时间、出入液量、体温、脉搏、呼吸、血压等病情观察、护理措施和效果、护士签名等。记录时间应当具体到分钟。

第二十三条　手术同意书是指手术前,经治医师向患者告知拟施手术的相关情况,并由患者签署是否同意手术的医学文书。内容包括术前诊断、手术名称、术中或术后可能出现的并发症、手术风险、患者签署意见并签名、经治医师和术者签名等。

第二十四条　麻醉同意书是指麻醉前,麻醉医师向患者告知拟施麻醉的相关情况,并由患者签署是否同意麻醉意见的医学文书。内容包括患者姓名、性别、年龄、病案号、科别、术前诊断、拟行手术方式、拟行麻醉方式、患者基础疾病及可能对麻醉产生影响的特殊情况、麻醉中拟行的有创操作和监测、麻醉风险、可能发生的并发症及意外情况、患者签署意见并签名、麻醉医师签名并填写日期。

第二十五条　输血治疗知情同意书是指输血前,经治医师向患者告知输血的相关情况,并由患者签署是否同意输血的医学文书。输血治疗知情同意书内容包括患者姓名、性别、年龄、科别、病案号、诊断、输血指征、拟输血成分、输血前有关检查结果、输血风险及可能产生的不良后果、患者签署意见并签名、医师签名并填写日期。

第二十六条 特殊检查、特殊治疗同意书是指在实施特殊检查、特殊治疗前,经治医师向患者告知特殊检查、特殊治疗的相关情况,并由患者签署是否同意检查、治疗的医学文书。内容包括特殊检查、特殊治疗项目名称、目的、可能出现的并发症及风险、患者签名、医师签名等。

第二十七条 病危(重)通知书是指因患者病情危、重时,由经治医师或值班医师向患者家属告知病情,并由患方签名的医疗文书。内容包括患者姓名、性别、年龄、科别,目前诊断及病情危重情况,患方签名、医师签名并填写日期。一式两份,一份交患方保存,另一份归病历中保存。

第二十八条 医嘱是指医师在医疗活动中下达的医学指令。医嘱单分为长期医嘱单和临时医嘱单。

长期医嘱单内容包括患者姓名、科别、住院病历号(或病案号)、页码、起始日期和时间、长期医嘱内容、停止日期和时间、医师签名、执行时间、执行护士签名。临时医嘱单内容包括医嘱时间、临时医嘱内容、医师签名、执行时间、执行护士签名等。

医嘱内容及起始、停止时间应当由医师书写。医嘱内容应当准确、清楚,每项医嘱应当只包含一个内容,并注明下达时间,应当具体到分钟。医嘱不得涂改。需要取消时,应当使用红色墨水标注"取消"字样并签名。

一般情况下,医师不得下达口头医嘱。因抢救急危患者需要下达口头医嘱时,护士应当复诵一遍。抢救结束后,医师应当即刻据实补记医嘱。

第二十九条 辅助检查报告单是指患者住院期间所做各项检验、检查结果的记录。内容包括患者姓名、性别、年龄、住院病历号(或病案号)、检查项目、检查结果、报告日期、报告人员签名或者印章等。

第三十条 体温单为表格式,以护士填写为主。内容包括患者姓名、科室、床号、入院日期、住院病历号(或病案号)、日期、手术后天数、体温、脉搏、呼吸、血压、大便次数、出入液量、体重、住院周数等。

第四章 打印病历内容及要求

第三十一条 打印病历是指应用字处理软件编辑生成并打印的病历(如 Word 文档、WPS 文档等)。打印病历应当按照本规定的内容录入并及时打印,由相应医务人员手写签名。

第三十二条 医疗机构打印病历应当统一纸张、字体、字号及排版格式。打印字迹应清楚易认,符合病历保存期限和复印的要求。

第三十三条 打印病历编辑过程中应当按照权限要求进行修改,已完成录入打印并签名的病历不得修改。

第五章 其 他

第三十四条 住院病案首页按照《卫生部关于修订下发住院病案首页的通知》(卫医发〔2001〕286 号)的规定书写。

第三十五条 特殊检查、特殊治疗按照《医疗机构管理条例实施细则》(1994 年卫生部令第 35 号)有关规定执行。

第三十六条 中医病历书写基本规范由国家中医药管理局另行制定。

第三十七条 电子病历基本规范由卫生部另行制定。

第三十八条 本规范自 2010 年 3 月 1 日起施行。我部于 2002 年颁布的《病历书写基本规范(试行)》(卫医发〔2002〕190 号)同时废止。

7.6　医疗机构管理条例

第一章　总　则

第一条　为了加强对医疗机构的管理,促进医疗卫生事业的发展,保障公民健康,制定本条例。

第二条　本条例适用于从事疾病诊断、治疗活动的医院、卫生院、疗养院、门诊部、诊所、卫生所(室)以及急救站等医疗机构。

第三条　医疗机构以救死扶伤,防病治病,为公民的健康服务为宗旨。

第四条　国家扶持医疗机构的发展,鼓励多种形式兴办医疗机构。

第五条　国务院卫生行政部门负责全国医疗机构的监督管理工作。

县级以上地方人民政府卫生行政部门负责本行政区域内医疗机构的监督管理工作。

中国人民解放军卫生主管部门依照本条例和国家有关规定,对军队的医疗机构实施监督管理。

第二章　规划布局和设置审批

第六条　县级以上地方人民政府卫生行政部门应当根据本行政区域内的人口、医疗资源、医疗需求和现有医疗机构的分布状况,制定本行政区域医疗机构设置规划。

机关、企业和事业单位可以根据需要设置医疗机构,并纳入当地医疗机构的设置规划。

第七条　县级以上地方人民政府应当把医疗机构设置规划纳入当地的区域卫生发展规划和城乡建设发展总体规划。

第八条　设置医疗机构应当符合医疗机构设置规划和医疗机构基本标准。

医疗机构基本标准由国务院卫生行政部门制定。

第九条　单位或者个人设置医疗机构,必须经县级以上地方人民政府卫生行政部门审查批准,并取得设置医疗机构批准书,方可向有关部门办理其他手续。

第十条　申请设置医疗机构,应当提交下列文件:

(一)设置申请书。

(二)设置可行性研究报告。

(三)选址报告和建筑设计平面图。

第十一条　单位或者个人设置医疗机构,应当按照以下规定提出设置申请:

(一)不设床位或者床位不满100张的医疗机构,向所在地的县级人民政府卫生行政部门申请。

(二)床位在100张以上的医疗机构和专科医院按照省级人民政府卫生行政部门的规定申请。

第十二条　县级以上地方人民政府卫生行政部门应当自受理设置申请之日起30日内,作出批准或者不批准的书面答复;批准设置的,发给设置医疗机构批准书。

第十三条　国家统一规划的医疗机构的设置,由国务院卫生行政部门决定。

第十四条　机关、企业和事业单位按照国家医疗机构基本标准设置为内部职工服务的门诊部、诊所、卫生所(室),报所在地的县级人民政府卫生行政部门备案。

第三章　登　记

第十五条　医疗机构执业,必须进行登记,领取《医疗机构执业许可证》。

第十六条　申请医疗机构执业登记,应当具备下列条件:

(一)有设置医疗机构批准书。

(二)符合医疗机构的基本标准。

(三)有适合的名称、组织机构和场所。

(四)有与其开展的业务相适应的经费、设施、设备和专业卫生技术人员。

(五)有相应的规章制度。

(六)能够独立承担民事责任。

第十七条　医疗机构的执业登记,由批准其设置的人民政府卫生行政部门办理。

按照本条例第十三条规定设置的医疗机构的执业登记,由所在地的省、自治区、直辖市人民政府卫生行政部门办理。

机关、企业和事业单位设置的为内部职工服务的门诊部、诊所、卫生所(室)的执业登记,由所在地的县级人民政府卫生行政部门办理。

第十八条　医疗机构执业登记的主要事项:

(一)名称、地址、主要负责人。

(二)所有制形式。

(三)诊疗科目、床位。

(四)注册资金。

第十九条　县级以上地方人民政府卫生行政部门自受理执业登记申请之日起45日内,根据本条例和医疗机构基本标准进行审核。审核合格的,予以登记,发给《医疗机构执业许可证》;审核不合格的,将审核结果以书面形式通知申请人。

第二十条　医疗机构改变名称、场所、主要负责人、诊疗科目、床位,必须向原登记机关办理变更登记。

第二十一条　医疗机构歇业,必须向原登记机关办理注销登记。经登记机关核准后,收缴《医疗机构执业许可证》。

医疗机构非因改建、扩建、迁建原因停业超过1年的,视为歇业。

第二十二条　床位不满100张的医疗机构,其《医疗机构执业许可证》每年校验1次;床位在100张以上的医疗机构,其《医疗机构执业许可证》每3年校验1次。校验由原登记机关办理。

第二十三条　《医疗机构执业许可证》不得伪造、涂改、出卖、转让、出借。

《医疗机构执业许可证》遗失的,应当及时申明,并向原登记机关申请补发。

第四章　执　业

第二十四条　任何单位或者个人,未取得《医疗机构执业许可证》,不得开展诊疗活动。

第二十五条　医疗机构执业,必须遵守有关法律、法规和医疗技术规范。

第二十六条　医疗机构必须将《医疗机构执业许可证》、诊疗科目、诊疗时间和收费标准悬挂于明显处所。

第二十七条　医疗机构必须按照核准登记的诊疗科目开展诊疗活动。

第二十八条　医疗机构不得使用非卫生技术人员从事医疗卫生技术工作。

第二十九条　医疗机构应当加强对医务人员的医德教育。

第三十条　医疗机构工作人员上岗工作,必须佩带载有本人姓名、职务或者职称的标牌。

第三十一条　医疗机构对危重病人应当立即抢救。对限于设备或者技术条件不能诊治的病人,应当及时转诊。

第三十二条 未经医师(士)亲自诊查病人,医疗机构不得出具疾病诊断书、健康证明书或者死亡证明书等证明文件;未经医师(士)、助产人员亲自接产,医疗机构不得出具出生证明书或者死产报告书。

第三十三条 医疗机构施行手术、特殊检查或者特殊治疗时,必须征得患者同意,并应当取得其家属或者关系人同意并签字;无法取得患者意见时,应当取得家属或者关系人同意并签字;无法取得患者意见又无家属或者关系人在场,或者遇到其他特殊情况时,经治医师应当提出医疗处置方案,在取得医疗机构负责人或者被授权负责人员的批准后实施。

第三十四条 医疗机构发生医疗事故,按照国家有关规定处理。

第三十五条 医疗机构对传染病、精神病、职业病等患者的特殊诊治和处理,应当按照国家有关法律、法规的规定办理。

第三十六条 医疗机构必须按照有关药品管理的法律、法规,加强药品管理。

第三十七条 医疗机构必须按照人民政府或者物价部门的有关规定收取医疗费用,详列细项,并出具收据。

第三十八条 医疗机构必须承担相应的预防保健工作,承担县级以上人民政府卫生行政部门委托的支援农村、指导基层医疗卫生工作等任务。

第三十九条 发生重大灾害、事故、疾病流行或者其他意外情况时,医疗机构及其卫生技术人员必须服从县级以上人民政府卫生行政部门的调遣。

第五章 监督管理

第四十条 县级以上人民政府卫生行政部门行使下列监督管理职权:

(一)负责医疗机构的设置审批、执业登记和校验。

(二)对医疗机构的执业活动进行检查指导。

(三)负责组织对医疗机构的评审。

(四)对违反本条例的行为给予处罚。

第四十一条 国家实行医疗机构评审制度,由专家组成的评审委员会按照医疗机构评审办法和评审标准,对医疗机构的执业活动、医疗服务质量等进行综合评价。

医疗机构评审办法和评审标准由国务院卫生行政部门制定。

第四十二条 县级以上地方人民政府卫生行政部门负责组织本行政区域医疗机构评审委员会。

医疗机构评审委员会由医院管理、医学教育、医疗、医技、护理和财务等有关专家组成。评审委员会成员由县级以上地方人民政府卫生行政部门聘任。

第四十三条 县级以上地方人民政府卫生行政部门根据评审委员会的评审意见,对达到评审标准的医疗机构,发给评审合格证书;对未达到评审标准的医疗机构,提出处理意见。

第六章 罚 则

第四十四条 违反本条例第二十四条规定,未取得《医疗机构执业许可证》擅自执业的,由县级以上人民政府卫生行政部门责令其停止执业活动,没收非法所得和药品、器械,并可以根据情节处以1万元以下的罚款。

第四十五条 违反本条例第二十二条规定,逾期不校验《医疗机构执业许可证》仍从事诊疗活动的,由县级以上人民政府卫生行政部门责令其限期补办校验手续;拒不校验的,吊销其《医疗机构执业许可证》。

第四十六条 违反本条例第二十三条规定,出卖、转让、出借《医疗机构执业许可证》的,由县级以上人民政府卫生行政部门没收非法所得,并可以处以 5000 元以下的罚款;情节严重的,吊销其《医疗机构执业许可证》。

第四十七条 违反本条例第二十七条规定,诊疗活动超出登记范围的,由县级以上人民政府卫生行政部门予以警告、责令其改正,并可以根据情节处以 3000 元以下的罚款;情节严重的,吊销其《医疗机构执业许可证》。

第四十八条 违反本条例第二十八条规定,使用非卫生技术人员从事医疗卫生技术工作的,由县级以上人民政府卫生行政部门责令其限期改正,并可以处以 5000 元以下的罚款;情节严重的,吊销其《医疗机构执业许可证》。

第四十九条 违反本条例第三十二条规定,出具虚假证明文件的,由县级以上人民政府卫生行政部门予以警告;对造成危害后果的,可以处以 1000 元以下的罚款;对直接责任人员由所在单位或者上级机关给予行政处分。

第五十条 没收的财物和罚款全部上交国库。

第五十一条 当事人对行政处罚决定不服的,可以依照国家法律、法规的规定申请行政复议或者提起行政诉讼。当事人对罚款及没收药品、器械的处罚决定未在法定期限内申请复议或者提起诉讼又不履行的,县级以上人民政府卫生行政部门可以申请人民法院强制执行。

第七章 附 则

第五十二条 本条例实施前已经执业的医疗机构,应当在条例实施后的 6 个月内,按照本条例第三章的规定,补办登记手续,领取《医疗机构执业许可证》。

第五十三条 外国人在中华人民共和国境内开设医疗机构及香港、澳门、台湾居民在内地开设医疗机构的管理办法,由国务院卫生行政部门另行制定。

第五十四条 本条例由国务院卫生行政部门负责解释。

第五十五条 本条例自 1994 年 9 月 1 日起施行。1951 年政务院批准发布的《医院诊所管理暂行条例》同时废止。

7.7　医疗事故处理条例

第一章　总　则

第一条　为了正确处理医疗事故,保护患者和医疗机构及其医务人员的合法权益,维护医疗秩序,保障医疗安全,促进医学科学的发展,制定本条例。

第二条　本条例所称医疗事故,是指医疗机构及其医务人员在医疗活动中,违反医疗卫生管理法律、行政法规、部门规章和诊疗护理规范、常规,过失造成患者人身损害的事故。

第三条　处理医疗事故,应当遵循公开、公平、公正、及时、便民的原则,坚持实事求是的科学态度,做到事实清楚、定性准确、责任明确、处理恰当。

第四条　根据对患者人身造成的损害程度,医疗事故分为四级:

一级医疗事故:造成患者死亡、重度残疾的;

二级医疗事故:造成患者中度残疾、器官组织损伤导致严重功能障碍的;

三级医疗事故:造成患者轻度残疾、器官组织损伤导致一般功能障碍的;

四级医疗事故:造成患者明显人身损害的其他后果的。

具体分级标准由国务院卫生行政部门制定。

第二章　医疗事故的预防与处置

第五条　医疗机构及其医务人员在医疗活动中,必须严格遵守医疗卫生管理法律、行政法规、部门规章和诊疗护理规范、常规,恪守医疗服务职业道德。

第六条　医疗机构应当对其医务人员进行医疗卫生管理法律、行政法规、部门规章和诊疗护理规范、常规的培训和医疗服务职业道德教育。

第七条　医疗机构应当设置医疗服务质量监控部门或者配备专(兼)职人员,具体负责监督本医疗机构的医务人员的医疗服务工作,检查医务人员执业情况,接受患者对医疗服务的投诉,向其提供咨询服务。

第八条　医疗机构应当按照国务院卫生行政部门规定的要求,书写并妥善保管病历资料。

因抢救急危患者,未能及时书写病历的,有关医务人员应当在抢救结束后6小时内据实补记,并加以注明。

第九条　严禁涂改、伪造、隐匿、销毁或者抢夺病历资料。

第十条　患者有权复印或者复制其门诊病历、住院志、体温单、医嘱单、化验单(检验报告)、医学影像检查资料、特殊检查同意书、手术同意书、手术及麻醉记录单、病理资料、护理记录以及国务院卫生行政部门规定的其他病历资料。

患者依照前款规定要求复印或者复制病历资料的,医疗机构应当提供复印或者复制服务并在复印或者复制的病历资料上加盖证明印记。复印或者复制病历资料时,应当有患者在场。

医疗机构应患者的要求,为其复印或者复制病历资料,可以按照规定收取工本费。具体收费标准由省、自治区、直辖市人民政府价格主管部门会同同级卫生行政部门规定。

第十一条　在医疗活动中,医疗机构及其医务人员应当将患者的病情、医疗措施、医疗风险等如实告知患者,及时解答其咨询;但是,应当避免对患者产生不利后果。

第十二条　医疗机构应当制定防范、处理医疗事故的预案,预防医疗事故的发生,减轻医疗事故的损害。

第十三条　医务人员在医疗活动中发生或者发现医疗事故、可能引起医疗事故的医疗过失行为或者发生医疗事故争议的,应当立即向所在科室负责人报告,科室负责人应当及时向本医疗机构负责医疗服务质量监控的部门或者专(兼)职人员报告;负责医疗服务质量监控的部门或者专(兼)职人员接到报告后,应当立即进行调查、核实,将有关情况如实向本医疗机构的负责人报告,并向患者通报、解释。

第十四条　发生医疗事故的,医疗机构应当按照规定向所在地卫生行政部门报告。

发生下列重大医疗过失行为的,医疗机构应当在12小时内向所在地卫生行政部门报告:

(一)导致患者死亡或者可能为二级以上的医疗事故。

(二)导致3人以上人身损害后果。

(三)国务院卫生行政部门和省、自治区、直辖市人民政府卫生行政部门规定的其他情形。

第十五条　发生或者发现医疗过失行为,医疗机构及其医务人员应当立即采取有效措施,避免或者减轻对患者身体健康的损害,防止损害扩大。

第十六条　发生医疗事故争议时,死亡病例讨论记录、疑难病例讨论记录、上级医师查房记录、会诊意见、病程记录应当在医患双方在场的情况下封存和启封。封存的病历资料可以是复印件,由医疗机构保管。

第十七条　疑似输液、输血、注射、药物等引起不良后果的,医患双方应当共同对现场实物进行封存和启封,封存的现场实物由医疗机构保管;需要检验的,应当由双方共同指定的、依法具有检验资格的检验机构进行检验;双方无法共同指定时,由卫生行政部门指定。

疑似输血引起不良后果,需要对血液进行封存保留的,医疗机构应当通知提供该血液的采供血机构派员到场。

第十八条　患者死亡,医患双方当事人不能确定死因或者对死因有异议的,应当在患者死亡后48小时内进行尸检;具备尸体冻存条件的,可以延长至7日。尸检应当经死者近亲属同意并签字。

尸检应当由按照国家有关规定取得相应资格的机构和病理解剖专业技术人员进行。承担尸检任务的机构和病理解剖专业技术人员有进行尸检的义务。

医疗事故争议双方当事人可以请法医病理学人员参加尸检,也可以委派代表观察尸检过程。拒绝或者拖延尸检,超过规定时间,影响对死因判定的,由拒绝或者拖延的一方承担责任。

第十九条　患者在医疗机构内死亡的,尸体应当立即移放太平间。死者尸体存放时间一般不得超过2周。逾期不处理的尸体,经医疗机构所在地卫生行政部门批准,并报经同级公安部门备案后,由医疗机构按照规定进行处理。

第三章　医疗事故的技术鉴定

第二十条　卫生行政部门接到医疗机构关于重大医疗过失行为的报告或者医疗事故争议当事人要求处理医疗事故争议的申请后,对需要进行医疗事故技术鉴定的,应当交由负责医疗事故技术鉴定工作的医学会组织鉴定;医患双方协商解决医疗事故争议,需要进行医疗事故技术鉴定的,由双方当事人共同委托负责医疗事故技术鉴定工作的医学会组织鉴定。

第二十一条　设区的市级地方医学会和省、自治区、直辖市直接管辖的县(市)地方医学会负责组织首次医疗事故技术鉴定工作。省、自治区、直辖市地方医学会负责组织再次鉴定工作。

必要时,中华医学会可以组织疑难、复杂并在全国有重大影响的医疗事故争议的技术鉴定工作。

第二十二条　当事人对首次医疗事故技术鉴定结论不服的,可以自收到首次鉴定结论之日起15日内向医疗机构所在地卫生行政部门提出再次鉴定的申请。

第二十三条 负责组织医疗事故技术鉴定工作的医学会应当建立专家库。

专家库由具备下列条件的医疗卫生专业技术人员组成：

(一)有良好的业务素质和执业品德。

(二)受聘于医疗卫生机构或者医学教学、科研机构并担任相应专业高级技术职务 3 年以上。

符合前款第(一)项规定条件并具备高级技术任职资格的法医可以受聘进入专家库。

负责组织医疗事故技术鉴定工作的医学会依照本条例规定聘请医疗卫生专业技术人员和法医进入专家库，可以不受行政区域的限制。

第二十四条 医疗事故技术鉴定，由负责组织医疗事故技术鉴定工作的医学会组织专家鉴定组进行。

参加医疗事故技术鉴定的相关专业的专家，由医患双方在医学会主持下从专家库中随机抽取。在特殊情况下，医学会根据医疗事故技术鉴定工作的需要，可以组织医患双方在其他医学会建立的专家库中随机抽取相关专业的专家参加鉴定或者函件咨询。

符合本条例第二十三条规定条件的医疗卫生专业技术人员和法医有义务受聘进入专家库，并承担医疗事故技术鉴定工作。

第二十五条 专家鉴定组进行医疗事故技术鉴定，实行合议制。专家鉴定组人数为单数，涉及的主要学科的专家一般不得少于鉴定组成员的二分之一；涉及死因、伤残等级鉴定的，并应当从专家库中随机抽取法医参加专家鉴定组。

第二十六条 专家鉴定组成员有下列情形之一的，应当回避，当事人也可以以口头或者书面的方式申请其回避：

(一)是医疗事故争议当事人或者当事人的近亲属的。

(二)与医疗事故争议有利害关系的。

(三)与医疗事故争议当事人有其他关系，可能影响公正鉴定的。

第二十七条 专家鉴定组依照医疗卫生管理法律、行政法规、部门规章和诊疗护理规范、常规，运用医学科学原理和专业知识，独立进行医疗事故技术鉴定，对医疗事故进行鉴别和判定，为处理医疗事故争议提供医学依据。

任何单位或者个人不得干扰医疗事故技术鉴定工作，不得威胁、利诱、辱骂、殴打专家鉴定组成员。

专家鉴定组成员不得接受双方当事人的财物或者其他利益。

第二十八条 负责组织医疗事故技术鉴定工作的医学会应当自受理医疗事故技术鉴定之日起 5 日内通知医疗事故争议双方当事人提交进行医疗事故技术鉴定所需的材料。

当事人应当自收到医学会的通知之日起 10 日内提交有关医疗事故技术鉴定的材料、书面陈述及答辩。医疗机构提交的有关医疗事故技术鉴定的材料应当包括下列内容：

(一)住院患者的病程记录、死亡病例讨论记录、疑难病例讨论记录、会诊意见、上级医师查房记录等病历资料原件。

(二)住院患者的住院志、体温单、医嘱单、化验单(检验报告)、医学影像检查资料、特殊检查同意书、手术同意书、手术及麻醉记录单、病理资料、护理记录等病历资料原件。

(三)抢救急危患者，在规定时间内补记的病历资料原件。

(四)封存保留的输液、注射用品和血液、药物等实物，或者依法具有检验资格的检验机构对这些物品、实物作出的检验报告。

(五)与医疗事故技术鉴定有关的其他材料。

在医疗机构建有病历档案的门诊、急诊患者，其病历资料由医疗机构提供；没有在医疗机构建立病历档案的，由患者提供。

医患双方应当依照本条例的规定提交相关材料。医疗机构无正当理由未依照本条例的规定如实提供相关材料,导致医疗事故技术鉴定不能进行的,应当承担责任。

第二十九条 负责组织医疗事故技术鉴定工作的医学会应当自接到当事人提交的有关医疗事故技术鉴定的材料、书面陈述及答辩之日起45日内组织鉴定并出具医疗事故技术鉴定书。

负责组织医疗事故技术鉴定工作的医学会可以向双方当事人调查取证。

第三十条 专家鉴定组应当认真审查双方当事人提交的材料,听取双方当事人的陈述及答辩并进行核实。

双方当事人应当按照本条例的规定如实提交进行医疗事故技术鉴定所需要的材料,并积极配合调查。当事人任何一方不予配合,影响医疗事故技术鉴定的,由不予配合的一方承担责任。

第三十一条 专家鉴定组应当在事实清楚、证据确凿的基础上,综合分析患者的病情和个体差异,作出鉴定结论,并制作医疗事故技术鉴定书。鉴定结论以专家鉴定组成员的过半数通过。鉴定过程应当如实记载。

医疗事故技术鉴定书应当包括下列主要内容:

(一)双方当事人的基本情况及要求。
(二)当事人提交的材料和负责组织医疗事故技术鉴定工作的医学会的调查材料。
(三)对鉴定过程的说明。
(四)医疗行为是否违反医疗卫生管理法律、行政法规、部门规章和诊疗护理规范、常规。
(五)医疗过失行为与人身损害后果之间是否存在因果关系。
(六)医疗过失行为在医疗事故损害后果中的责任程度。
(七)医疗事故等级。
(八)对医疗事故患者的医疗护理医学建议。

第三十二条 医疗事故技术鉴定办法由国务院卫生行政部门制定。

第三十三条 有下列情形之一的,不属于医疗事故:

(一)在紧急情况下为抢救垂危患者生命而采取紧急医学措施造成不良后果的。
(二)在医疗活动中由于患者病情异常或者患者体质特殊而发生医疗意外的。
(三)在现有医学科学技术条件下,发生无法预料或者不能防范的不良后果的。
(四)无过错输血感染造成不良后果的。
(五)因患方原因延误诊疗导致不良后果的。
(六)因不可抗力造成不良后果的。

第三十四条 医疗事故技术鉴定,可以收取鉴定费用。经鉴定,属于医疗事故的,鉴定费用由医疗机构支付;不属于医疗事故的,鉴定费用由提出医疗事故处理申请的一方支付。鉴定费用标准由省、自治区、直辖市人民政府价格主管部门会同同级财政部门、卫生行政部门规定。

第四章 医疗事故的行政处理与监督

第三十五条 卫生行政部门应当依照本条例和有关法律、行政法规、部门规章的规定,对发生医疗事故的医疗机构和医务人员作出行政处理。

第三十六条 卫生行政部门接到医疗机构关于重大医疗过失行为的报告后,除责令医疗机构及时采取必要的医疗救治措施,防止损害后果扩大外,应当组织调查,判定是否属于医疗事故;对不能判定是否属于医疗事故的,应当依照本条例的有关规定交由负责医疗事故技术鉴定工作的医学会组织鉴定。

第三十七条 发生医疗事故争议,当事人申请卫生行政部门处理的,应当提出书面申请。申请书应当载明申请人的基本情况、有关事实、具体请求及理由等。

当事人自知道或者应当知道其身体健康受到损害之日起1年内,可以向卫生行政部门提出医疗事故争议处理申请。

第三十八条 发生医疗事故争议,当事人申请卫生行政部门处理的,由医疗机构所在地的县级人民政府卫生行政部门受理。医疗机构所在地是直辖市的,由医疗机构所在地的区、县人民政府卫生行政部门受理。

有下列情形之一的,县级人民政府卫生行政部门应当自接到医疗机构的报告或者当事人提出医疗事故争议处理申请之日起7日内移送上一级人民政府卫生行政部门处理:

(一)患者死亡。

(二)可能为二级以上的医疗事故。

(三)国务院卫生行政部门和省、自治区、直辖市人民政府卫生行政部门规定的其他情形。

第三十九条 卫生行政部门应当自收到医疗事故争议处理申请之日起10日内进行审查,作出是否受理的决定。对符合本条例规定,予以受理,需要进行医疗事故技术鉴定的,应当自作出受理决定之日起5日内将有关材料交由负责医疗事故技术鉴定工作的医学会组织鉴定并书面通知申请人;对不符合本条例规定,不予受理的,应当书面通知申请人并说明理由。

当事人对首次医疗事故技术鉴定结论有异议,申请再次鉴定的,卫生行政部门应当自收到申请之日起7日内交由省、自治区、直辖市地方医学会组织再次鉴定。

第四十条 当事人既向卫生行政部门提出医疗事故争议处理申请,又向人民法院提起诉讼的,卫生行政部门不予受理;卫生行政部门已经受理的,应当终止处理。

第四十一条 卫生行政部门收到负责组织医疗事故技术鉴定工作的医学会出具的医疗事故技术鉴定书后,应当对参加鉴定的人员资格和专业类别、鉴定程序进行审核;必要时,可以组织调查,听取医疗事故争议双方当事人的意见。

第四十二条 卫生行政部门经审核,对符合本条例规定作出的医疗事故技术鉴定结论,应当作为对发生医疗事故的医疗机构和医务人员作出行政处理以及进行医疗事故赔偿调解的依据;经审核,发现医疗事故技术鉴定不符合本条例规定的,应当要求重新鉴定。

第四十三条 医疗事故争议由双方当事人自行协商解决的,医疗机构应当自协商解决之日起7日内向所在地卫生行政部门作出书面报告,并附具协议书。

第四十四条 医疗事故争议经人民法院调解或者判决解决的,医疗机构应当自收到生效的人民法院的调解书或者判决书之日起7日内向所在地卫生行政部门作出书面报告,并附具调解书或者判决书。

第四十五条 县级以上地方人民政府卫生行政部门应当按照规定逐级将当地发生的医疗事故以及依法对发生医疗事故的医疗机构和医务人员作出行政处理的情况,上报国务院卫生行政部门。

第五章 医疗事故的赔偿

第四十六条 发生医疗事故的赔偿等民事责任争议,医患双方可以协商解决;不愿意协商或者协商不成的,当事人可以向卫生行政部门提出调解申请,也可以直接向人民法院提起民事诉讼。

第四十七条 双方当事人协商解决医疗事故的赔偿等民事责任争议的,应当制作协议书。协议书应当载明双方当事人的基本情况和医疗事故的原因、双方当事人共同认定的医疗事故等级以及协商确定的赔偿数额等,并由双方当事人在协议书上签名。

第四十八条 已确定为医疗事故的,卫生行政部门应医疗事故争议双方当事人请求,可以进行医疗事故赔偿调解。调解时,应当遵循当事人双方自愿原则,并应当依据本条例的规定计算赔偿数额。

经调解,双方当事人就赔偿数额达成协议的,制作调解书,双方当事人应当履行;调解不成或者经调解达成协议后一方反悔的,卫生行政部门不再调解。

第四十九条 医疗事故赔偿,应当考虑下列因素,确定具体赔偿数额:

(一)医疗事故等级。

(二)医疗过失行为在医疗事故损害后果中的责任程度。

(三)医疗事故损害后果与患者原有疾病状况之间的关系。

不属于医疗事故的,医疗机构不承担赔偿责任。

第五十条 医疗事故赔偿,按照下列项目和标准计算:

(一)医疗费:按照医疗事故对患者造成的人身损害进行治疗所发生的医疗费用计算,凭据支付,但不包括原发病医疗费用。结案后确实需要继续治疗的,按照基本医疗费用支付。

(二)误工费:患者有固定收入的,按照本人因误工减少的固定收入计算,对收入高于医疗事故发生地上一年度职工年平均工资3倍以上的,按照3倍计算;无固定收入的,按照医疗事故发生地上一年度职工年平均工资计算。

(三)住院伙食补助费:按照医疗事故发生地国家机关一般工作人员的出差伙食补助标准计算。

(四)陪护费:患者住院期间需要专人陪护的,按照医疗事故发生地上一年度职工年平均工资计算。

(五)残疾生活补助费:根据伤残等级,按照医疗事故发生地居民年平均生活费计算,自定残之月起最长赔偿30年;但是,60周岁以上的,不超过15年;70周岁以上的,不超过5年。

(六)残疾用具费:因残疾需要配置补偿功能器具的,凭医疗机构证明,按照普及型器具的费用计算。

(七)丧葬费:按照医疗事故发生地规定的丧葬费补助标准计算。

(八)被抚养人生活费:以死者生前或者残疾者丧失劳动能力前实际抚养且没有劳动能力的人为限,按照其户籍所在地或者居所地居民最低生活保障标准计算。对不满16周岁的,抚养到16周岁。对年满16周岁但无劳动能力的,抚养20年;但是,60周岁以上的,不超过15年;70周岁以上的,不超过5年。

(九)交通费:按照患者实际必需的交通费用计算,凭据支付。

(十)住宿费:按照医疗事故发生地国家机关一般工作人员的出差住宿补助标准计算,凭据支付。

(十一)精神损害抚慰金:按照医疗事故发生地居民年平均生活费计算。造成患者死亡的,赔偿年限最长不超过6年;造成患者残疾的,赔偿年限最长不超过6年。

第五十一条 参加医疗事故处理的患者近亲属所需交通费、误工费、住宿费,参照本条例第五十条的有关规定计算,计算费用的人数不超过2人。

医疗事故造成患者死亡的,参加丧葬活动的患者的配偶和直系亲属所需交通费、误工费、住宿费,参照本条例第五十条的有关规定计算,计算费用的人数不超过2人。

第五十二条 医疗事故赔偿费用,实行一次性结算,由承担医疗事故责任的医疗机构支付。

第六章 罚 则

第五十三条 卫生行政部门的工作人员在处理医疗事故过程中违反本条例的规定,利用职务上的便利收受他人财物或者其他利益,滥用职权,玩忽职守,或者发现违法行为不予查处,造成严重后果的,依照刑法关于受贿罪、滥用职权罪、玩忽职守罪或者其他有关罪的规定,依法追究刑事责任;尚不够刑事处罚的,依法给予降级或者撤职的行政处分。

第五十四条 卫生行政部门违反本条例的规定,有下列情形之一的,由上级卫生行政部门给予警告并责

令限期改正;情节严重的,对负有责任的主管人员和其他直接责任人员依法给予行政处分:

(一)接到医疗机构关于重大医疗过失行为的报告后,未及时组织调查的。

(二)接到医疗事故争议处理申请后,未在规定时间内审查或者移送上一级人民政府卫生行政部门处理的。

(三)未将应当进行医疗事故技术鉴定的重大医疗过失行为或者医疗事故争议移交医学会组织鉴定的。

(四)未按照规定逐级将当地发生的医疗事故以及依法对发生医疗事故的医疗机构和医务人员的行政处理情况上报的。

(五)未依照本条例规定审核医疗事故技术鉴定书的。

第五十五条 医疗机构发生医疗事故的,由卫生行政部门根据医疗事故等级和情节,给予警告;情节严重的,责令限期停业整顿直至由原发证部门吊销执业许可证,对负有责任的医务人员依照刑法关于医疗事故罪的规定,依法追究刑事责任;尚不够刑事处罚的,依法给予行政处分或者纪律处分。

对发生医疗事故的有关医务人员,除依照前款处罚外,卫生行政部门并可以责令暂停6个月以上1年以下执业活动;情节严重的,吊销其执业证书。

第五十六条 医疗机构违反本条例的规定,有下列情形之一的,由卫生行政部门责令改正;情节严重的,对负有责任的主管人员和其他直接责任人员依法给予行政处分或者纪律处分:

(一)未如实告知患者病情、医疗措施和医疗风险的。

(二)没有正当理由,拒绝为患者提供复印或者复制病历资料服务的。

(三)未按照国务院卫生行政部门规定的要求书写和妥善保管病历资料的。

(四)未在规定时间内补记抢救工作病历内容的。

(五)未按照本条例的规定封存、保管和启封病历资料和实物的。

(六)未设置医疗服务质量监控部门或者配备专(兼)职人员的。

(七)未制定有关医疗事故防范和处理预案的。

(八)未在规定时间内向卫生行政部门报告重大医疗过失行为的。

(九)未按照本条例的规定向卫生行政部门报告医疗事故的。

(十)未按照规定进行尸检和保存、处理尸体的。

第五十七条 参加医疗事故技术鉴定工作的人员违反本条例的规定,接受申请鉴定双方或者一方当事人的财物或者其他利益,出具虚假医疗事故技术鉴定书,造成严重后果的,依照刑法关于受贿罪的规定,依法追究刑事责任;尚不够刑事处罚的,由原发证部门吊销其执业证书或者资格证书。

第五十八条 医疗机构或者其他有关机构违反本条例的规定,有下列情形之一的,由卫生行政部门责令改正,给予警告;对负有责任的主管人员和其他直接责任人员依法给予行政处分或者纪律处分;情节严重的,由原发证部门吊销其执业证书或者资格证书:

(一)承担尸检任务的机构没有正当理由,拒绝进行尸检的。

(二)涂改、伪造、隐匿、销毁病历资料的。

第五十九条 以医疗事故为由,寻衅滋事、抢夺病历资料,扰乱医疗机构正常医疗秩序和医疗事故技术鉴定工作,依照刑法关于扰乱社会秩序罪的规定,依法追究刑事责任;尚不够刑事处罚的,依法给予治安管理处罚。

第七章 附 则

第六十条 本条例所称医疗机构,是指依照《医疗机构管理条例》的规定取得《医疗机构执业许可证》的机构。

县级以上城市从事计划生育技术服务的机构依照《计划生育技术服务管理条例》的规定开展与计划生育有关的临床医疗服务,发生的计划生育技术服务事故,依照本条例的有关规定处理;但是,其中不属于医疗机构的县级以上城市从事计划生育技术服务的机构发生的计划生育技术服务事故,由计划生育行政部门行使依照本条例有关规定由卫生行政部门承担的受理、交由负责医疗事故技术鉴定工作的医学会组织鉴定和赔偿调解的职能;对发生计划生育技术服务事故的该机构及其有关责任人员,依法进行处理。

第六十一条 非法行医,造成患者人身损害,不属于医疗事故,触犯刑律的,依法追究刑事责任;有关赔偿,由受害人直接向人民法院提起诉讼。

第六十二条 军队医疗机构的医疗事故处理办法,由中国人民解放军卫生主管部门会同国务院卫生行政部门依据本条例制定。

第六十三条 本条例自 2002 年 9 月 1 日起施行。1987 年 6 月 29 日国务院发布的《医疗事故处理办法》同时废止。本条例施行前已经处理结案的医疗事故争议,不再重新处理。

7.8　中华人民共和国侵权责任法(第七章　医疗损害责任)

第五十四条　患者在诊疗活动中受到损害,医疗机构及其医务人员有过错的,由医疗机构承担赔偿责任。

第五十五条　医务人员在诊疗活动中应当向患者说明病情和医疗措施。需要实施手术、特殊检查、特殊治疗的,医务人员应当及时向患者说明医疗风险、替代医疗方案等情况,并取得其书面同意;不宜向患者说明的,应当向患者的近亲属说明,并取得其书面同意。

医务人员未尽到前款义务,造成患者损害的,医疗机构应当承担赔偿责任。

第五十六条　因抢救生命垂危的患者等紧急情况,不能取得患者或者其近亲属意见的,经医疗机构负责人或者授权的负责人批准,可以立即实施相应的医疗措施。

第五十七条　医务人员在诊疗活动中未尽到与当时的医疗水平相应的诊疗义务,造成患者损害的,医疗机构应当承担赔偿责任。

第五十八条　患者有损害,因下列情形之一的,推定医疗机构有过错:

(一)违反法律、行政法规、规章以及其他有关诊疗规范的规定。

(二)隐匿或者拒绝提供与纠纷有关的病历资料。

(三)伪造、篡改或者销毁病历资料。

第五十九条　因药品、消毒药剂、医疗器械的缺陷,或者输入不合格的血液造成患者损害的,患者可以向生产者或者血液提供机构请求赔偿,也可以向医疗机构请求赔偿。患者向医疗机构请求赔偿的,医疗机构赔偿后,有权向负有责任的生产者或者血液提供机构追偿。

第六十条　患者有损害,因下列情形之一的,医疗机构不承担赔偿责任:

(一)患者或者其近亲属不配合医疗机构进行符合诊疗规范的诊疗。

(二)医务人员在抢救生命垂危的患者等紧急情况下已经尽到合理诊疗义务。

(三)限于当时的医疗水平难以诊疗。

前款第一项情形中,医疗机构及其医务人员也有过错的,应当承担相应的赔偿责任。

第六十一条　医疗机构及其医务人员应当按照规定填写并妥善保管住院志、医嘱单、检验报告、手术及麻醉记录、病理资料、护理记录、医疗费用等病历资料。

患者要求查阅、复制前款规定的病历资料的,医疗机构应当提供。

第六十二条　医疗机构及其医务人员应当对患者的隐私保密。泄露患者隐私或者未经患者同意公开其病历资料,造成患者损害的,应当承担侵权责任。

第六十三条　医疗机构及其医务人员不得违反诊疗规范实施不必要的检查。

第六十四条　医疗机构及其医务人员的合法权益受法律保护。干扰医疗秩序,妨害医务人员工作、生活的,应当依法承担法律责任。

7.9 手术安全核查制度

一、手术安全核查是由具有执业资质的手术医师、麻醉医师和手术室护士三方(以下简称三方),分别在麻醉实施前、手术开始前和患者离开手术室前,共同对患者身份和手术部位等内容进行核查的工作。

二、本制度适用于各级各类手术,其他有创操作可参照执行。

三、手术患者均应配戴标示有患者身份识别信息的标识以便核查。

四、手术安全核查由手术医师或麻醉医师主持,三方共同执行并逐项填写《手术安全核查表》。

五、实施手术安全核查的内容及流程。

(一)麻醉实施前:三方按《手术安全核查表》依次核对患者身份(姓名、性别、年龄、病案号)、手术方式、知情同意情况、手术部位与标识、麻醉安全检查、皮肤是否完整、术野皮肤准备、静脉通道建立情况、患者过敏史、抗菌药物皮试结果、术前备血情况、假体、体内植入物、影像学资料等内容。

(二)手术开始前:三方共同核查患者身份(姓名、性别、年龄)、手术方式、手术部位与标识,并确认风险预警等内容。手术物品准备情况的核查由手术室护士执行并向手术医师和麻醉医师报告。

(三)患者离开手术室前:三方共同核查患者身份(姓名、性别、年龄)、实际手术方式,术中用药、输血的核查,清点手术用物,确认手术标本,检查皮肤完整性、动静脉通路、引流管,确认患者去向等内容。

(四)三方确认后分别在《手术安全核查表》上签名。

六、手术安全核查必须按照上述步骤依次进行,每一步核查无误后方可进行下一步操作,不得提前填写表格。

七、术中用药、输血的核查:由麻醉医师或手术医师根据情况需要下达医嘱并做好相应记录,由手术室护士与麻醉医师共同核查。

八、住院患者《手术安全核查表》应归入病历中保管,非住院患者《手术安全核查表》由手术室负责保存一年。

九、手术科室、麻醉科与手术室的负责人是本科室实施手术安全核查制度的第一责任人。

十、医疗机构相关职能部门应加强对本机构手术安全核查制度实施情况的监督与管理,提出持续改进的措施并加以落实。

手术安全核查表

科　别：_____　　患者姓名：_____　　性　别：_____　　年　龄：_____

病案号：_____　　麻醉方式：_____　　手术方式：_____

术　者：_____　　手术日期：_____

麻醉实施前	手术开始前	患者离开手术室前
患者姓名、性别、年龄正确：是□ 否□	患者姓名、性别、年龄正确：是□ 否□	患者姓名、性别、年龄正确：是□ 否□
手术方式确认：是□ 否□	手术方式确认：是□ 否□	实际手术方式确认：是□ 否□
手术部位与标识正确：是□ 否□	手术部位与标识确认：是□ 否□	手术用药、输血的核查：是□ 否□
手术知情同意：是□ 否□		手术用物清点正确：是□ 否□
麻醉知情同意：是□ 否□	手术、麻醉风险预警：	
麻醉方式确认：是□ 否□	手术医师陈述：	手术标本确认：是□ 否□
麻醉设备安全检查完成：是□ 否□	预计手术时间 □ 　预计失血量 □ 　手术关注点 □ 　其它 □	
皮肤是否完整：是□ 否□	麻醉医师陈述：	皮肤是否完整：是□ 否□
术野皮肤准备正确：是□ 否□	麻醉关注点 □ 　其它 □	各种管路： 　中心静脉通路 □ 　动脉通路 □
静脉通道建立完成：是□ 否□	手术护士陈述：	气管插管 □ 　伤口引流 □
患者是否有过敏史：是□ 否□	物品灭菌合格 □ 　仪器设备 □	胃管 □
抗菌药物皮试结果：有□ 无□	术前术中特殊用药情况 □ 　其它 □	尿管 □ 　其他_____ □
术前备血：有□ 无□	是否需要相关影像资料：是□ 否□	患者去向： 　恢复室 □ 　病房 □ 　ICU病房 □ 　急诊 □ 　离院 □
假体□/体内植入物□/影像学资料□		
其他：_____	其他：_____	其他：_____

手术医师签名：_____　麻醉医师签名：_____

手术室护士签名：_____

7.10 处方管理办法

第一章 总 则

第一条 为规范处方管理,提高处方质量,促进合理用药,保障医疗安全,根据《执业医师法》、《药品管理法》、《医疗机构管理条例》、《麻醉药品和精神药品管理条例》等有关法律、法规,制定本办法。

第二条 本办法所称处方,是指由注册的执业医师和执业助理医师(以下简称医师)在诊疗活动中为患者开具的、由取得药学专业技术职务任职资格的药学专业技术人员(以下简称药师)审核、调配、核对,并作为患者用药凭证的医疗文书。处方包括医疗机构病区用药医嘱单。

本办法适用于与处方开具、调剂、保管相关的医疗机构及其人员。

第三条 卫生部负责全国处方开具、调剂、保管相关工作的监督管理。

县级以上地方卫生行政部门负责本行政区域内处方开具、调剂、保管相关工作的监督管理。

第四条 医师开具处方和药师调剂处方应当遵循安全、有效、经济的原则。

处方药应当凭医师处方销售、调剂和使用。

第二章 处方管理的一般规定

第五条 处方标准(附件1)由卫生部统一规定,处方格式由省、自治区、直辖市卫生行政部门(以下简称省级卫生行政部门)统一制定,处方由医疗机构按照规定的标准和格式印制。

第六条 处方书写应当符合下列规则:

(一)患者一般情况、临床诊断填写清晰、完整,并与病历记载相一致。

(二)每张处方限于一名患者的用药。

(三)字迹清楚,不得涂改;如需修改,应当在修改处签名并注明修改日期。

(四)药品名称应当使用规范的中文名称书写,没有中文名称的可以使用规范的英文名称书写;医疗机构或者医师、药师不得自行编制药品缩写名称或者使用代号;书写药品名称、剂量、规格、用法、用量要准确规范,药品用法可用规范的中文、英文、拉丁文或者缩写体书写,但不得使用"遵医嘱"、"自用"等含糊不清字句。

(五)患者年龄应当填写实足年龄,新生儿、婴幼儿写日、月龄,必要时要注明体重。

(六)西药和中成药可以分别开具处方,也可以开具一张处方,中药饮片应当单独开具处方。

(七)开具西药、中成药处方,每一种药品应当另起一行,每张处方不得超过5种药品。

(八)中药饮片处方的书写,一般应当按照"君、臣、佐、使"的顺序排列;调剂、煎煮的特殊要求注明在药品右上方,并加括号,如布包、先煎、后下等;对饮片的产地、炮制有特殊要求的,应当在药品名称之前写明。

(九)药品用法用量应当按照药品说明书规定的常规用法用量使用,特殊情况需要超剂量使用时,应当注明原因并再次签名。

(十)除特殊情况外,应当注明临床诊断。

(十一)开具处方后的空白处划一斜线以示处方完毕。

(十二)处方医师的签名式样和专用签章应当与院内药学部门留样备查的式样相一致,不得任意改动,否则应当重新登记留样备案。

第七条 药品剂量与数量用阿拉伯数字书写。剂量应当使用法定剂量单位:重量以克(g)、毫克(mg)、微克(μg)、纳克(ng)为单位;容量以升(L)、毫升(ml)为单位;国际单位(IU)、单位(U);中药饮片以克(g)为单位。

片剂、丸剂、胶囊剂、颗粒剂分别以片、丸、粒、袋为单位;溶液剂以支、瓶为单位;软膏及乳膏剂以支、盒为单位;注射剂以支、瓶为单位,应当注明含量;中药饮片以剂为单位。

第三章 处方权的获得

第八条 经注册的执业医师在执业地点取得相应的处方权。

经注册的执业助理医师在医疗机构开具的处方,应当经所在执业地点执业医师签名或加盖专用签章后方有效。

第九条 经注册的执业助理医师在乡、民族乡、镇、村的医疗机构独立从事一般的执业活动,可以在注册的执业地点取得相应的处方权。

第十条 医师应当在注册的医疗机构签名留样或者专用签章备案后,方可开具处方。

第十一条 医疗机构应当按照有关规定,对本机构执业医师和药师进行麻醉药品和精神药品使用知识和规范化管理的培训。执业医师经考核合格后取得麻醉药品和第一类精神药品的处方权,药师经考核合格后取得麻醉药品和第一类精神药品调剂资格。

医师取得麻醉药品和第一类精神药品处方权后,方可在本机构开具麻醉药品和第一类精神药品处方,但不得为自己开具该类药品处方。药师取得麻醉药品和第一类精神药品调剂资格后,方可在本机构调剂麻醉药品和第一类精神药品。

第十二条 试用期人员开具处方,应当经所在医疗机构有处方权的执业医师审核、并签名或加盖专用签章后方有效。

第十三条 进修医师由接收进修的医疗机构对其胜任本专业工作的实际情况进行认定后授予相应的处方权。

第四章 处方的开具

第十四条 医师应当根据医疗、预防、保健需要,按照诊疗规范、药品说明书中的药品适应证、药理作用、用法、用量、禁忌、不良反应和注意事项等开具处方。

开具医疗用毒性药品、放射性药品的处方应当严格遵守有关法律、法规和规章的规定。

第十五条 医疗机构应当根据本机构性质、功能、任务,制定药品处方集。

第十六条 医疗机构应当按照经药品监督管理部门批准并公布的药品通用名称购进药品。同一通用名称药品的品种,注射剂型和口服剂型各不得超过2种,处方组成类同的复方制剂1~2种。因特殊诊疗需要使用其他剂型和剂量规格药品的情况除外。

第十七条 医师开具处方应当使用经药品监督管理部门批准并公布的药品通用名称、新活性化合物的专利药品名称和复方制剂药品名称。

医师开具院内制剂处方时应当使用经省级卫生行政部门审核、药品监督管理部门批准的名称。

医师可以使用由卫生部公布的药品习惯名称开具处方。

第十八条 处方开具当日有效。特殊情况下需延长有效期的,由开具处方的医师注明有效期限,但有效期最长不得超过3天。

第十九条 处方一般不得超过7日用量;急诊处方一般不得超过3日用量;对于某些慢性病、老年病或特殊情况,处方用量可适当延长,但医师应当注明理由。

医疗用毒性药品、放射性药品的处方用量应当严格按照国家有关规定执行。

第二十条 医师应当按照卫生部制定的麻醉药品和精神药品临床应用指导原则,开具麻醉药品、第一类精神药品处方。

第二十一条 门(急)诊癌症疼痛患者和中、重度慢性疼痛患者需长期使用麻醉药品和第一类精神药品的,首诊医师应当亲自诊查患者,建立相应的病历,要求其签署《知情同意书》。

病历中应当留存下列材料复印件:

(一)二级以上医院开具的诊断证明。

(二)患者户籍簿、身份证或者其他相关有效身份证明文件。

(三)为患者代办人员身份证明文件。

第二十二条 除需长期使用麻醉药品和第一类精神药品的门(急)诊癌症疼痛患者和中、重度慢性疼痛患者外,麻醉药品注射剂仅限于医疗机构内使用。

第二十三条 为门(急)诊患者开具的麻醉药品注射剂,每张处方为一次常用量;控缓释制剂,每张处方不得超过7日常用量;其他剂型,每张处方不得超过3日常用量。

第一类精神药品注射剂,每张处方为一次常用量;控缓释制剂,每张处方不得超过7日常用量;其他剂型,每张处方不得超过3日常用量。哌醋甲酯用于治疗儿童多动症时,每张处方不得超过15日常用量。

第二类精神药品一般每张处方不得超过7日常用量;对于慢性病或某些特殊情况的患者,处方用量可以适当延长,医师应当注明理由。

第二十四条 为门(急)诊癌症疼痛患者和中、重度慢性疼痛患者开具的麻醉药品、第一类精神药品注射剂,每张处方不得超过3日常用量;控缓释制剂,每张处方不得超过15日常用量;其他剂型,每张处方不得超过7日常用量。

第二十五条 为住院患者开具的麻醉药品和第一类精神药品处方应当逐日开具,每张处方为1日常用量。

第二十六条 对于需要特别加强管制的麻醉药品,盐酸二氢埃托啡处方为一次常用量,仅限于二级以上医院内使用;盐酸哌替啶处方为一次常用量,仅限于医疗机构内使用。

第二十七条 医疗机构应当要求长期使用麻醉药品和第一类精神药品的门(急)诊癌症患者和中、重度慢性疼痛患者,每3个月复诊或者随诊一次。

第二十八条 医师利用计算机开具、传递普通处方时,应当同时打印出纸质处方,其格式与手写处方一致;打印的纸质处方经签名或者加盖签章后有效。药师核发药品时,应当核对打印的纸质处方,无误后发给药品,并将打印的纸质处方与计算机传递处方同时收存备查。

第五章 处方的调剂

第二十九条 取得药学专业技术职务任职资格的人员方可从事处方调剂工作。

第三十条 药师在执业的医疗机构取得处方调剂资格。药师签名或者专用签章式样应当在本机构留样备查。

第三十一条 具有药师以上专业技术职务任职资格的人员负责处方审核、评估、核对、发药以及安全用药指导;药士从事处方调配工作。

第三十二条 药师应当凭医师处方调剂处方药品,非经医师处方不得调剂。

第三十三条 药师应当按照操作规程调剂处方药品:认真审核处方,准确调配药品,正确书写药袋或粘贴标签,注明患者姓名和药品名称、用法、用量、包装;向患者交付药品时,按照药品说明书或者处方用法,进行用药交待与指导,包括每种药品的用法、用量、注意事项等。

第三十四条 药师应当认真逐项检查处方前记、正文和后记书写是否清晰、完整,并确认处方的合法性。

第三十五条 药师应当对处方用药适宜性进行审核,审核内容包括:

(一)规定必须做皮试的药品,处方医师是否注明过敏试验及结果的判定。

(二)处方用药与临床诊断的相符性。

(三)剂量、用法的正确性。

(四)选用剂型与给药途径的合理性。

(五)是否有重复给药现象。

(六)是否有潜在临床意义的药物相互作用和配伍禁忌。

(七)其它用药不适宜情况。

第三十六条 药师经处方审核后,认为存在用药不适宜时,应当告知处方医师,请其确认或者重新开具处方。

药师发现严重不合理用药或者用药错误,应当拒绝调剂,及时告知处方医师,并应当记录,按照有关规定报告。

第三十七条 药师调剂处方时必须做到"四查十对":查处方,对科别、姓名、年龄;查药品,对药名、剂型、规格、数量;查配伍禁忌,对药品性状、用法用量;查用药合理性,对临床诊断。

第三十八条 药师在完成处方调剂后,应当在处方上签名或者加盖专用签章。

第三十九条 药师应当对麻醉药品和第一类精神药品处方,按年月日逐日编制顺序号。

第四十条 药师对于不规范处方或者不能判定其合法性的处方,不得调剂。

第四十一条 医疗机构应当将本机构基本用药供应目录内同类药品相关信息告知患者。

第四十二条 除麻醉药品、精神药品、医疗用毒性药品和儿科处方外,医疗机构不得限制门诊就诊人员持处方到药品零售企业购药。

第六章 监督管理

第四十三条 医疗机构应当加强对本机构处方开具、调剂和保管的管理。

第四十四条 医疗机构应当建立处方点评制度,填写处方评价表,对处方实施动态监测及超常预警,登记并通报不合理处方,对不合理用药及时予以干预。

第四十五条 医疗机构应当对出现超常处方3次以上且无正当理由的医师提出警告,限制其处方权;限制处方权后,仍连续2次以上出现超常处方且无正当理由的,取消其处方权。

第四十六条 医师出现下列情形之一的,处方权由其所在医疗机构予以取消:

(一)被责令暂停执业。

(二)考核不合格离岗培训期间。

(三)被注销、吊销执业证书。

(四)不按照规定开具处方,造成严重后果的。

(五)不按照规定使用药品,造成严重后果的。

(六)因开具处方牟取私利。

第四十七条 未取得处方权的人员及被取消处方权的医师不得开具处方。未取得麻醉药品和第一类精神药品处方资格的医师不得开具麻醉药品和第一类精神药品处方。

第四十八条 除治疗需要外,医师不得开具麻醉药品、精神药品、医疗用毒性药品和放射性药品处方。

第四十九条 未取得药学专业技术职务任职资格的人员不得从事处方调剂工作。

第五十条 处方由调剂处方药品的医疗机构妥善保存。普通处方、急诊处方、儿科处方保存期限为1年,医疗用毒性药品、第二类精神药品处方保存期限为2年,麻醉药品和第一类精神药品处方保存期限为3年。

处方保存期满后,经医疗机构主要负责人批准、登记备案,方可销毁。

第五十一条 医疗机构应当根据麻醉药品和精神药品处方开具情况,按照麻醉药品和精神药品品种、规格对其消耗量进行专册登记,登记内容包括发药日期、患者姓名、用药数量。专册保存期限为3年。

第五十二条 县级以上地方卫生行政部门应当定期对本行政区域内医疗机构处方管理情况进行监督检查。

县级以上卫生行政部门在对医疗机构实施监督管理过程中,发现医师出现本办法第四十六条规定情形的,应当责令医疗机构取消医师处方权。

第五十三条 卫生行政部门的工作人员依法对医疗机构处方管理情况进行监督检查时,应当出示证件;被检查的医疗机构应当予以配合,如实反映情况,提供必要的资料,不得拒绝、阻碍、隐瞒。

第七章 法律责任

第五十四条 医疗机构有下列情形之一的,由县级以上卫生行政部门按照《医疗机构管理条例》第四十八条的规定,责令限期改正,并可处以5000元以下的罚款;情节严重的,吊销其《医疗机构执业许可证》:

(一)使用未取得处方权的人员、被取消处方权的医师开具处方的。

(二)使用未取得麻醉药品和第一类精神药品处方资格的医师开具麻醉药品和第一类精神药品处方的。

(三)使用未取得药学专业技术职务任职资格的人员从事处方调剂工作的。

第五十五条 医疗机构未按照规定保管麻醉药品和精神药品处方,或者未依照规定进行专册登记的,按照《麻醉药品和精神药品管理条例》第七十二条的规定,由设区的市级卫生行政部门责令限期改正,给予警告;逾期不改正的,处5000元以上1万元以下的罚款;情节严重的,吊销其印鉴卡;对直接负责的主管人员和其他直接责任人员,依法给予降级、撤职、开除的处分。

第五十六条 医师和药师出现下列情形之一的,由县级以上卫生行政部门按照《麻醉药品和精神药品管理条例》第七十三条的规定予以处罚:

(一)未取得麻醉药品和第一类精神药品处方资格的医师擅自开具麻醉药品和第一类精神药品处方的。

(二)具有麻醉药品和第一类精神药品处方医师未按照规定开具麻醉药品和第一类精神药品处方,或者未按照卫生部制定的麻醉药品和精神药品临床应用指导原则使用麻醉药品和第一类精神药品的。

(三)药师未按照规定调剂麻醉药品、精神药品处方的。

第五十七条 医师出现下列情形之一的,按照《执业医师法》第三十七条的规定,由县级以上卫生行政部门给予警告或者责令暂停六个月以上一年以下执业活动;情节严重的,吊销其执业证书。

(一)未取得处方权或者被取消处方权后开具药品处方的。

(二)未按照本办法规定开具药品处方的。

(三)违反本办法其他规定的。

第五十八条 药师未按照规定调剂处方药品,情节严重的,由县级以上卫生行政部门责令改正、通报批评,给予警告;并由所在医疗机构或者其上级单位给予纪律处分。

第五十九条 县级以上地方卫生行政部门未按照本办法规定履行监管职责的,由上级卫生行政部门责令改正。

第八章 附 则

第六十条 乡村医生按照《乡村医生从业管理条例》的规定,在省级卫生行政部门制定的乡村医生基本用药目录范围内开具药品处方。

第六十一条 本办法所称药学专业技术人员,是指按照卫生部《卫生技术人员职务试行条例》规定,取得药学专业技术职务任职资格人员,包括主任药师、副主任药师、主管药师、药师、药士。

第六十二条 本办法所称医疗机构,是指按照《医疗机构管理条例》批准登记的从事疾病诊断、治疗活动的医院、社区卫生服务中心(站)、妇幼保健院、卫生院、疗养院、门诊部、诊所、卫生室(所)、急救中心(站)、专科疾病防治院(所、站)以及护理院(站)等医疗机构。

第六十三条 本办法自 2007 年 5 月 1 日起施行。《处方管理办法(试行)》(卫医发[2004]269 号)和《麻醉药品、精神药品处方管理规定》(卫医法[2005]436 号)同时废止。

7.11 医疗机构管理条例实施细则

1994年8月29日,中华人民共和国卫生部

第一章 总 则

第一条 根据《医疗机构管理条例》(以下简称条例)制定本细则。

第二条 条例及本细则所称医疗机构,是指依据条例和本细则的规定,经登记取得《医疗机构执业许可证》的机构。

第三条 医疗机构的类别:

(一)综合医院、中医医院、中西医结合医院、民族医医院、专科医院、康复医院。

(二)妇幼保健院。

(三)中心卫生院、乡(镇)卫生院、街道卫生院。

(四)疗养院。

(五)综合门诊部、专科门诊部、中医门诊部、中西医结合门诊部、民族医门诊部。

(六)诊所、中医诊所、民族医诊所、卫生所、医务室、卫生保健所、卫生站。

(七)村卫生室(所)。

(八)急救中心、急救站。

(九)临床检验中心。

(十)专科疾病防治院、专科疾病防治所、专科疾病防治站。

(十一)护理院、护理站。

(十二)其他诊疗机构。

第四条 卫生防疫、国境卫生检疫、医学科研和教学等机构在本机构业务范围之外开展诊疗活动以及美容服务机构开展医疗美容业务的,必须依据条例及本细则,申请设置相应类别的医疗机构。

第五条 中国人民解放军和中国人民武装警察部队编制外的医疗机构,由地方卫生行政部门按照条例和本细则管理。

中国人民解放军后勤卫生主管部门负责向地方卫生行政部门提供军队编制外医疗机构的名称和地址。

第六条 医疗机构依法从事诊疗活动受法律保护。

第七条 卫生行政部门依法独立行使监督管理职权,不受任何单位和个人干涉。

第二章 设置审批

第八条 各省、自治区、直辖市应当按照当地《医疗机构设置规划》合理配置和合理利用医疗资源。

《医疗机构设置规划》由县级以上地方卫生行政部门依据《医疗机构设置规划指导原则》制定,经上一级卫生行政部门审核,报同级人民政府批准,在本行政区域内发布实施。

《医疗机构设置规划指导原则》另行制定。

第九条 县级以上地方卫生行政部门按照《医疗机构设置规划指导原则》规定的权限和程序组织实施本行政区域《医疗机构设置规划》,定期评价实施情况,并将评价结果按年度向上一级卫生行政部门和同级人民政府报告。

第十条 医疗机构不分类别、所有制形式、隶属关系、服务对象,其设置必须符合当地《医疗机构设置规划》。

第十一条 床位在一百张以上的综合医院、中医医院、中西医结合医院、民族医医院以及专科医院、疗养院、康复医院、妇幼保健院、急救中心、临床检验中心和专科疾病防治机构的设置审批权限的划分,由省、自治区、直辖市卫生行政部门规定;其他医疗机构的设置,由县级卫生行政部门负责审批。

第十二条 有下列情形之一的,不得申请设置医疗机构:

(一)不能独立承担民事责任的单位。

(二)正在服刑或者不具有完全民事行为能力的个人。

(三)医疗机构在职、因病退职或者停薪留职的医务人员。

(四)发生二级以上医疗事故未满五年的医务人员。

(五)因违反有关法律、法规和规章,已被吊销执业证书的医务人员。

(六)被吊销《医疗机构执业许可证》的医疗机构法定代表人或者主要负责人。

(七)省、自治区、直辖市政府卫生行政部门规定的其他情形。

有前款第(二)、(三)、(四)、(五)、(六)项所列情形之一者,不得充任医疗机构的法定代表人或者主要负责人。

第十三条 在城市设置诊所的个人,必须同时具备下列条件:

(一)经医师执业技术考核合格,取得《医师执业证书》。

(二)取得《医师执业证书》或者医师职称后,从事五年以上同一专业的临床工作。

(三)省、自治区、直辖市卫生行政部门规定的其他条件。

医师执业技术标准另行制定。

在乡镇和村设置诊所的个人的条件,由省、自治区、直辖市卫生行政部门规定。

第十四条 地方各级人民政府设置医疗机构,由政府指定或者任命的拟设医疗机构的筹建负责人申请;法人或者其他组织设置医疗机构,由其代表人申请;个人设置医疗机构,由设置人申请;两人以上合伙设置医疗机构,由合伙人共同申请。

第十五条 条例第十条规定提交的设置可行性研究报告包括以下内容:

(一)申请单位名称、基本情况以及申请人姓名、年龄、专业履历、身份证号码。

(二)所在地区的人口、经济和社会发展等概况。

(三)所在地区人群健康状况和疾病流行以及有关疾病患病率。

(四)所在地区医疗资源分布情况以及医疗服务需求分析。

(五)拟设医疗机构的名称、选址、功能、任务、服务半径。

(六)拟设医疗机构的服务方式、时间、诊疗科目和床位编制。

(七)拟设医疗机构的组织结构、人员配备。

(八)拟设医疗机构的仪器、设备配备。

(九)拟设医疗机构与服务半径区域内其他医疗机构的关系和影响。

(十)拟设医疗机构的污水、污物、粪便处理方案。

(十一)拟设医疗机构的通讯、供电、上下水道、消防设施情况。

(十二)资金来源、投资方式、投资总额、注册资金(资本)。

(十三)拟设医疗机构的投资预算。

(十四)拟设医疗机构五年内的成本效益预测分析。

并附申请设置单位或者设置人的资信证明。

申请设置门诊部、诊所、卫生所、医务室、卫生保健所、卫生站、村卫生室(所)、护理站等医疗机构的,可以根据情况适当简化设置可行性研究报告内容。

第十六条 条例第十条规定提交的选址报告包括以下内容:

(一)选址的依据。

(二)选址所在地区的环境和公用设施情况。

(三)选址与周围托幼机构、中小学校、食品生产经营单位布局的关系。

(四)占地和建筑面积。

第十七条 由两个以上法人或者其他组织共同申请设置医疗机构以及由两人以上合伙申请设置医疗机构的,除提交可行性研究报告和选址报告外,还必须提交由各方共同签署的协议书。

第十八条 医疗机构建筑设计必须经设置审批机关审查同意后,方可施工。

第十九条 条例第十二条规定的设置申请的受理时间,自申请人提供条例和本细则规定的全部材料之日算起。

第二十条 县级以上地方卫生行政部门依据当地《医疗机构设置规划》及本细则审查和批准医疗机构的设置。

申请设置医疗机构有下列情形之一的,不予批准:

(一)不符合当地《医疗机构设置规划》。

(二)设置人不符合规定的条件。

(三)不能提供满足投资总额的资信证明。

(四)投资总额不能满足各项预算开支。

(五)医疗机构选址不合理。

(六)污水、污物、粪便处理方案不合理。

(七)省、自治区、直辖市卫生行政部门规定的其他情形。

第二十一条 卫生行政部门应当在核发《设置医疗机构批准书》的同时,向上一级卫生行政部门备案。

上级卫生行政部门有权在接到备案报告之日起三十日内纠正或者撤销下级卫生行政部门作出的不符合当地《医疗机构设置规划》的设置审批。

第二十二条 《设置医疗机构批准书》的有效期,由省、自治区、直辖市卫生行政部门规定。

第二十三条 变更《设置医疗机构批准书》中核准的医疗机构的类别、规模、选址和诊疗科目,必须按照条例和本细则的规定,重新申请办理设置审批手续。

第二十四条 法人和其他组织设置的为内部职工服务的门诊部、诊所、卫生所(室),由设置单位在该医疗机构执业登记前,向当地县级卫生行政部门备案,并提交下列材料:

(一)设置单位或者其主管部门设置医疗机构的决定。

(二)《设置医疗机构备案书》。

卫生行政部门应当在接到备案后十五日内给予《设置医疗机构备案回执》。

第三章 登记与校验

第二十五条 申请医疗机构执业登记必须填写《医疗机构申请执业登记注册书》,并向登记机关提交下列材料:

(一)《设置医疗机构批准书》或者《设置医疗机构备案回执》。

(二)医疗机构用房产权证明或者使用证明。

（三）医疗机构建筑设计平面图。

（四）验资证明、资产评估报告。

（五）医疗机构规章制度。

（六）医疗机构法定代表人或者主要负责人以及各科室负责人名录和有关资格证书、执业证书复印件。

（七）省、自治区、直辖市卫生行政部门规定提交的其他材料。

申请门诊部、诊所、卫生所、医务室、卫生保健所和卫生站登记的，还应当提交附设药房（柜）的药品种类清单、卫生技术人员名录及其有关资格证书、执业证书复印件以及省、自治区、直辖市卫生行政部门规定提交的其他材料。

第二十六条　登记机关在受理医疗机构执业登记申请后，应当按照条例第十六条规定的条件和条例第十九条规定的时限进行审查和实地考察、核实，并对有关执业人员进行消毒、隔离和无菌操作等基本知识和技能的现场抽查考核。经审核合格的，发给《医疗机构执业许可证》；审核不合格的，将审核结果和不予批准的理由以书面形式通知申请人。

《医疗机构执业许可证》及其副本由卫生部统一印制。

条例第十九条规定的执业登记申请的受理时间，自申请人提供条例和本细则规定的全部材料之日算起。

第二十七条　申请医疗机构执业登记有下列情形之一的，不予登记：

（一）不符合《设置医疗机构批准书》核准的事项。

（二）不符合《医疗机构基本标准》。

（三）投资不到位。

（四）医疗机构用房不能满足诊疗服务功能。

（五）通讯、供电、上下水道等公共设施不能满足医疗机构正常运转。

（六）医疗机构规章制度不符合要求。

（七）消毒、隔离和无菌操作等基本知识和技能的现场抽查考核不合格。

（八）省、自治区、直辖市卫生行政部门规定的其他情形。

第二十八条　医疗机构执业登记的事项：

（一）类别、名称、地址、法定代表人或者主要负责人。

（二）所有制形式。

（三）注册资金（资本）。

（四）服务方式。

（五）诊疗科目。

（六）房屋建筑面积、床位（牙椅）。

（七）服务对象。

（八）职工人数。

（九）执业许可证登记号（医疗机构代码）。

（十）省、自治区、直辖市卫生行政部门规定的其他登记事项。

门诊部、诊所、卫生所、医务室、卫生保健所、卫生站除登记前款所列事项外，还应当核准登记附设药房（柜）的药品种类。

《医疗机构诊疗科目名录》另行制定。

第二十九条　因分立或者合并而保留的医疗机构应当申请变更登记；因分立或者合并而新设置的医疗机构应当申请设置许可和执业登记；因合并而终止的医疗机构应当申请注销登记。

第三十条　医疗机构变更名称、地址、法定代表人或者主要负责人、所有制形式、服务对象、服务方式、注

册资金(资本)、诊疗科目、床位(牙椅)的,必须向登记机关申请办理变更登记,并提交下列材料:

(一)医疗机构法定代表人或者主要负责人签署的《医疗机构申请变更登记注册书》。

(二)申请变更登记的原因和理由。

(三)登记机关规定提交的其他材料。

第三十一条　机关、企业和事业单位设置的为内部职工服务的医疗机构向社会开放,必须按照前条规定申请办理变更登记。

第三十二条　医疗机构在原登记机关管辖权限范围内变更登记事项的,由原登记机关办理变更登记;因变更登记超出原登记机关管辖权限的,由有管辖权的卫生行政部门办理变更登记。

医疗机构在原登记机关管辖区域内迁移,由原登记机关办理变更登记;向原登记机关管辖区域外迁移的,应当在取得迁移目的地的卫生行政部门发给的《设置医疗机构批准书》,并经原登记机关核准办理注销登记后,再向迁移目的地的卫生行政部门申请办理执业登记。

第三十三条　登记机关在受理变更登记申请后,依据条例和本细则的有关规定以及当地《医疗机构设置规划》进行审核,按照登记程序或者简化程序办理变更登记,并作出核准变更登记或者不予变更登记的决定。

第三十四条　医疗机构停业,必须经登记机关批准。除改建、扩建、迁建原因,医疗机构停业不得超过一年。

第三十五条　床位在一百张以上的综合医院、中医医院、中西医结合医院、民族医医院以及专科医院、疗养院、康复医院、妇幼保健院、急救中心、临床检验中心和专科疾病防治机构的校验期为三年;其他医疗机构的校验期为一年。

医疗机构应当于校验期满前三个月向登记机关申请办理校验手续。

办理校验应当交验《医疗机构执业许可证》,并提交下列文件:

(一)《医疗机构校验申请书》。

(二)《医疗机构执业许可证》副本。

(三)省、自治区、直辖市卫生行政部门规定提交的其他材料。

第三十六条　卫生行政部门应当在受理校验申请后的三十日内完成校验。

第三十七条　医疗机构有下列情形之一的,登记机关可以根据情况,给予一至六个月的暂缓校验期:

(一)不符合《医疗机构基本标准》。

(二)限期改正期间。

(三)省、自治区、直辖市卫生行政部门规定的其他情形。

不设床位的医疗机构在暂缓校验期内不得执业。

暂缓校验期满仍不能通过校验的,由登记机关注销其《医疗机构执业许可证》。

第三十八条　县级卫生行政部门应当于每年二月底前,将上年度本行政区域内执业的医疗机构名册逐级上报至卫生部,其中中医、中西医结合和民族医医疗机构名册逐级上报至国家中医药管理局。

第三十九条　医疗机构开业、迁移、更名、改变诊疗科目以及停业、歇业和校验结果由登记机关予以公告。

第四章　名　称

第四十条　医疗机构的名称由识别名称和通用名称依次组成。

医疗机构的通用名称为:医院、中心卫生院、卫生院、疗养院、妇幼保健院、门诊部、诊所、卫生所、卫生站、卫生室、医务室、卫生保健所、急救中心、急救站、临床检验中心、防治院、防治所、防治站、护理院、护理站、中心以及卫生部规定或者认可的其他名称。

医疗机构可以下列名称作为识别名称：地名、单位名称、个人姓名、医学学科名称、医学专业和专科名称、诊疗科目名称和核准机关批准使用的名称。

第四十一条 医疗机构的命名必须符合以下原则：

（一）医疗机构的通用名称以前条第二款所列的名称为限。

（二）前条第三款所列的医疗机构的识别名称可以合并使用。

（三）名称必须名副其实。

（四）名称必须与医疗机构类别或者诊疗科目相适应。

（五）各级地方人民政府设置的医疗机构的识别名称中应当含有省、市、县、区、街道、乡、镇、村等行政区划名称，其他医疗机构的识别名称中不得含有行政区划名称。

（六）国家机关、企业和事业单位、社会团体或者个人设置的医疗机构的名称中应含有设置单位名称或者个人的姓名。

第四十二条 医疗机构不得使用下列名称：

（一）有损于国家、社会或者公共利益的名称。

（二）侵犯他人利益的名称。

（三）以外文字母、汉语拼音组成的名称。

（四）以医疗仪器、药品、医用产品命名的名称。

（五）含有"疑难病"、"专治"、"专家"、"名医"或者同类含义文字的名称以及其他宣传或者暗示诊疗效果的名称。

（六）超出登记的诊疗科目范围的名称。

（七）省级以上卫生行政部门规定不得使用的名称。

第四十三条 以下医疗机构名称由卫生部核准；属于中医、中西医结合和民族医医疗机构的，由国家中医药管理局核准：

（一）含有外国国家（地区）名称及其简称、国际组织名称的。

（二）含有"中国"、"全国"、"中华"、"国家"等字样以及跨省地域名称的。

（三）各级地方人民政府设置的医疗机构的识别名称中不含有行政区划名称的。

第四十四条 以"中心"作为医疗机构通用名称的医疗机构名称，由省级以上卫生行政部门核准；在识别名称中含有"中心"字样的医疗机构名称的核准，由省、自治区、直辖市卫生行政部门规定。

含有"中心"字样的医疗机构名称必须同时含有行政区划名称或者地名。

第四十五条 除专科疾病防治机构以外，医疗机构不得以具体疾病名称作为识别名称，确有需要的由省、自治区、直辖市卫生行政部门核准。

第四十六条 医疗机构名称经核准登记，于领取《医疗机构执业许可证》后方可使用，在核准机关管辖范围内享有专用权。

第四十七条 医疗机构只准使用一个名称。确有需要，经核准机关核准可以使用两个或者两个以上名称，但必须确定一个第一名称。

第四十八条 卫生行政部门有权纠正已经核准登记的不适宜的医疗机构名称，上级卫生行政部门有权纠正下级卫生行政部门已经核准登记的不适宜的医疗机构名称。

第四十九条 两个以上申请人向同一核准机关申请相同的医疗机构名称，核准机关依照申请在先原则核定。属于同一天申请的，应当由申请人双方协商解决；协商不成的，由核准机关作出裁决。

两个以上医疗机构因已经核准登记的医疗机构名称相同发生争议时，核准机关依照登记在先原则处理。

属于同一天登记的,应当由双方协商解决;协商不成的,由核准机关报上一级卫生行政部门作出裁决。

第五十条 医疗机构名称不得买卖、出借。

未经核准机关许可,医疗机构名称不得转让。

第五章 执 业

第五十一条 医疗机构的印章、银行帐户、牌匾以及医疗文件中使用的名称应当与核准登记的医疗机构名称相同;使用两个以上名称的,应当与第一名称相同。

第五十二条 医疗机构应当严格执行无菌消毒、隔离制度,采取科学有效的措施处理污水和废弃物,预防和减少医院感染。

第五十三条 医疗机构的门诊病历的保存期不得少于十五年;住院病历的保存期不得少于三十年。

第五十四条 标有医疗机构标识的票据和病历本册以及处方笺、各种检查的申请单、报告单、证明文书单、药品分装袋、制剂标签等不得买卖、出借和转让。

医疗机构不得冒用标有其他医疗机构标识的票据和病历本册以及处方笺、各种检查的申请单、报告单、证明文书单、药品分装袋、制剂标签等。

第五十五条 医疗机构应当按照卫生行政部门的有关规定、标准加强医疗质量管理,实施医疗质量保证方案,确保医疗安全和服务质量,不断提高服务水平。

第五十六条 医疗机构应当定期检查、考核各项规章制度和各级各类人员岗位责任制的执行和落实情况。

第五十七条 医疗机构应当经常对医务人员进行"基础理论、基本知识、基本技能"的训练与考核,把"严格要求、严密组织、严谨态度"落实到各项工作中。

第五十八条 医疗机构应当组织医务人员学习医德规范和有关教材,督促医务人员恪守职业道德。

第五十九条 医疗机构不得使用假劣药品、过期和失效药品以及违禁药品。

第六十条 医疗机构为死因不明者出具的《死亡医学证明书》,只作是否死亡的诊断,不作死亡原因的诊断。如有关方面要求进行死亡原因诊断的,医疗机构必须指派医生对尸体进行解剖和有关死因检查后方能作出死因诊断。

第六十一条 医疗机构在诊疗活动中,应当对患者实行保护性医疗措施,并取得患者家属和有关人员的配合。

第六十二条 医疗机构应当尊重患者对自己的病情、诊断、治疗的知情权利。在实施手术、特殊检查、特殊治疗时,应当向患者作必要的解释。因实施保护性医疗措施不宜向患者说明情况的,应当将有关情况通知患者家属。

第六十三条 门诊部、诊所、卫生所、医务室、卫生保健所和卫生站附设药房(柜)的药品种类由登记机关核定,具体办法由省、自治区、直辖市卫生行政部门规定。

第六十四条 为内部职工服务的医疗机构未经许可和变更登记不得向社会开放。

第六十五条 医疗机构被吊销或者注销执业许可证后,不得继续开展诊疗活动。

第六章 监督管理

第六十六条 各级卫生行政部门负责所辖区域内医疗机构的监督管理工作。

第六十七条 在监督管理工作中,要充分发挥医院管理学会和卫生工作者协会等学术性和行业性社会团体的作用。

第六十八条 县级以上卫生行政部门设立医疗机构监督管理办公室。

各级医疗机构监督管理办公室在同级卫生行政部门的领导下开展工作。

第六十九条 各级医疗机构监督管理办公室的职责：

（一）拟订医疗机构监督管理工作计划。

（二）办理医疗机构监督员的审查、发证、换证。

（三）负责医疗机构登记、校验和有关监督管理工作的统计，并向同级卫生行政部门报告。

（四）负责接待、办理群众对医疗机构的投诉。

（五）完成卫生行政部门交给的其他监督管理工作。

第七十条 县级以上卫生行政部门设医疗机构监督员，履行规定的监督管理职责。

医疗机构监督员由同级卫生行政部门聘任。

医疗机构监督员应当严格执行国家有关法律、法规和规章，其主要职责是：

（一）对医疗机构执行有关法律、法规、规章和标准的情况进行监督、检查、指导。

（二）对医疗机构执业活动进行监督、检查、指导。

（三）对医疗机构违反条例和本细则的案件进行调查、取证。

（四）对经查证属实的案件向卫生行政部门提出处理或者处罚意见。

（五）实施职权范围内的处罚。

（六）完成卫生行政部门交付的其他监督管理工作。

第七十一条 医疗机构监督员有权对医疗机构进行现场检查，无偿索取有关资料，医疗机构不得拒绝、隐匿或者隐瞒。

医疗机构监督员在履行职责时应当佩戴证章、出示证件。

医疗机构监督员证章、证件由卫生部监制。

第七十二条 各级卫生行政部门对医疗机构的执业活动检查、指导主要包括：

（一）执行国家有关法律、法规、规章和标准情况。

（二）执行医疗机构内部各项规章制度和各级各类人员岗位责任制情况。

（三）医德医风情况。

（四）服务质量和服务水平情况。

（五）执行医疗收费标准情况。

（六）组织管理情况。

（七）人员任用情况。

（八）省、自治区、直辖市卫生行政部门规定的其他检查、指导项目。

第七十三条 国家实行医疗机构评审制度，对医疗机构的基本标准、服务质量、技术水平、管理水平等进行综合评价。县级以上卫生行政部门负责医疗机构评审的组织和管理；各级医疗机构评审委员会负责医疗机构评审的具体实施。

第七十四条 县级以上中医（药）行政管理部门成立医疗机构评审委员会，负责中医、中西医结合和民族医医疗机构的评审。

第七十五条 医疗机构评审包括周期性评审、不定期重点检查。

医疗机构评审委员会在对医疗机构进行评审时，发现有违反条例和本细则的情节，应当及时报告卫生行政部门；医疗机构评审委员会委员为医疗机构监督员的，可以直接行使监督权。

第七十六条 《医疗机构监督管理行政处罚程序》另行制定。

第七章 处 罚

第七十七条 对未取得《医疗机构执业许可证》擅自执业的,责令其停止执业活动,没收非法所得和药品、器械,并处以三千元以下的罚款;有下列情形之一的,责令其停止执业活动,没收非法所得和药品、器械,处以三千元以上一万元以下的罚款:

(一)因擅自执业曾受过卫生行政部门处罚。

(二)擅自执业的人员为非卫生技术专业人员。

(三)擅自执业时间在三个月以上。

(四)给患者造成伤害。

(五)使用假药、劣药蒙骗患者。

(六)以行医为名骗取患者钱物。

(七)省、自治区、直辖市卫生行政部门规定的其它情形。

第七十八条 对不按期办理校验《医疗机构执业许可证》又不停止诊疗活动的,责令其限期补办校验手续;在限期内仍不办理校验的,吊销其《医疗机构执业许可证》。

第七十九条 转让、出借《医疗机构执业许可证》的,没收其非法所得,并处以三千元以下的罚款;有下列情形之一的,没收其非法所得,处以三千元以上五千元以下的罚款,并吊销《医疗机构执业许可证》:

(一)出卖《医疗机构执业许可证》。

(二)转让或者出借《医疗机构执业许可证》是以营利为目的。

(三)受让方或者承借方给患者造成伤害。

(四)转让、出借《医疗机构执业许可证》给非卫生技术专业人员。

(五)省、自治区、直辖市卫生行政部门规定的其它情形。

第八十条 除急诊和急救外,医疗机构诊疗活动超出登记的诊疗科目范围,情节轻微的,处以警告;有下列情形之一的,责令其限期改正,并可处三千元以下罚款:

(一)超出登记的诊疗科目范围的诊疗活动累计收入在三千元以下。

(二)给患者造成伤害。

有下列情形之一的,处以三千元罚款,并吊销《医疗机构执业许可证》:

(一)超出登记的诊疗科目范围的诊疗活动累计收入在三千元以上。

(二)给患者造成伤害。

(三)省、自治区、直辖市卫生行政部门规定的其它情形。

第八十一条 任用非卫生技术人员从事医疗卫生技术工作的,责令其立即改正,并可处以三千元以下的罚款;有下列情形之一的,处以三千元以上五千元以下罚款,并可以吊销其《医疗机构执业许可证》:

(一)任用两名以上非卫生技术人员从事诊疗活动。

(二)任用的非卫生技术人员给患者造成伤害。

医疗机构使用卫生技术人员从事本专业以外的诊疗活动的,按使用非卫生技术人员处理。

第八十二条 出具虚假证明文件,情节轻微的,给予警告,并可处以五百元以下的罚款;有下列情形之一的,处以五百元以上一千元以下的罚款:

(一)出具虚假证明文件造成延误诊治的。

(二)出具虚假证明文件给患者精神造成伤害的。

(三)造成其它危害后果的。

对直接责任人员由所在单位或者上级机关给予行政处分。

第八十三条 医疗机构有下列情形之一的,登记机关可以责令其限期改正：
(一)发生重大医疗事故。
(二)连续发生同类医疗事故,不采取有效防范措施。
(三)连续发生原因不明的同类患者死亡事件,同时存在管理不善因素。
(四)管理混乱,有严重事故隐患,可能直接影响医疗安全。
(五)省、自治区、直辖市卫生行政部门规定的其他情形。

第八十四条 当事人对行政处罚决定不服的,可以在接到《行政处罚决定通知书》之日起十五日内向作出行政处罚决定的上一级卫生行政部门申请复议。上级卫生行政部门应当在接到申请书之日起三十日内作出书面答复。

当事人对行政处罚决定不服的,也可以在接到《行政处罚决定通知书》之日起十五日内直接向人民法院提起行政诉讼。

逾期不申请复议、不起诉又不履行行政处罚决定的,由作出行政处罚决定的卫生行政部门填写《行政处罚强制执行申请书》,向人民法院申请强制执行。

第八章 附 则

第八十五条 医疗机构申请办理设置审批、执业登记、校验、评审时,应当交纳费用,医疗机构执业应当交纳管理费,具体办法由省级以上卫生行政部门会同物价管理部门规定。

第八十六条 各省、自治区、直辖市根据条例和本细则并结合当地的实际情况,制定实施办法。实施办法中的有关中医、中西结合、民族医医疗机构的条款,由省、自治区、直辖市中医(药)行政部门拟订。

第八十七条 条例及本细则实施前已经批准执业的医疗机构的审核登记办法,由省、自治区、直辖市卫生行政部门根据当地的实际情况规定。

第八十八条 条例及本细则中下列用语的含义：

诊疗活动：是指通过各种检查,使用药物、器械及手术等方法,对疾病作出判断和消除疾病、缓解病情、减轻痛苦、改善功能、延长生命、帮助患者恢复健康的活动。

医疗美容：是指使用药物以及手术、物理和其他损伤性或者侵入性手段进行的美容。

特殊检查、特殊治疗：是指具有下列情形之一的诊断、治疗活动：
(一)有一定危险性,可能产生不良后果的检查和治疗。
(二)由于患者体质特殊或者病情危笃,可能对患者产生不良后果和危险的检查和治疗。
(三)临床试验性检查和治疗。
(四)收费可能对患者造成较大经济负担的检查和治疗。

卫生技术人员：是指按照国家有关法律、法规和规章的规定取得卫生技术人员资格或者职称的人员。

技术规范：是指由卫生部、国家中医药管理局制定或者认可的与诊疗活动有关的技术标准、操作规程等规范性文件。

军队的医疗机构：是指中国人民解放军和中国人民武装警察部队编制内的医疗机构。

第八十九条 各级中医(药)行政管理部门依据条例和本细则以及当地医疗机构管理条例实施办法,对管辖范围内各类中医、中西医结合和民族医医疗机构行使设置审批、登记和监督管理权。

第九十条 本细则的解释权在卫生部。

第九十一条 本细则自1994年9月1日起施行。

7.12 中医病证分类与代码

一、病名分类编码方法

本标准规定病名分类编码采用汉语拼音字母和阿拉伯数字符混合编码方式,其编码结构如下:

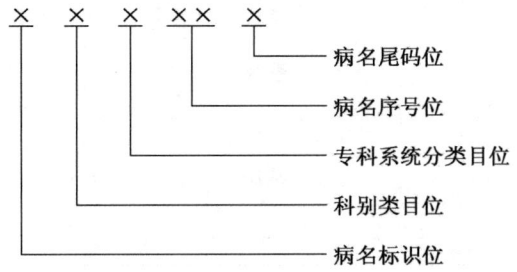

二、证候分类编码方法

本标准中证候分类编码采用汉语拼音字母和阿拉伯数字符混合编码方式,其代码结构如下:

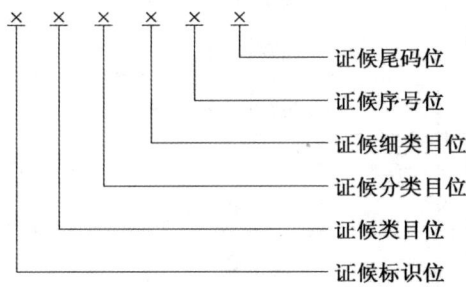

三、中医病名分类代码表

1. 病名标识符、科别类目名称和代码表

表1 病名标识符、科别类目名称和代码表

病名标识符	科别类目名称	类目代码
B	内科	N
	外科	W
	妇科	F
	儿科	E
	眼科	Y
	耳鼻喉科	R
	骨伤科	G

2. 科别类目名称、专科系统分类目名称和代码表

表 2 科别类目名称、专科系统分类目名称和代码表

科别类目名称	专科系统分类目名称	代码
内科		N
	肺系病	F
	心系病	X
	脾系病	P
	肝系病	G
	肾系病	S
	外感热病	W
	虫病	C
	内科瘤病	L
	内科癌病	A
	内科其他病	V
外科		W
	疮疡病	C
	乳房病	R
	男性前阴病	N
	皮肤病	P
	肛肠病	G
	外科瘤病	L
	外科癌病	A
	外科其他病	V
妇科		F
	月经病	Y
	带下病	D
	妊娠病	R
	产后病	C
	妇科瘤病	L
	妇科癌病	A
	妇科其他病	V

续表

科别类目名称	专科系统分类目名称	代码
儿科		E
	新生儿病	X
	儿科时行病	S
	儿科杂病	Z
	儿科虫病	C
	儿科瘤病	L
	儿科癌病	A
眼科		Y
	胞睑病	B
	眦病	Z
	白睛病	M
	黑睛病	H
	瞳神病	T
	外伤眼病	W
	眼科瘤病	L
	眼科癌病	A
	眼科其他病	V
耳鼻喉科		R
	耳病	E
	鼻病	B
	咽喉病	Y
	口齿病	K
	耳鼻喉瘤病	L
	耳鼻喉癌病	A
骨伤科		G
	骨折病	G
	脱位病	T
	伤筋病	S
	损伤内证病	U

续表

科别类目名称	专科系统分类目名称	代码
骨伤科	创伤病	C
	骨伤科瘤病	L

3. 中医疾病名称与分类代码表

表3　中医疾病名称与分类代码表

代码	中医疾病分类名称	代码	中医疾病分类名称
BN	**内科病**	BNX060	健忘病
BNF	**肺系病类**	BNX070	癫狂病
BNF010	咳嗽病	BNX071	癫病
BNF011	外感咳嗽病	BNX072	狂病
BNF012	内伤咳嗽病	BNX080	痫病
BNF020	肺痿病	BNX090	昏迷病
BNF030	肺痈病	BNX091	神昏病
BNF040	哮病	BNX100	痴呆病
BNF050	喘病	BNX110	抽搐病
BNF0051	暴喘病	BNX120	薄厥病
BNF060	肺胀病	BNX130	卒死病
BNF070	肺痨病		
BNF080	咯血病	BNP	**脾系病类**
BNF090	鼻衄病	BNP010	胃脘痛病
BNF100	失音病	BNP020	胃痞病
BNF110	肺衰病	BNP030	吐酸病
		BNP040	反胃病
BNX	**心系病类**	BNP050	呕吐病
BNX010	心悸病	BNP051	暴吐病
BNX011	惊悸病	BNP060	呃逆病
BNX012	怔忡病	BNP070	嘈杂病
BNX020	胸痹心痛病	BNP080	噎膈病
BNX021	卒心痛病	BNP090	腹痛病
BNX030	心衰病	BNP091	卒腹痛病
BNX040	不寐病	BNP100	腹胀满病
BNX050	多寐病	BNP110	泄泻病

代码	中医疾病分类名称	代码	中医疾病分类名称
BNP111	暴泻病	BNG101	气厥病
BNP120	吐血病	BNG102	血厥病
BNP130	便血病	BNG103	痰厥病
BNP140	齿衄病	BNG104	食厥病
BNP150	紫癜病	BNG105	寒厥病
BNP160	痰饮病	BNG106	热厥病
BNP170	悬饮病	BNG110	郁病
BNP180	溢饮病	BNG120	瘿病
BNP190	支饮病	BNG121	气瘿病
BNP000	脾系病（便秘病）	BNG122	肉瘿病
		BNG123	瘿痈病
BNG	**肝系病类**	BNG130	胆胀病
BNG010	胁痛病		
BNG020	黄疸病	BNS	**肾系病类**
BNG021	阴黄病	BNS010	水肿病
BNG022	阳黄病	BNS011	阳水病
BNG023	急黄病	BNS012	阴水病
BNG030	萎黄病	BNS020	热淋病
BNG040	积聚病	BNS030	石淋病
BNG041	积病	BNS040	气淋病
BNG042	聚病	BNS050	血淋病
BNG050	臌胀病	BNS060	膏淋病
BNG051	水臌病	BNS070	劳淋病
BNG052	气臌病	BNS080	乳糜尿病
BNG053	血臌病	BNS090	尿浊病
BNG054	虫臌病	BNS100	尿血病
BNG060	头痛病	BNS110	遗尿病
BNG061	头风病	BNS120	癃闭病
BNG070	眩晕病	BNS130	关格病
BNG080	中风病	BNS140	肾衰病
BNG090	痉病	BNS150	腰痛病
BNG100	厥病	BNS160	遗精病

续表

代码	中医疾病分类名称	代码	中医疾病分类名称
BNS161	梦遗病	BNW190	少阴病
BNS162	滑精病	BNW200	厥阴病
BNS170	早泄病	BNW000	外感热病（痢疾病）
BNS180	阳萎病	BNW000	外感热病（疟疾病）
BNS190	耳鸣、耳聋病	BNW000	外感热病（霍乱病）
BNS191	耳鸣病		
BNS192	耳聋病	BNC	**虫病类**
		BNC000	虫病（蛔虫病）
BNW	**外感热病类**	BNC000	虫病（绦虫病）
BNW010	感冒病	BNC000	虫病（钩虫病）
BNW011	时行感冒病	BNC000	虫病（蛲虫病）
BNW020	外感高热病	BNC000	虫病（姜片虫病）
BNW030	风温病	BNC000	虫病（血吸虫病）
BNW031	风温肺热病	BNC000	虫病（丝虫病）
BNW040	春温病	BNC000	虫病（囊虫病）
BNW050	暑温病		
BNW060	冒暑病	BNL	**内科瘤病类**
BNW070	暑秽病	BNL000	内科瘤病
BNW080	中暑病	BNA	**内科癌病类**
BNW090	湿温病	BNA000	内科癌病
BNW091	湿阻病	BNV	**内科其他病类**
BNW100	伏暑病	BNV010	内伤发热病
BNW110	秋燥病	BNV020	虚劳病
BNW111	温燥病	BNV030	痿病
BNW112	凉燥病	BNV040	汗病
BNW120	大头瘟病	BNV041	自汗病
BNW130	烂喉痧病	BNV042	盗汗病
BNW140	疫毒痢病	BNV050	痛风病
BNW150	太阳病	BNV060	消渴病
BNW160	少阳病	BNV070	风湿痹病
BNW170	阳明病	BNV080	尪痹病
BNW180	太阴病	BNV090	骨痹病（颈椎病麻木）

代码	中医疾病分类名称	代码	中医疾病分类名称
BNV100	肌痹病	BWC073	腘窝痈病
BNV110	面痛病	BWC080	丹毒病
BNV120	面瘫病	BWC090	发病
BNV130	颤病	BWC091	锁喉痈病
BNV140	急风病	BWC092	臀痈病
BNV150	厥脱病	BWC093	腓腨发病
BNV160	脱病	BWC094	手发背病
BNV170	闭病	BWC095	足发背病
BNV180	肥胖病	BWC100	有头疽病
BNV190	中毒病	BWC101	脑疽病
BNV000	内科其他病（脚气病）	BWC102	发背疽病
		BWC103	膻中疽病
BW	**外科病**	BWC104	少腹疽病
BWC	**疮疡病类**	BWC110	发颐病
BWC010	疖病	BWC120	流注病
BWC011	暑疖病	BWC130	无头疽病
BWC012	石疖病	BWC131	附骨疽病
BWC013	软疖病	BWC132	环跳疽病
BWC014	蝼蛄疖病	BWC133	腓腨疽病
BWC020	颜面疔疮病	BWC140	走黄病
BWC030	手足疔疮病	BWC150	内陷病
BWC031	蛇眼疔病	BWC160	瘰疬病
BWC032	蛇头疔病	BWC170	流痰病
BWC033	蛇腹疔病	BWC180	臁疮病
BWC034	托盘疔病	BWC190	褥疮病
BWC035	足底疔病	BWC200	脱疽病
BWC040	红丝疔病	BWC210	青蛇毒病
BWC050	烂疔病	BWC220	股肿病
BWC060	疫疔病	BWC230	痰毒病
BWC070	痈病	BWC231	颈痈病
BWC071	肘痈病	BWC232	腋痈病
BWC072	脐痈病	BWC233	胯腹痈病

续表

代码	中医疾病分类名称	代码	中医疾病分类名称
		BWP050	登豆疮病
BWR	**乳房病类**	BWP060	癣病
BWR010	乳头破碎病	BWP061	白秃疮病
BWR020	乳痈病	BWP062	肥疮病
BWR030	乳发病	BWP063	鹅掌风病
BWR040	乳痨病	BWP064	脚湿气病
BWR050	乳癖病	BWP065	灰指(趾)甲病
BWR060	乳疬病	BWP066	圆癣病
BWR070	乳漏病	BWP067	紫白癜风病
BWR080	乳衄病	BWP070	湿疮病
BWR090	乳核病	BWP071	奶癣病
BWR100	乳疽病	BWP072	旋耳疮病
BWR110	粉刺性乳痈病	BWP073	窝疮病
		BWP074	脐疮病
BWN	**男性前阴病类**	BWP075	乳头风病
BWN010	子痈病	BWP076	肾囊风病
BWN020	子痰病	BWP077	四弯风病
BWN030	囊痈病	BWP080	火赤疮病
BWN040	脱囊病	BWP090	顽湿聚结病
BWN050	阴茎痰核病	BWP100	药毒病
BWN060	血精病	BWP110	瘾疹病
BWN070	精浊病	BWP120	土风疮病
BWN080	精癃病	BWP130	摄领疮病
		BWP140	风瘙痒病
BWP	**皮肤病类**	BWP150	风热疮病
BWP010	热疮病	BWP160	紫癜风病
BWP020	蛇串疮病	BWP170	白疕病
BWP030	疣病	BWP180	天疱疮病
BWP031	扁瘊病	BWP190	面游风病
BWP032	疣目病	BWP200	粉刺病
BWP033	鼠乳病	BWP210	酒齄鼻病
BWP040	黄水疮病	BWP220	油风病

续表

代码	中医疾病分类名称	代码	中医疾病分类名称
BWP230	猫眼疮病	BWL030	肉瘤病
BWP240	瓜藤缠病	BWL040	筋瘤病
BWP250	红蝴蝶疮病	BWL050	骨瘤病
BWP260	皮痹病	BWL060	脂瘤病
BWP270	狐惑病		
BWP280	流皮漏病	BWA	**外科癌病类**
BWP290	白驳风病	BWA010	石瘿病
BWP300	黧黑斑病	BWA020	茧唇病
BWP310	蟹足肿病	BWA030	失荣病
BWP000	皮肤病（麻风病）	BWA040	乳癌病
BWP000	皮肤病（疥疮病）	BWA050	肾癌翻花病
BWP000	皮肤病（鸡眼病）	BWA060	锁肛痔病
BWP000	皮肤病（胼胝病）		
BWP000	皮肤病（淋病）	BWV	**外科其他病类**
BWP000	皮肤病（梅毒病）	BWV010	疝气病
		BWV011	水疝病
BWG	**肛肠病类**	BWV012	狐疝病
BWG010	悬珠痔病	BWV020	肠痈病
BWG020	息肉痔病	BWV000	外科其他病（水火烫伤病）
BWG030	肛裂病		
BWG040	肛痈病	BWV000	外科其他病（冻疮病）
BWG050	肛漏病		
BWG060	脱肛病	BWV000	外科其他病（破伤风病）
BWG070	肛门湿疡病		
BWG000	肛肠病（痔病）	BWV000	外科其他病（毒虫咬伤病）
BWG000	肛肠病（内痔病）		
BWG000	肛肠病（外痔病）	BWV000	外科其他病（毒蛇咬伤病）
BWG000	肛肠病（混合痔病）		
		BWV000	外科其他病（蜈蚣蜇伤病）
BWL	**外科瘤病类**		
BWL010	气瘤病	BWV000	外科其他病（蜂螫伤病）
BWL020	血瘤病		

续表

代码	中医疾病分类名称	代码	中医疾病分类名称
BWV000	外科其他病（蝎螫伤病）	BFR	**妊娠病类**
BWV000	外科其他病（狗咬伤病）	BFR010	妊娠恶阻病
		BFR020	妊娠腹痛病
		BFR030	胎漏病
BF	**妇科病**	BFR040	胎动不安病
BFY	**月经病类**	BFR050	滑胎病
BFY010	月经先期病	BFR051	堕胎病
BFY020	月经后期病	BFR052	小产病
BFY030	月经先后无定期病	BFR060	胎萎不长病
BFY040	月经过多病	BFR070	胎死不下病
BFY050	月经过少病	BFR080	子烦病
BFY060	经期延长病	BFR090	子肿病
BFY70	痛经病	BFR100	子满病
BFY080	经间期出血病	BFR110	子晕病
BFY090	闭经病	BFR120	子痫病
BFY100	崩漏病	BFR130	子悬病
BFY110	经行乳房胀痛病	BFR140	子瘖病
BFY120	经行发热病	BFR150	子嗽病
BFY130	经行头痛病	BFR160	子淋病
BFY140	经行眩晕病	BFR170	转胞病
BFY150	经行身痛病	BFR180	难产病
BFY160	经行口糜病	BFR190	胞衣不下病
BFY170	经行风疹块病	BFR200	孕痈病
BFY180	经行吐衄病		
BFY190	经行泄泻病	BFC	**产后病类**
BFY200	经行浮肿病	BFC010	产后血晕病
BFY210	经行情志异常病	BFC011	产后血崩病
BFY220	绝经前后诸病	BFC020	产后痉病
		BFC030	产后腹痛病
BFD	**带下病类**	BFC040	产后恶露不绝病
BFD010	带下病	BFC050	产后恶露不下病

代码	中医疾病分类名称	代码	中医疾病分类名称
BFC060	产后大便难病	BE	**儿科病**
BFC070	产后遗粪病	BEX	**新生儿病类**
BFC080	产后发热病	BEX010	胎黄病
BFC081	产后感染发热病	BEX020	赤游丹病
BFC090	产后汗病	BEX030	脐风病
BFC091	产后自汗、盗汗病	BEX040	脐湿病
BFC100	产后身痛病	BEX050	脐血病
BFC110	产后缺乳病	BEX060	脐突病
BFC120	产后乳汁自出病		
BFC130	产后小便不通病	BES	**儿科时行病类**
BFC140	产后小便频数病	BES010	小儿感冒病
BFC150	产后小便淋沥病	BES020	奶麻病
BFC160	产后尿血病	BES030	风痧病
BFC170	产后遗尿病	BES040	丹痧病
BFC180	交肠病	BES050	痄腮病
		BES060	顿咳病
BFL	**妇科瘤病类**	BES070	软脚瘟病
BFL000	妇科瘤病	BES080	小儿疫毒痢病
		BES090	疰夏病
BFA	**妇科癌病类**	BES100	夏季热病
BFA000	妇科癌病	BES000	儿科时行病（麻疹病）
		BES000	儿科时行病（水痘病）
BFZ	**妇科其他病类**	BES000	儿科时行病（白喉病）
BFZ010	癥瘕病		
BFZ020	阴挺病	BEZ	**儿科杂病类**
BFZ030	脏躁病	BEZ010	小儿咳嗽病
BFZ040	不孕病	BEZ020	肺炎喘嗽病
BFZ050	阴痒病	BEZ030	哮喘病
BFZ060	阴疮病	BEZ040	鹅口疮病
BFZ070	阴吹病	BEZ050	小儿口疮病
BFZ080	热入血室病	BEZ060	小儿乳蛾病
		BEZ070	厌食病

续表

代码	中医疾病分类名称	代码	中医疾病分类名称
BEZ080	积滞病	BEC000	儿科虫病（小儿血吸虫病）
BEZ090	疳病		
BEZ100	小儿呕吐病	BEC000	儿科虫病（小儿丝虫病）
BEZ110	小儿腹痛病		
BEZ120	小儿泄泻病	BEC000	儿科虫病（小儿囊虫病）
BEZ130	小儿脱肛病		
BEZ140	小儿痢病		
BEZ150	惊风病	BEL	**儿科瘤病类**
BEZ151	急惊风病	BEL000	儿科瘤病
BEZ152	慢惊风病		
BEZ160	五迟、五软病	BEA	**儿科癌病类**
BEZ161	佝偻病	BEA000	儿科癌病
BEZ170	小儿痿病		
BEZ180	五硬病	BY	**眼科病**
BEZ190	解颅病	BYB	**胞睑病类**
BEZ200	尿频病	BYB010	针眼病
BEZ210	小儿遗尿病	BYB020	胞生痰核病
BEZ220	小儿水肿病	BYB030	椒疮病
BEZ230	夜啼病	BYB031	沙眼病
BEZ240	小儿紫癜病	BYB040	粟疮病
BEZ250	小儿汗病	BYB050	睑弦赤烂病
		BYB060	风赤疮痍病
BEC	**儿科虫病类**	BYB070	胞肿如桃病
BEC000	儿科虫病（小儿蛔虫病）	BYB080	胞虚如球病
		BYB090	上胞下垂病
BEC000	儿科虫病（小儿绦虫病）	BYB100	胞轮振跳病
		BYB110	目劄病
BEC000	儿科虫病（小儿钩虫病）	BYB120	睑内结石病
		BYB130	眼丹病
BEC000	儿科虫病（小儿蛲虫病）	BYB140	胞睑外翻病
		BYB150	胞肉粘轮病
BEC000	儿科虫病（小儿姜片虫病）	BYB160	倒睫卷毛病

续表

代码	中医疾病分类名称	代码	中医疾病分类名称
		BYH110	宿翳病
BYZ	**眦病类**		
BYZ010	冷泪病	BYT	**瞳神病类**
BYZ011	无时冷泪病	BYT010	瞳神紧小病
BYZ012	迎风冷泪病	BYT011	瞳神干缺病
BYZ020	漏睛病	BYT020	绿风内障病
BYZ030	漏睛疮病	BYT030	青风内障病
BYZ040	赤脉传睛病	BYT040	圆翳内障病
BYZ050	胬肉攀睛病	BYT050	胎患内障病
		BYT060	云雾移睛病
BYM	**白睛病类**	BYT070	暴盲病
BYM010	暴风客热病	BYT080	视瞻昏渺病
BYM020	天行赤眼病	BYT090	青盲病
BYM030	天行赤眼暴翳病	BYT100	高风雀目病（高风内障）
BYM040	金疳病		
BYM050	火疳病	BYT110	视直如曲病
BYM060	白睛青蓝病	BYT120	血灌瞳神病
BYM070	白涩病		
BYM080	白睛溢血病	BYW	**外伤眼病类**
BYM090	时复病	BYW010	异物入目病
		BYW020	振胞瘀痛病
BYH	**黑睛病类**	BYW030	物损真睛病
BYH010	聚星障病	BYW040	惊震内障病
BYH020	花翳白陷病	BYW050	撞击伤目病
BYH030	凝脂翳病	BYW000	外伤眼病（电光伤目病）
BYH040	黄液上冲病		
BYH050	蟹睛病	BYW000	外伤眼病（酸碱伤目病）
BYH060	混睛障病		
BYH070	风轮赤豆	BYW000	外伤眼病（热烫伤目病）
BYH080	白膜侵睛病		
BYH090	赤膜下垂病		
BYH100	血翳包睛病	BYL	**眼科瘤病类**

续表

代码	中医疾病分类名称	代码	中医疾病分类名称
BYL000	眼科瘤病	BRE110	耵耳病
		BRE120	聋哑病
BYA	**眼科癌病类**	BRE130	耳根毒病
BYA000	眼科癌病	BRE140	脓耳口眼㖞斜病
		BRE150	黄耳伤寒病
BYV	**眼科其他病类**		
BYV010	疳积上目病	BRB	**鼻病类**
BYV020	目偏视病	BRB010	鼻疔病
BYV030	辘轳转关病	BRB020	鼻疳病
BYV040	眉棱骨痛病	BRB030	鼻塞病
BYV050	鹘眼凝睛病	BRB031	伤风鼻塞病
BYV060	突起睛高病	BRB032	鼻窒病
BYV070	神水将枯病	BRB040	鼻槁病
BYV080	目痒病	BRB050	鼻衄病
BYV000	眼科其他病（近视病）	BRB060	鼻渊病
BYV000	眼科其他病（远视病）	BRB070	鼻息肉病
BYV000	眼科其他病（老视病）	BRB080	鼻损伤病
		BRB090	异物入鼻病
BR	**耳鼻喉科病**		
BRE	**耳病类**	BRY	**咽喉病类**
BRE010	耳疖病	BRY010	乳蛾病
BRE020	耳疮病	BRY011	急乳蛾病
BRE030	耳壳流痰病	BRY012	慢乳蛾病
BRE040	断耳疮病	BRY020	喉痹病
BRE050	耳胀、耳闭病	BRY021	急喉痹病
BRE051	耳胀病	BRY022	慢喉痹病
BRE052	耳闭病	BRY030	喉痈病
BRE060	脓耳病	BRY031	喉关痈病
BRE070	暴聋病	BRY032	里喉痈病
BRE080	久聋病	BRY033	颌下痈病
BRE090	耳眩晕病	BRY034	上颚痈病
BRE100	异物入耳病	BRY040	喉癣病

续表

代码	中医疾病分类名称	代码	中医疾病分类名称
BRY050	喉瘖病	BG	**骨伤科病**
BRY051	急喉瘖病	BGG	**骨折病类**
BRY052	慢喉瘖病	BGG000	骨折病
BRY060	急喉风病		
BRY070	梅核气病	BGT	**脱位病类**
BRY080	异物梗喉病	BGT000	脱位病
BRK	**口齿病类**	BGS	**伤筋病类**
BRK010	牙痛病	BGS000	伤筋病
BRK020	牙痈病	BGS010	落枕病
BRK030	牙齩痈病	BGS020	漏肩风病
BRK040	牙宣病		
BRK050	飞扬喉病	BGU	**损伤内证病类**
BRK060	口疮病	BGU010	头部内伤病
BRK070	口糜病	BGU020	胸部内伤病
BRK080	唇风病	BGU030	腹部内伤病
BRK090	骨槽风病	BGU040	损伤出血病
BRK000	口齿病（龋齿病）	BGU050	损伤疼痛病
		BGU060	伤后发热病
BRL	**耳鼻喉瘤病类**	BGU070	损伤昏厥病
BRL010	口舌痰包病	BGU080	伤后癃闭病
BRL020	喉瘤病	BGU090	损伤痿软麻木病
BRL030	耳蕈病	BGU100	损伤眩晕病
		BGU110	损伤喘咳病
BRA	**耳鼻喉癌病类**		
BRA010	咽喉菌病	BGC	**创伤病类**
BRA011	咽菌病	BGC000	创伤病
BRA012	喉菌病		
BRA000	耳鼻喉癌病（舌癌病）	BGL	**骨伤科瘤病类**
		BGL000	骨伤科瘤病

四、中医证候分类与代码表

1. 证候标识符、证候类目名称和代码表

表4 证候标识符、证候类目名称和代码表

证候标识符	证候类目名称	代码
Z	病因证候	B
	阴阳气血津液痰证候	Y
	脏腑经络证候	Z
	六经证候	L
	卫气营血证候	W
	其他证候	V

2. 证候类目名称、证候属性名称和代码表

表5 证候类目名称、证候属性名称和代码表

证候类目名称	证候属性名称	代码
病因证候		B
	风	F
	寒	H
	暑	S
	湿	M
	燥	Z
	火	U
	热	R
	毒	D
	邪	X
	情志	V
	饮食	Y
	外伤	W
	虫	C
阴阳气血津液痰证候		Y
	阴	Y
	阳	A
	气	V
	血(瘀)	X
	津液	J
	痰(饮、浊、水)	T

续表

证候类目名称	证候属性名称	代码
脏腑经络证候		Z
	心(小肠)	X
	肺(大肠)	F
	脾(胃)	P
	肝(胆)	G
	肾(膀胱)	S
	经络(脉)	J
六经证候		L
	太阳	T
	阳明	Y
	少阳	S
	太阴	A
	少阴	H
	厥阴	J
卫气营血证候		W
	卫分	W
	气分	V
	营分	Y
	血分	X
其他证候		V
	其他证	V
	期	M
	型	X

3. 中医证候名称与分类代码表

表6 中医证候名称与分类代码表

代码	中医证候分类名称	代码	中医证候分类名称
ZB	**病因证候类**	ZBF010	风邪袭表证
		ZBF011	风邪外袭证
ZBF	**风证类**	ZBF012	风邪外袭,经气痞塞证
ZBF000	风邪证		
ZBF001	风邪偏盛证	ZBF013	风邪侵袭证

续表

代码	中医证候分类名称	代码	中医证候分类名称
ZBF020	风邪袭络证	ZBFM10	风湿滞表证
ZBF030	风邪阻络证	ZBFM20	风湿化火证
ZBF031	卫外失固,风邪中络证	ZBFM21	风湿化热证
		ZBFM30	风湿郁热证
ZBF040	风邪犯肺证	ZBFM40	风湿蕴结证
ZBF050	风邪犯耳证	ZBFM50	风湿蕴肤证
ZBF060	风邪热毒证	ZBFM60	风湿毒聚证
		ZBFM70	风湿凌目证
ZBFD	风、毒证类	ZBFM80	风湿热证
ZBFD00	风毒证	ZBFM81	风湿热盛证
ZBFD10	风毒入里证	ZBFM90	风湿热郁证
ZBFD20	风毒在表证	ZBFMA0	风湿热邪攻目证
ZBFH	风、寒证类	ZBFP	风、脾证类
ZBFH00	风寒证	ZBFP10	风盛脾虚证
ZBFH10	风寒袭表证		
ZBFH11	风寒外袭证	ZBFR	风、热证类
ZBFH20	风寒束表证	ZBFR00	风热证
ZBFH30	风寒化热证	ZBFR01	风热偏盛证
ZBFH40	风寒闭肺证	ZBFR02	风重于热证
ZBFH41	风寒束肺证	ZBFR03	热重于风证
ZBFH50	风寒犯肺证	ZBFR04	风热俱盛证
ZBFH51	风寒袭肺证	ZBFR10	风热壅盛证
ZBFH60	风寒犯目证	ZBFR20	风热袭表证
ZBFH70	风寒阻络证	ZBFR21	风热外袭证
ZBFH80	风寒痹阻证	ZBFR22	风热外袭,肺经有热证
ZBFH90	风寒湿阻证		
ZBFH91	风寒湿痹证	ZBFR23	风热外侵证
ZBFH92	风寒湿邪证	ZBFR24	风热外犯证
		ZBFR30	风热在表证
ZBFM	风、湿证类	ZBFR40	风热化火证
ZBFM00	风湿证	ZBFR50	风热犯肺证

代码	中医证候分类名称	代码	中医证候分类名称
ZBFR60	风热闭肺证	ZBFT50	风痰瘀血证
ZBFR61	风热闭肺,心气虚衰证	ZBFT51	风痰瘀血,痹阻脉络证
ZBFR70	风热客睑证	ZBFT60	风动痰阻证
ZBFR80	风热上犯证	ZBFT61	风动痰阻,浊邪上犯证
ZBFR81	风热上扰证		
ZBFR82	风热上攻证	ZBFT70	风水泛滥证
ZBFR90	风热伤络证	ZBFT80	风水相搏证
ZBFRA0	风热阻络证		
ZBFRB0	风热壅目证	**ZBFU**	**风、火证类**
ZBFRC0	风热蕴肤证	ZBFU00	风火证
ZBFRD0	风热蕴肌证	ZBFU10	风火蔽窍证
ZBFRE0	风热血热证	ZBFU20	风火上炎证
ZBFRF0	风热血燥证	ZBFU21	风火上炎,痰热闭窍证
ZBFRG0	风热痰毒证		
ZBFRH0	风热痰凝证	ZBFU22	风火上扰证
ZBFRM0	风热毒蕴证	ZBFU23	风火上扰清窍证
ZBFRJ0	风热疫毒证	ZBFU24	风火上攻证
ZBFRK0	风热邪毒证	ZBFU25	风火攻目证
ZBFRK1	风热邪毒外侵证	ZBFU30	风火内动证
ZBFRL0	风热湿毒壅盛证	ZBFU40	风火毒证
ZBFRN0	风热湿邪浸渍证	ZBFU50	风火热毒证
ZBFRO0	风热停留证	ZBFU51	风火热毒炽盛证
ZBFT	**风、痰证类**	**ZBFX**	**风、血证类**
ZBFT00	风痰证	ZBFX10	风盛血燥证
ZBFT10	风痰闭阻证	ZBFX20	风瘀证
ZBFT11	风痰闭窍证		
ZBFT20	风痰入络证	**ZBFZ**	**风、燥证类**
ZBFT30	风痰阻络证	ZBFZ00	风燥证
ZBFT40	风痰上扰证	ZBFZ10	风燥伤肺证
ZBFT41	风痰上攻证		

续表

代码	中医证候分类名称	代码	中医证候分类名称
ZBH	**寒证类**	ZBHM20	寒湿阻滞证
ZBH000	寒证	ZBHM30	寒湿瘀滞证
ZBH001	寒邪偏盛证	ZBHM40	寒湿瘀郁证
ZBH010	虚寒证	ZBHM50	寒湿蕴肤证
ZBH020	腹部中寒证	ZBHM60	寒湿困脾证
ZBH030	寒实证	ZBHM70	寒湿入络证
ZBH031	寒实阻遏证	ZBHM80	寒湿阻络证
ZBH040	寒凝证		
ZBH050	寒凝胞中证	ZBHJ	**寒、经络证类**
ZBH051	寒凝胞中,寒湿凝滞证	ZBHJ10	寒滞经络证
ZBH052	寒凝胞中,阳虚内寒证	ZBHP	**寒、脾证类**
		ZBHP10	寒邪犯胃证
ZBH060	寒痛证	ZBHP11	寒邪客胃证
ZBH070	寒邪凝固证		
ZBH080	寒邪外感证	ZBHV	**寒、气证类**
ZBH090	寒邪内阻证	ZBHV10	寒凝气滞证
ZBH100	寒邪内积证	ZBHV20	寒凝气聚证
ZBH110	寒邪直中证		
		ZBHR	**寒、热证类**
ZBHA	**寒、阳证类**	ZBHR10	寒热错杂证
ZBHA10	寒凝阳衰证	ZBHR20	表寒里热证
		ZBHR21	外寒内热证
ZBHF	**寒、肺证类**		
ZBHF10	大寒犯肺证	ZBHT	**寒、痰证类**
ZBHF20	外寒肺热证	ZBHT10	寒饮停肺证
ZBHF30	寒滞肠胃证	ZBHT20	寒饮伏肺证
		ZBHT30	寒饮射肺证
		ZBHT40	寒水上泛证
ZBHM	**寒、湿证类**	ZBHT50	表寒里饮证
ZBHM00	寒湿证		
ZBHM10	寒湿凝滞证		
ZBHM11	寒湿凝聚证	ZBHX	**寒、血证类**

续表

代码	中医证候分类名称	代码	中医证候分类名称
ZBHX10	寒凝血瘀证	ZBSJ	**暑、津液证类**
ZBHX20	寒凝血涩证	ZBSJ10	暑伤津气证
ZBHX30	寒凝瘀结证		
		ZBSR	**暑、热证类**
ZBHX	**寒、心证类**	ZBSR00	暑热证
ZBHXA0	寒凝心脉证	ZBSR10	暑热炽盛证
		ZBSR20	暑热动风证
ZBS	**暑证类**	ZBSR21	暑动肝风证
ZBS000	暑证	ZBSR22	暑风证
ZBS010	暑厥证	ZBSR30	暑热内郁证
		ZBSR40	暑热蒙心证
ZBSF	**暑、肺证类**	ZBSR50	暑热扰心证
ZBSF10	暑伤肺胃证	ZBSR60	暑热浸淫证
ZBSF20	暑伤肺络证		
ZBSF30	暑犯肺卫证	ZBSX	**暑、心证类**
		ZBSX10	暑入心营证
ZBXM	**暑、湿证类**	ZBSX20	暑入心肾证
ZBXM00	暑湿证	ZBSX21	暑伤心肾证
ZBXM10	暑湿袭表证		
ZBXM20	暑湿在表证	ZBSX	**暑、血证类**
ZBXM30	暑湿内蕴证	ZBSXA0	暑伤血络证
ZBXM31	暑湿内蕴,寒邪束表证	ZBSXB0	暑入血分证
ZBXM40	暑湿热蕴证	ZBSY	**暑、营分证类**
ZBXM50	暑湿蕴结证	ZBSY10	暑入营血证
ZBXM60	暑湿交阻证		
ZBXM70	暑湿困脾证	ZBSY	**暑、阳明证类**
ZBXM71	暑湿伤脾证	ZBSYA0	暑入阳明证
ZBXM80	暑湿困阻中焦证		
ZBXM90	暑湿困伤心脾证	ZBM	**湿证类**
ZBXMA0	暑湿弥漫三焦证	ZBM000	湿证
		ZBM001	湿邪偏盛证

续表

代码	中医证候分类名称	代码	中医证候分类名称
ZBM010	湿困中焦证	ZBMR10	湿热内侵证
ZBM020	湿郁三焦证	ZBMR20	湿热内蕴证
ZBM030	湿邪外感证	ZBMR30	湿热化燥证
ZBM040	湿邪蕴积证	ZBMR40	湿热化火证
ZBM050	湿邪浸渍证	ZBMR50	湿热冲心证
		ZBMR60	湿热蒙心证
ZBMD	**湿、毒证类**	ZBMR70	湿热动血证
ZBMD00	湿毒证	ZBMR80	湿热酿痰证
ZBMD10	湿毒侵淫证	ZBMR81	湿热酿痰,蒙蔽心包证
ZBMD20	湿毒蕴结证		
ZBMD30	湿毒蕴肤证	ZBMR90	湿热浸淫证
ZBMD40	湿毒中阻证	ZBMR91	湿热浸淫,气血不运证
ZBMF	**湿、肺证类**	ZBMRA0	湿热伤胃证
ZBMF10	湿阻肠道证	ZBMRB0	湿热伤阴证
ZBMF11	湿阻肠道,传导失司证	ZBMRC0	湿热上蒸证
		ZBMRD0	湿热下注证
		ZBMRD1	湿热下注,膀胱滞涩证
ZBMJ	**湿、经络证类**		
ZBMJ10	湿阻筋络证	ZBMRD2	湿热下注,扰动精室证
ZBMJ20	湿邪阻络证		
		ZBMRD3	湿热下注,肝胆湿热证
ZBMP	**湿、脾证类**		
ZBMP10	湿困脾胃证	ZBMRE0	湿热蕴结证
ZBMP11	湿邪困脾证	ZBMRE1	湿热蕴阻证
ZBMP12	湿阻脾胃证	ZBMRF0	湿热蕴蒸证
		ZBMRF1	湿热薰蒸证
ZBMR	**湿、热证类**	ZBMRG0	湿热蕴毒证
ZBMR00	湿热证	ZBMRH0	湿热蕴伏证
ZBMR01	湿热并重证	ZBMRM0	湿热蕴肠证
ZBMR02	湿重于热证	ZBMRJ0	湿热壅盛证
ZBMR03	热重于湿证	ZBMRK0	湿热壅结证

续表

代码	中医证候分类名称	代码	中医证候分类名称
ZBMRK1	湿热壅滞证	ZBMT70	湿浊下注证
ZBMRK2	湿热壅阻证	ZBMT80	湿浊中阻证
ZBMRL0	湿热瘀阻证	ZBMT90	湿浊内闭证
ZBMRL1	湿热瘀滞证	ZBMT91	湿浊壅闭证
ZBMRL2	湿热血瘀证		
ZBMRN0	湿热中阻证	ZBMU	**湿、火证类**
ZBMRO0	湿热阻络证	ZBMU10	湿火炽盛证
ZBMRP0	湿热火毒蕴结证	ZBMU20	湿郁化火证
ZBMRP1	湿热火毒蕴盛证		
ZBMRV0	湿热毒盛证	ZBMW	**湿、卫分证类**
ZBMRV1	湿热毒聚证	ZBMW10	湿郁卫气证
ZBMRV2	湿热毒蕴证		
ZBMRV3	湿热毒结证	ZBZ	**燥证类**
ZBMRR0	湿热疫毒证	ZBZ010	燥结证
ZBMRS0	中焦湿热证	ZBZ020	燥干清窍证
ZBMRT0	下焦湿热证		
ZBMRU0	湿郁化热证	ZBZF	**燥、肺证类**
ZBMRW0	湿邪热毒证	ZBZF10	凉燥袭肺证
		ZBZF20	燥邪伤肺证
ZBMT	**湿、痰证类**		
ZBMT10	湿浊内蕴证	ZBZV	**燥、气证类**
ZBMT20	湿浊壅滞证	ZBZV10	燥气化火证
ZBMT30	湿浊阻滞证		
ZBMT40	湿浊冲心证	ZBZR	**燥、热证类**
ZBMT50	湿浊蒙上证	ZBZR10	燥热外犯证
ZBMT51	湿浊蒙上,泌别失职证	ZBZR20	燥热伤津证
		ZBZR30	燥热伤肺证
ZBMT60	湿浊上泛证		
ZBMT61	湿浊上泛,脾虚湿困证	ZBZY	**燥、阴证类**
		ZBZY10	燥伤真阴证
ZBMT62	湿浊上泛,湿热蕴蒸证	ZBZY20	燥邪伤阴证

代码	中医证候分类名称	代码	中医证候分类名称
ZBU	**火证类**		
ZBU010	火邪郁结证	ZBUJ	**火、经络证类**
		ZBUJ10	虚火灼络证
ZBUD	**火、毒证类**		
ZBUD00	火毒证	ZBUR	**火、热证类**
ZBUD10	火毒炽盛证	ZBUR10	火热炽盛证
ZBUD11	火毒炽盛,热入营血证	ZBUR20	火热伤阴证
		ZBUR21	火热伤津证
ZBUD12	火毒炽盛,气血凝结证	ZBUR30	火热扰心证
		ZBUR40	火热邪毒壅盛证
ZBUD20	火毒壅盛证		
ZBUD30	火毒蕴结证	ZBUY	**火、阴证类**
ZBUD31	火毒困结证	ZBUY10	火盛伤阴证
ZBUD32	火毒郁结证	ZBUY20	郁火伤阴证
ZBUD33	火毒凝结证		
ZBUD40	火毒内陷证	ZBR	**热证类**
ZBUD50	火毒内攻证	ZBR000	热证
ZBUD51	火毒传心证	ZBR001	热邪偏盛证
ZBUD52	火毒传肝证	ZBR010	热盛酿脓证
ZBUD53	火毒传脾证	ZBR020	热盛肉腐证
ZBUD54	火毒传肺证	ZBR030	热炽腑实证
ZBUD55	火毒传肾证	ZBR040	腑实热结证
ZBUD60	火毒入络证	ZBR050	热入胞宫证
ZBUD61	火毒窜络证	ZBR051	热入胞宫,气血两燔证
ZBUD70	火毒入营证		
ZBUD80	火毒迫血证	ZBR060	疹出热退证
ZBUD90	火毒上攻证	ZBR070	热郁胸膈证
ZBUD91	火毒攻目证	ZBR080	热郁成痈证
ZBUDA0	火毒伤阴证	ZBR090	热灼胸膈证
ZBUDA1	火毒伤津证	ZBR100	里热炽盛证
ZBUDB0	火毒外泄证	ZBR110	余热未清证
ZBUDC0	胎火蕴毒证	ZBR120	余热未尽证

续表

代码	中医证候分类名称	代码	中医证候分类名称
ZBR121	余热未尽,肺胃阴伤证	ZBRD12	热毒炽盛,热传心包证
ZBR130	下焦热盛证	ZBRD20	热毒壅盛证
ZBR140	热泪证	ZBRD30	热毒壅结证
ZBR150	实热证	ZBRD31	热毒壅滞证
ZBR160	虚热证	ZBRD40	热毒蕴结证
ZBR170	热闭证	ZBRD50	热毒蕴肤证
ZBR171	阳热内闭证	ZBRD60	热毒凝结证
ZBR180	热盛动风证	ZBRD70	热毒内蕴证
ZBR181	热极生风证	ZBRD80	热毒内陷证
ZBR190	热邪内郁证	ZBRD81	热毒陷营证
ZBR200	热结血室证	ZBRD90	热毒内攻证
ZBR210	邪热炽盛证	ZBRD91	热毒传心证
ZBR220	邪热留恋证	ZBRD92	热毒传肝证
ZBR230	邪热郁蒸证	ZBRD93	热毒传脾证
ZBR240	邪热壅结证	ZBRD94	热毒传肺证
ZBR250	邪热内扰证	ZBRD95	热毒传肾证
ZBR251	邪热内陷证	ZBRDA0	热毒入络证
ZBR252	邪热内闭证	ZBRDB0	热毒入营证
ZBR260	邪热传里证	ZBRDC0	热毒上攻证
ZBR261	邪热传里,肺胃热盛证	ZBRDC1	热毒攻喉证
		ZBRDD0	热毒闭肺证
ZBR270	邪热未清证	ZBRDE0	热毒冲心证
ZBR271	邪热未清,阴液亏损证	ZBRDF0	热毒酿脓证
		ZBRDG0	热毒伤阴证
ZBR280	邪郁化热证	ZBRDG1	热毒伤津证
		ZBRDH0	热毒火盛证
ZBRD	热、毒证类	ZBRDM0	胎毒蕴热证
ZBRD00	热毒证		
ZBRD01	邪毒热证	ZBRF	热、肺证类
ZBRD10	热毒炽盛证	ZBRF10	热伤肺津证
ZBRD11	热毒炽盛,邪入营血证	ZBRF20	热伤肺络证

续表

代码	中医证候分类名称	代码	中医证候分类名称
ZBRF30	热客肺经证		
ZBRF40	热犯肺胃证	ZBRS	**热、少阳证类**
ZBRF50	热壅肺窍证	ZBRSA0	热伏少阳证
ZBRF60	热入肺卫证	ZBRSB0	热郁少阳证
ZBRF61	热在肺卫证		
ZBRF70	热蕴大肠证	ZBRX	**热、心证类**
ZBRF80	热结肠燥证	ZBRX10	热陷心包证
ZBRF90	热邪犯肺证	ZBRX20	热闭心包证
ZBRFA0	热邪壅肺证	ZBRX21	热闭心包,血络瘀滞证
ZBRG	**热、肝证类**	ZBRX30	热入心包证
ZBRG10	热郁胆腑证	ZBRX31	热入心包,阳明腑实证
ZBRJ	**热、经络证类**	ZBRX40	热在心营证
ZBRJ10	热盛伤络证	ZBRX41	热在心营,下移小肠证
ZBRJ20	热蕴络瘀证		
ZBRJ30	疫热伤络证		
		ZBRX	**热、血证类**
ZBRJ	**热、津液证类**	ZBRXA0	热盛血瘀证
ZBRJA0	热盛津枯证	ZBRXB0	热盛动血证
ZBRJB0	热盛伤津证	ZBRXC0	热盛迫血证
		ZBRXD0	热结血瘀证
ZBRJ	**热、厥阴证类**	ZBRXE0	热与血结证
ZBRJL0	热陷厥阴证	ZBRXF0	热入血结证
ZBRV	**热、气分证类**	ZBRX	**热、血分证类**
ZBRV10	热入气分证	ZBRXL0	热入血分证
ZBRV11	热在气分证	ZBRXL1	热在血分证
ZBRS	**热、肾证类**	ZBRY	**热、阴证类**
ZBRS10	热伤肾阴证	ZBRY10	热盛伤阴证
ZBRS20	热迫膀胱证	ZBRY11	高热伤阴证

续表

代码	中医证候分类名称	代码	中医证候分类名称
ZBRY20	热退阴伤证	ZBD180	疫毒侵袭证
ZBRY30	热留阴分证	ZBD190	疫毒薰蒸证
ZBRY40	热灼真阴证	ZBD200	余毒攻窜证
		ZBD210	余毒凝滞证
ZBRY	**热、营分证类**	ZBD220	余毒未清证
ZBRYA0	热入营血证	ZBD221	余毒未清,卫气虚弱证
ZBRYA1	热在营血证		
ABRYB0	热灼营阴证	ZBD230	正虚毒炽证
		ZBD240	正虚毒结证
ZBRY	**热、阳明证类**	ZBD250	正虚毒恋证
ZBRYL0	热入阳明证	ZBD251	体虚毒恋证
ZBRYN0	热滞阳明证	ZBD260	先天遗毒证
		ZBD270	毒邪蕴结证
ZBD	**毒证类**	ZBD280	毒邪流窜证
ZBD010	毒腐肌骨证	ZBD290	毒邪内闭证
ZBD020	毒滞肌肤证	ZBD300	毒邪内攻证
ZBD030	毒盛酿脓证	ZBD310	邪毒在表证
ZBD040	毒盛肉腐证	ZBD320	邪毒内拢证
ZBD050	毒蕴溃烂证	ZBD330	邪毒内陷证
ZBD051	蕴毒腐溃证	ZBD331	邪毒内陷心肝证
ZBD060	脓毒侵袭证	ZBD340	邪毒久留证
ZBD070	脓毒蚀骨证	ZBD341	邪毒久留,气滞血瘀证
ZBD080	脓毒犯脏证		
ZBD090	瘟毒下注证	ZBD350	邪毒滞留,气血瘀阻证
ZBD100	温毒袭表证		
ZBD110	温毒在表证	ZBD360	邪毒入营证
ZBD120	蛇毒内攻证	ZBD370	邪毒壅塞证
ZBD130	蛇毒上攻证	ZBD380	邪毒引睾窜腹证
ZBD140	痧毒上攻证	ZBD390	邪毒传里,肺胃热盛证
ZBD150	疫毒攻窜证		
ZBD160	疫毒攻喉证		
ZBD170	疫毒内闭证	ZBDF	**毒、肺证类**

续表

代码	中医证候分类名称	代码	中医证候分类名称
ZBDF10	毒侵肺卫证	ZBX061	余邪未尽，痰瘀滞络证
ZBDV	**毒、气分证类**	ZBX070	余邪留恋证
ZBDV10	毒入气营证	ZBX071	余邪留恋，气阴两伤证
ZBDV11	毒在气营证		
ZBDV20	毒燔气营证	ZBX080	余邪扰目证
ZBDV30	毒壅气分证	ZBX090	正盛邪实证
ZBDV40	毒燔气血证	ZBX100	正虚邪恋证
		ZBX101	正虚邪恋，肺脾气虚证
ZBDX	**毒、心证类**		
ZBDX10	毒陷心肝证	ZBX102	正虚邪恋，内风扰动证
ZBDX	**毒、血分证类**	ZBX103	正虚邪恋，痰蒙清窍证
ZBDXA0	毒入血分证		
		ZBX104	正虚邪恋，阴虚肺热证
ZBDY	**毒、阴证类**		
ZBDY10	余毒伤阴证	ZBX105	正虚邪恋，余热未清证
ZBDY	**毒、营分证类**	ZBX110	正虚邪留证
ZBDYA0	毒入营血证	ZBX120	正虚邪实证
		ZBX130	正虚邪衰证
ZBX	**邪证类**	ZBX140	邪气阻闭证
ZBX010	邪犯脏腑证		
ZBX020	邪陷正脱证	ZBXF	**邪、肺证类**
ZBX030	邪阻膜原证	ZBXF10	邪入肺卫证
ZBX031	邪伏膜原证	ZBXF11	邪在肺卫证
ZBX040	外邪侵入证	ZBXF20	邪郁肺卫证
ZBX041	外邪侵入，热毒炽盛证	ZBXF30	邪侵肺卫证
		ZBXF31	邪袭肺卫证
		ZBXF40	邪犯肺胃证
ZBX050	温邪内陷证	ZBXF50	邪郁肺胃证
ZBX060	余邪未尽证	ZBXF60	邪犯胸肺证

续表

代码	中医证候分类名称	代码	中医证候分类名称
ZBXF70	邪结肠腑证	ZBXU	**邪、火证类**
		ZBXU10	邪郁化火证
ZBXG	**邪、肝证类**		
ZBXG10	邪犯肝脾证	ZBXW	**邪、卫分证类**
ZBXG20	邪窜肝经证	ZBXW10	邪入卫气证
		ZBXW11	邪在卫气证
ZBXJ	**邪、经络证类**	ZBXW20	邪遏卫气证
ZBXJ10	邪注经络证	ZBXW30	邪郁卫气证
ZBXJ20	邪壅经络证		
ZBXJ30	邪窜经络证	ZBXX	**邪、心证类**
		ZBXX10	邪犯心肝证
ZBXJ	**邪、厥阴证类**	ZBXX20	邪陷心肝证
ZBXJA0	邪犯厥阴证	ZBXX21	邪陷心肝,血热动风证
		ZBXX30	邪陷心包证
ZBXP	**邪、脾证类**		
ZBXP10	外邪犯胃证	ZBXX	**邪、血分证类**
		ZBXXA0	邪入血分证
ZBXV	**邪、气分证类**	ZBXXA1	邪在血分证
ZBXV10	邪入气营证		
ZBXV11	邪在气营证	ZBXY	**邪、阴证类**
ZBXV12	邪入气营,热毒内陷证	ZBXY10	邪恋阴伤证
		ZBXY20	邪留阴分证
ZBXV13	邪入气营,热毒内蕴证		
		ZBXY	**邪、营分证类**
ZBXV20	邪入气分证	ZBXYA0	邪入营血证
ZBXV21	邪在气分证	ZBXYA1	邪在营血证
		ZBXYB0	邪入营分证
ZBXS	**邪、少阳证类**	ZBXYB1	邪在营分证
ZBXS10	邪郁少阳证		
ZBXS10	邪入少阳证	ZBV	**情志证类**
ZBXS21	邪在少阳证	ZBV010	情志郁结证

续表

代码	中医证候分类名称	代码	中医证候分类名称
ZBV011	情志抑郁证	ZBYP	**饮食、脾证类**
ZBV020	情志内伤证	ZBYP10	宿食伤脾证
ZBV030	情志失调证	ZBYP20	食滞胃肠证
ZBV040	忧郁伤神证	ZBYP30	乳食伤胃证
ZBV050	惊恐证	ZBYP40	积滞伤胃证
ZBV060	惊恐伤神证		
ZBV070	惊恐惊厥证	ZBYT	**饮食、痰证类**
ZBV080	惊恐痉厥证	ZBYT10	食滞痰阻证
ZBV090	暴受惊恐证	ZBYT20	食浊阻滞证
ZBV100	惊恐惊风证		
		ZBW	**外伤证类**
ZBVP	**情志、脾证类**	ZBW000	外伤证
ZBVP10	思虑伤脾证	ZBW010	跌仆伤胎证
		ZBW020	皮肉破损证
ZBVV	**情志、气证类**	ZBW030	眼珠破损证
ZBVV10	惊恐气逆证	ZBW031	眼珠破损,风邪乘袭证
ZBVS	**情志、肾证类**		
ZBVS10	惊恐伤肾证	ZBWJ	**外伤、经络证类**
ZBVS11	恐惧伤肾证	ZBWJ10	外伤损络证
		ZBWJ20	外伤目络证
ZBY	**饮食证类**		
ZBY010	食滞证	ZBWX	**外伤、血证类**
ZBY011	饮食积滞证	ZBWX10	外伤血瘀证
ZBY020	饮食停滞证	ZBWX11	外伤瘀滞证
ZBY030	伤食证	ZBWX20	鼻伤衄血证
ZBY040	伤食痛证		
ZBY050	伤乳证	ZBC	**虫证类**
ZBY060	乳食积滞证	ZBC010	虫积证
ZBY061	乳食内积证	ZBC011	虫结证
ZBY062	乳食壅积证	ZBC020	虫积化疳证
		ZBC030	虫寄皮下证

续表

代码	中医证候分类名称	代码	中医证候分类名称
ZBC040	虫侵于脑证	ZYY050	久病伤阴证
ZBC041	囊虫侵脑证	ZYY051	久病伤阴,虚火上炎证
ZBC050	虫扰魄门证		
ZBC060	蛔虫上扰证	ZYY060	疹后阴伤证
ZBC070	蛔厥证	ZYY070	真阴衰竭证
ZBCD	**虫、毒证类**	ZYYA	**阴、阳证类**
ZBCD10	虫毒结聚证	ZYYA10	阴阳两虚证
ZBCD20	虫毒结肤证	ZYYA20	阴阳失调证
ZBCD30	蛊毒侵肺证	ZYYA30	阴阳离决证
		ZYYA40	阴盛阳衰证
ZBCF	**虫、肺证类**	ZYYA41	阴盛阳虚证
ZBCF10	虫邪犯肺证	ZYYA50	阴损及阳证
ZBCF20	虫扰于肠证	ZYYA60	阴损阳亏证
ZBCF30	虫积肠道证	ZYYA70	阴竭阳脱证
		ZYYA80	阴虚阳浮证
ZBCP	**虫、脾证类**	ZYYA90	阴虚阳亢证
ZBCP10	虫积伤脾证	ZYYA91	阴虚阳亢,风阳上扰证
ZBCM	**虫、湿证类**		
ZBCM10	虫湿壅络证	ZYYD	**阴、毒证类**
		ZYYD10	阴毒外发证
ZBCT	**虫、痰证类**	ZYYD20	阴虚毒恋证
ZBCT10	虫痰互结证		
		ZYYF	**阴、肺证类**
ZY	**阴阳气血津液痰证候类**	ZYYF10	阴虚肺热证
		ZYYF20	阴虚肺燥证
ZYY	**阴证类**	ZYYF30	阴虚肠燥证
ZYY010	亡阴证		
ZYY020	阴闭证	ZYYG	**阴、肝证类**
ZYY030	伤阴证	ZYYG10	阴虚肝旺证
ZYY040	腑实阴伤证	ZYYG20	阴虚风动证

续表

代码	中医证候分类名称	代码	中医证候分类名称
ZYYH	**阴、寒证类**	ZYYU	**阴、火证类**
ZYYH00	阴寒证	ZYYU10	阴虚火动证
ZYYH10	阴寒凝聚证	ZYYU20	阴虚火浮证
ZYYH11	阴寒凝滞证	ZYYU30	阴虚火旺证
ZYYH20	阴寒内闭证	ZYYU31	阴虚火炽证
ZYYH21	阴寒内结证	ZYYU40	虚火上炎证
		ZYYU41	虚火上浮证
ZYYM	**阴、湿证类**	ZYYU50	虚火灼络证
ZYYM10	阴虚湿热证		
		ZYYX	**阴、邪证类**
ZYYP	**阴、脾证类**	ZYYX10	阴虚邪恋证
ZYYP10	阴伤胃败证	ZYYX11	阴虚邪留证
ZYYV	**阴、气证类**	ZYYX	**阴、血证类**
ZYYV10	阴伤气耗证	ZYYXA0	阴虚血瘀证
		ZYYXB0	阴虚血热证
ZYYR	**阴、热证类**	ZYYXC0	阴虚血燥证
ZYYR10	阴虚内热证		
ZYYR20	阴虚热郁证	ZYYZ	**阴、燥证类**
ZYYR30	阴虚热毒证	ZYYZ10	阴虚燥热证
ZYYS	**阴、暑证类**	ZYA	**阳证类**
ZYYS00	阴暑证	ZYA010	元阳外脱证
		ZYA020	阳虚失养证
ZYYS	**阴、肾证类**	ZYA030	阳虚欲脱证
ZYYSA0	阴虚肾亏证	ZYA040	清阳不升证
		ZYA050	虚阳上浮证
ZYYT	**阴、痰证类**	ZYA060	阳闭证
ZYYT10	阴闭痰湿证	ZYA070	伤阳证
ZYYT20	阴虚痰热证	ZYA080	亡阳证
ZYYT30	阴虚痰火证	ZYA090	阳气亏虚证

代码	中医证候分类名称	代码	中医证候分类名称
ZYA100	阳气虚衰证	ZYV060	气机逆乱证
ZYA110	阳气欲脱证	ZYV061	气机逆乱,阻塞清窍证
ZYA120	阳气暴脱证		
		ZYV070	气化不及证
ZYAD	**阳、毒证类**	ZYV071	气化不及,膀胱空虚证
ZYAD10	阳毒外发证		
		ZYV080	气滞胸膈证
ZYAH	**阳、寒证类**	ZYV090	气虚证
ZYAH10	阳虚内寒证	ZYV100	气虚不摄证
ZYAH20	阳虚寒凝证	ZYV101	气不摄精证
ZYAH30	阳虚寒盛证	ZYV110	气虚不运证
ZYAH40	阳虚寒湿阻络证	ZYV120	气虚下陷证
ZYAH50	阳虚寒痰证	ZYV130	气虚欲脱证
		ZYV140	气郁证
ZYAS	**阳、暑证类**	ZYV150	气滞证
ZYAS00	阳暑证	ZYV160	气脱证
		ZYV170	清气不升证
ZYAT	**阳、痰证类**	ZYV180	上气不足证
ZYAT10	阳虚痰凝证	ZYV190	元气衰败证
ZYAT20	阳虚水泛证	ZYV200	元气败脱证
		ZYV201	元气败脱,心神散乱证
ZYAX	**阳、血证类**		
ZYAX10	阳虚血瘀证	ZYV210	元气不足证
		ZYV211	元气不足,阴血亏损证
ZYV	**气证类**		
ZYV010	气闭证	ZYV220	元气亏虚证
ZYV020	气结证	ZYV230	中气不中证
ZYV030	气机不利证	ZYV231	中气不足,膀胱失约证
ZYV040	气机阻滞证		
ZYV041	气机郁滞证	ZYV240	中气亏虚证
ZYV042	气机壅闭证	ZYV250	中气下陷证
ZYV050	气机失调证	ZYV251	中气下陷,清阳不升证

续表

代码	中医证候分类名称	代码	中医证候分类名称
ZYV252	中气下陷,膀胱失约证	ZYVT50	气虚痰结证
		ZYVT51	气虚痰滞证
ZYV260	腑气不通证	ZYVT60	气郁痰凝证
ZYV270	痹气郁结证	ZYVT61	气郁痰结证
		ZYVT70	气郁痰阻证
ZYVA	**气、阳证类**		
ZYVA10	气虚阳微证	ZYVU	**气、火证类**
		ZYVU10	气火郁结证
ZYVD	**气、毒证类**	ZYVU20	气郁化火证
ZYVD10	气虚毒滞证		
		ZYVX	**气、血证类**
ZYVH	**气、寒证类**	ZYVX10	气血不足证
ZYVH10	中气虚寒证	ZYVX11	气血不足,收摄失司证
ZYVM	**气、湿证类**	ZYVX20	气血亏虚证
ZYVM10	气滞湿阻证	ZYVX21	气血亏虚,毒滞难化证
ZYVM20	气虚湿阻证		
		ZYVX22	气血亏虚,邪毒久困证
ZYVJ	**气、经络证类**		
ZYVJ10	气虚络损证	ZYVX30	气血两虚证
		ZYVX31	气血两亏证
ZYVR	**气、热证类**	ZYVX40	气血两脱证
ZYVR10	气郁化热证	ZYVX50	气血两伤证
ZYVR20	气滞热壅证	ZYVX60	气血凝结证
		ZYVX61	气血凝滞证
ZYVT	**气、痰证类**	ZYVX70	气血失调证
ZYVT10	气滞痰凝证	ZYVX80	气血痹阻证
ZYVT11	气滞痰郁证	ZYVX90	气血衰竭证
ZYVT12	气滞痰阻证	ZYVXA0	气血瘀滞证
ZYVT20	气滞痰瘀证	ZYVXA1	气血瘀积证
ZYVT30	气滞水停证	ZYVXA2	气血瘀阻证
ZYVT40	气虚水停证	ZYVXB0	气随血脱证

续表

代码	中医证候分类名称	代码	中医证候分类名称
ZYVXC0	气不摄血证	ZYX	**血证类**
ZYVXD0	气虚血亏证	ZYX010	血滞证
ZYVXE0	气虚血凝证	ZYX020	血枯证
ZYVXF0	气虚血脱证	ZYX030	血虚证
ZYVXG0	气虚血溢证	ZYX031	阴血不足证
ZYVXH0	气虚血滞证	ZYX032	阴血亏虚证
ZYVXH1	气虚血滞,络脉瘀阻证	ZYX040	血虚失养证
		ZYX050	败血入胞证
ZYVXH2	气虚血滞,络脉痰阻证	ZYX0060	血败肉腐证
		ZYX0070	干血内结证
ZYVXM0	气虚血瘀证	ZYX080	血行郁滞证
ZYVXM1	气虚瘀滞证	ZYX090	血结胸证
ZYVXJ0	气衰血脱证	ZYX100	精血亏虚证
ZYVXK0	气滞血瘀证	ZYX110	下焦蓄血证
ZYVXK1	气滞血郁证	ZYX111	下焦蓄血,瘀阻膀胱证
ZYVXK2	气滞血阻证		
ZYVXK3	气滞瘀血证	ZYX120	血瘀证
ZYVXK4	气结血瘀证	ZYX130	血瘀积结证
		ZYX131	血瘀成积证
ZYVY	**气、阴证类**	ZYX140	血瘀成痈证
ZYVY10	气阴不足证	ZYX150	血瘀肉腐证
ZYVY20	气阴亏虚证	ZYX160	血瘀失养证
ZYVY21	气阴亏虚,湿热内蕴证	ZYX170	瘀血证
		ZYX180	瘀血痹闭证
ZYVY30	气阴两虚证	ZYX181	瘀血痹阻证
ZYVY40	气阴两伤证	ZYX190	瘀血内滞证
ZYVY41	气阴两伤,余热不尽证	ZYX191	瘀血内结证
		ZYX192	瘀血内停证
ZYVY50	气阴耗伤证	ZYX193	瘀血内停,清窍受阻证
ZYVY51	气阴耗竭证		
ZYVY52	气液耗伤证	ZYX194	瘀血内阻证
		ZYX195	瘀结证

代码	中医证候分类名称	代码	中医证候分类名称
ZYX200	瘀血阻滞证	ZYXF30	瘀阻肠络证
ZYX201	瘀血凝滞证		
ZYX202	瘀血停滞证	ZYXG	**血、肝证类**
ZYX203	瘀血停着证	ZYXG10	血虚肝旺证
ZYX204	瘀血留滞证	ZYXG20	血虚生风证
ZYX210	瘀血阻膈证	ZYXG21	血虚风动证
ZYX220	瘀肿疼痛证	ZYXG22	血虚风扰证
ZYX230	瘀滞证	ZYXG30	血虚风燥证
ZYX240	瘀滞胞宫证	ZYXG40	血瘀风燥证
ZYX250	瘀滞肌肤证		
ZYX260	下焦瘀滞证	ZYXH	**血、寒证类**
ZYX270	瘀积发黄证	ZYXH00	血寒证
ZYX280	瘀扰神明证	ZYXH10	血寒凝滞证
ZYX290	瘀阻清窍证	ZYXH20	血虚寒凝证
ZYX291	瘀停清窍证		
ZYX300	瘀阻胸胁证	ZYXJ	**血、经络证类**
ZYX301	瘀停胸胁证	ZYXJ10	瘀阻胃络证
ZYX310	瘀阻于上证	ZYXJ20	血虚络损证
ZYX320	瘀阻中焦证	ZYXJ30	血瘀络滞证
ZYX330	正虚瘀结证	ZYXJ31	血瘀阻络证
ZYX340	亡血证	ZYXJ40	瘀血阻络证
ZYX350	瘀闭血脉证	ZYXJ50	瘀血伤络证
ZYX360	血脉瘀阻证	ZYXJ60	瘀阻经络证
ZYX370	血虚血瘀证	ZYXJ61	瘀阻脉络证
ZYX380	血不濡筋证	ZYXJ62	瘀阻胞脉证
		ZYXJ63	瘀阻脑络证
ZYXA	**血、阳证类**	ZYXJ64	瘀阻冲任证
ZYXA10	血虚阳浮证	ZYXJ65	瘀阻心脉证
		ZYXJ66	瘀阻宗脉证
ZYXF	**血、肺证类**		
ZYXF10	瘀血乘肺证	ZYXJ	**血、津液证类**
ZYXF20	血虚肠燥证	ZYXJA0	血虚津亏证

续表

代码	中医证候分类名称	代码	中医证候分类名称
		ZYXRE2	积瘀化热证
ZYXV	**血、气证类**	ZYXRF0	瘀滞化热证
ZYXV10	瘀阻气道证		
ZYXV20	瘀阻气闭证	ZYXT	**血、炎证类**
ZYXV30	血虚气脱证	ZYXT10	瘀浊阻塞证
ZYXV40	血瘀气滞证	ZYXT20	血瘀痰凝证
ZYXV50	血瘀气逆证	ZYXT21	血瘀痰滞证
ZYXV51	血瘀气逆,阻塞清窍证	ZYXT30	瘀痰化火证
		ZYXU	**血、火证类**
ZYXR	**血、热证类**	ZYXU10	血瘀化火证
ZYXR00	血热证	ZYXU20	瘀滞化火证
ZYXR10	血热动风证		
ZYXR20	血热内扰证	ZYXX	**血、心证类**
ZYXR21	血热内盛证	ZYXX10	败血冲心证
ZYXR22	血热内陷证	ZYXX20	瘀血凌心证
ZYXR30	血热壅滞证	ZYXX30	血不养心证
ZYXR40	血热妄行证		
ZYXR50	血热肠燥证	ZYXY	**血、阴证类**
ZYXR60	血热伤络证	ZYXY10	血虚阴亏证
ZYXR70	血热瘀滞证		
ZYXR71	血热瘀结证	ZYXZ	**血、燥证类**
ZYXR80	瘀热证	ZYXZ10	血燥生风证
ZYXR90	瘀热互结证	ZYXZ20	血燥失养证
ZYXR91	瘀热交阻证		
ZYXRA0	瘀热内郁证	ZYJ	**津液证类**
ZYXRB0	瘀热入络证	ZYJ010	津液干枯证
ZYXRC0	瘀热阻络证	ZYJ020	津液亏耗证
ZYXRD0	瘀热阻滞证	ZYJ021	津液亏损证
ZYXRD1	瘀热壅阻证	ZYJ030	阴液不足证
ZYXRE0	血瘀化热证	ZYJ031	阴液不足,火毒炽盛证
ZYXRE1	瘀血化热证		

续表

代码	中医证候分类名称	代码	中医证候分类名称
ZYJ032	阴津不足证	ZYT120	浊闭证
ZYJ040	阴液亏虚证	ZYT130	痰核留结证
ZYJ050	阴液乏竭证	ZYT140	痰蒙清窍证
ZYJ060	阴虚津亏证	ZYT141	痰浊上蒙证
		ZYT142	痰浊蒙窍证
ZYJF	**津液、肺证类**	ZYT143	痰蒙神窍证
ZYJF10	津伤肠燥证	ZYT144	痰壅神窍证
ZYJF20	津枯肠结证	ZYT150	痰浊证
		ZYT160	痰浊闭塞证
ZYJR	**津液、热证类**	ZYT161	痰浊壅塞证
ZYJR10	津亏热结证	ZYT162	痰浊阻滞证
		ZYT163	痰浊闭阻证
ZYJV	**津液、气证类**	ZYT170	痰浊结聚证
ZYJV10	津气欲脱证	ZYT171	痰浊积聚证
		ZYT172	痰浊凝聚证
ZYJZ	**津液、燥证类**	ZYT180	痰浊内阻证
ZYJZ10	津伤化燥证	ZYT181	痰浊内蕴证
		ZYT190	痰浊上扰证
ZYT	**痰证类**	ZYT200	痰浊中阻证
ZYT010	痰饮内停证	ZYT210	痰涎壅盛证
ZYT011	痰饮内阻证	ZYT220	浊邪上犯证
ZYT020	痰饮内盛证	ZYT230	饮邪上犯证
ZYT030	痰饮上逆证		
ZYT040	痰饮留腹证	ZYTD	**痰、毒证类**
ZYT050	痰饮留膈证	ZYTD10	痰结毒滞证
ZYT060	饮停胸胁证	ZYTD20	水毒内闭证
ZYT070	饮溢四肢证	ZYTD30	水毒内郁证
ZYT080	饮阻胸膈证	ZYTD40	水毒上扰证
ZYT090	水饮内停证	ZYTD50	水毒凌心犯肺证
ZYT091	水饮内扰证		
ZYT100	浊痰上逆证	ZYTF	**痰、肺证类**
ZYT110	痰闭证	ZYTF10	痰浊阻肺证

续表

代码	中医证候分类名称	代码	中医证候分类名称
ZYTF20	痰浊壅肺证	ZYTP10	痰浊阻胃证
ZYTF30	痰浊蕴肺证	ZYTP20	痰饮停胃证
ZYTF40	水饮留肠证	ZYTP30	饮留胃肠证
ZYTM	**痰、湿证类**	ZYTV	**痰、气证类**
ZYTM00	痰湿证	ZYTV10	痰气互结证
ZYTM10	痰湿痹阻证	ZYTV20	痰气交阻证
ZYTM20	痰湿蒙蔽证	ZYTV30	痰气阻膈证
ZYTM21	痰湿蒙窍证	ZYTV40	痰气郁结证
ZYTM22	痰湿蒙蔽心神证	ZYTV41	痰气凝结证
ZYTM23	痰湿蒙塞清窍证	ZYTV50	痰气壅实证
ZYTM30	痰湿内阻证	ZYTV60	水气上凌证
ZYTM40	痰湿上阻证	ZYTV61	水气凌心证
ZYTM50	痰湿中阻证	ZYTV62	水气凌心犯肺证
ZYTM60	痰湿阻滞证		
ZYTM61	痰湿结滞证	ZYTR	**痰、热证类**
ZYTM70	痰湿阻结证	ZYTR00	痰热证
ZYTM71	痰湿结聚证	ZYTR10	痰热动风证
ZYTM72	痰湿凝结证	ZYTR20	痰热腑实证
ZYTM80	痰湿蕴结证	ZYTR21	痰热腑实,风痰上扰证
ZYTM90	痰湿蕴肺证		
ZYTM91	痰湿侵肺证	ZYTR30	痰热结胸证
ZYTM92	痰湿壅肺证	ZYTR40	痰热内闭证
ZYTMA0	痰湿阻胞证	ZYTR41	痰热内闭心窍证
ZYTMB0	痰湿阻络证	ZYTR42	痰热闭肺证
ZYTMC0	痰湿瘀滞证	ZYTR43	痰热闭窍证
ZYTMD0	水湿浸渍证	ZYTR44	痰热内闭清窍证
ZYTME0	水湿内停证	ZYTR45	痰热蔽窍证
ZYTME1	水湿内蕴证	ZYTR50	痰热内扰证
ZYTMF0	痰湿蕴脾证	ZYTR60	痰热上蒙证
		ZYTR61	痰热上壅证
ZYTP	**痰、脾证类**	ZYTR70	痰热蕴结证

代码	中医证候分类名称	代码	中医证候分类名称
ZYTR71	痰热搏结证	ZYTX	痰、血证类
ZYTR72	痰热阻结证	ZYTX10	痰血瘀滞证
ZYTR80	痰热阻肺证	ZYTX20	痰瘀互结证
ZYTR81	痰热阻肺,腑有热结证	ZYTX21	痰瘀搏结证
		ZYTX22	痰瘀痹阻证
ZYTR90	痰热壅肺证	ZYTX30	痰瘀化火证
ZYTRA0	痰热郁肺证	ZYTX40	痰瘀滞络证
ZYTRB0	痰热瘀肺证	ZYTX50	痰结血瘀证
ZYTRC0	痰浊化热证	ZYTX60	痰浊瘀阻证
ZYTU	痰、火证类	ZYTY	痰、饮食证类
ZYTU00	痰火证	ZYTY10	痰食互结证
ZYTU10	痰火动风证	ZYTY20	痰食壅结证
ZYTU11	痰火动风,上阻清窍证	ZZ	脏腑经络证候类
ZYTU12	痰火动风,上扰清窍证	ZZX	心证类
ZYTU20	痰火犯肺证	ZZX010	心神不宁证
ZYTU30	痰火积滞证	ZZX020	心神惑乱证
ZYTU40	痰火内闭证	ZZX030	素体不足,劳心过度证
ZYTU41	痰火闭窍证		
ZYTU50	痰火内蕴证		
ZYTU60	痰火内盛证	ZZXA	心、阳证类
ZYTU70	痰火内扰证	ZZXA10	心阳不足证
ZYTU71	痰火扰神证	ZZXA20	心阳亏虚证
ZYTU72	痰火扰心证	ZZXA30	心阳虚衰证
ZYTU80	痰火上扰证	ZZXA40	心阳不振证
ZYTU81	痰火升扰证	ZZXA50	心阳欲脱证
ZYTU90	痰火郁结证	ZZXA60	心阳暴脱证
ZYTU91	痰火壅结证		
ZYTUA0	痰浊化火证	ZZXF	心、肺证类
		ZZXF10	心肺风热证

续表

代码	中医证候分类名称	代码	中医证候分类名称
ZZXF20	心肺热毒证	ZZXP70	心脾气虚证
ZZXF30	心肺郁热证	ZZXP80	心脾血虚证
ZZXF40	心肺气虚证	ZZXP90	心脾湿热证
ZZXF50	心肺阴虚证	ZZXPA0	心脾受损证
		ZZXPB0	心脾郁热证
ZZXG	**心、肝证类**	ZZXPC0	劳伤心脾证
ZZXG10	心肝风火证	ZZXPC1	劳伤心脾,气不摄精证
ZZXG20	心肝热炽证		
ZZXG21	心肝热炽,热壅血瘀证	ZZXV	**心、气证类**
ZZXG30	心肝阴虚证	ZZXV10	心气不足证
ZZXG40	心胆气虚证	ZZXV20	心气亏虚证
ZZXG50	心虚胆怯证		
		ZZXS	**心、肾证类**
ZZYJ	**心、经络证类**	ZZXS10	心肾不交证
ZZXJ10	心经积热证	ZZXS20	心肾亏虚证
ZZYJ20	心经火盛证	ZZXS30	心肾气虚证
ZZXJ30	心经实火证	ZZXS40	心肾阳虚证
ZZYJ40	心经虚火证	ZZXS50	心肾阴虚证
ZZXJ50	心脉痹阻证		
		ZZXU	**心、火证类**
ZZXP	**心、脾证类**	ZZXU10	心火炽盛证
ZZXP10	心脾风热证	ZZXU11	心火偏亢证
ZZXP20	心脾火炽证	ZZXU20	心火上炎证
ZZXP30	心脾火郁证		
ZZXP40	心脾积热证	ZZXX	**心、血证类**
ZZXP41	心脾积热,循经上炎证	ZZXX10	心血不足证
		ZZXX20	心血亏虚证
ZZXP50	心脾亏虚证	ZZXX30	心血瘀阻证
ZZXP60	心脾两虚证	ZZXX40	心脉瘀阻证
ZZXP61	心脾两虚,虚风动越证	ZZXX50	心虚血少证

续表

代码	中医证候分类名称	代码	中医证候分类名称
ZZXY	心、阴证类	ZZFJ20	肺经热盛证
ZZXY10	心阴不足证	ZZFJ30	肺经受热证
ZZXY20	心阴亏虚证	ZZFJ31	肺经受热,痰湿凝滞证
ZZXY21	心阴亏损证		
ZZXY22	心营亏虚证	ZZFJ40	肺经湿热证
ZZXY30	心营耗损证	ZZFJ41	肺经湿热,壅结鼻窍证
ZZXY31	心营耗损,肝肾不足证		
		ZZFJ50	肺经虚热证
		ZZFJ60	肺经郁火证
ZZF	肺证类	ZZFJ70	肺经蕴热证
ZZF010	肺脏亏虚证	ZZFJ71	肺经蕴热,邪毒外袭证
ZZF020	肺失治节,水道不利证		
ZZF030	肺虚不固证	ZZFJ80	肺经燥热证
ZZF040	肺卫不固证	ZZFJ90	肺经瘀阻证
ZZF041	肺卫气虚证	ZZFJA0	肺络不畅证
		ZZFJB0	肠风伤络证
ZZFG	肺、肝证类	ZZFJB1	风伤肠络证
ZZFG10	肺肝风热证		
ZZFG11	肺肝风热,血热壅滞证	ZZFP	肺、脾证类
		ZZFP10	肺脾两虚证
ZZFG20	肝肺热盛证	ZZFP11	肺脾两虚,邪滞鼻窍证
ZZFH	肺、寒证类	ZZFP20	肺脾气虚证
ZZFH10	肺虚寒证	ZZFP30	肺脾湿热证
ZZFH20	肺虚感寒证	ZZFP40	肺脾积热证
		ZZFP50	肺胃热盛证
ZZFM	肺、湿证类	ZZFP60	肺胃积热证
ZZFM10	肠道湿热证	ZZFP61	肺胃蕴热证
ZZFM11	大肠湿热证	ZZFP70	肺胃实热证
		ZZFP80	肺胃湿热证
ZZFJ	肺、经络证类	ZZFP90	肺胃燥热证
ZZFJ10	肺经风热证	ZZFPA0	肺胃阴伤证

代码	中医证候分类名称	代码	中医证候分类名称
ZZFPB0	肠胃湿热证	ZZFX	**肺、邪证类**
ZZFPC0	肠胃实热证	ZZFX10	肺虚邪滞证
ZZFV	**肺、气证类**	ZZFY	**肺、阴证类**
ZZFV10	肺气亏虚证	ZZFY10	肺阴不足证
ZZFV20	肺气虚寒证	ZZFY20	肺阴亏虚证
ZZFV30	肺气郁痹证	ZZFY21	肺阴亏耗证
ZZFV40	肠道气滞证	ZZFY30	肺阴伤证
		ZZFY40	肺阴火旺证
ZZFR	**肺、热证类**		
ZZFR00	肺热证	ZZFZ	**肺、燥证类**
ZZFR10	肺热亢盛证	ZZFZ00	肺燥证
ZZFR11	肺热壅盛证	ZZFZ10	肺燥郁热证
ZZFR20	肺热气壅证	ZZFZ20	肺燥伤阴证
ZZFR30	肺热津伤证	ZZFZ21	肺燥津伤证
ZZFR31	肺热津伤,筋失濡润证	ZZFZ30	肺燥肠闭证
		ZZFZ40	肺燥肠热证
ZZFR40	肺热失宣证	ZZFZ41	肺燥肠热,络伤咳血证
ZZFR50	肺热上郁证		
ZZFR60	肺热下移证	ZZFZ50	肺虚燥证
ZZFR70	肺热血热证	ZZFZ60	肠燥津伤证
ZZFR80	肺热血瘀证		
ZZFR90	肺热移肠证	ZZP	**脾证类**
ZZFRA0	肺热发疹证	ZZP010	脾虚证
ZZFRB0	肠道实热证	ZZP020	脾虚不摄证
		ZZP030	脾虚不固证
ZZFS	**肺、肾证类**	ZZP040	脾虚失运证
ZZFS10	肺肾两虚证	ZZP041	脾虚失运,中气不足证
ZZFS20	肺肾气虚证		
ZZFS30	肺肾阴虚证	ZZP050	脾虚中衰证
ZZFS40	肺肾阳虚证	ZZP051	脾虚中衰,清阳不升证

续表

代码	中医证候分类名称	代码	中医证候分类名称
ZZP060	脾失健运证	ZZPG	**脾、肝证类**
ZZP061	脾失健运,湿浊流注证	ZZPG10	脾虚肝热证
		ZZPG20	脾虚肝旺证
ZZP070	脾胃亏虚证		
ZZP071	脾胃亏虚,肝阴不足证	ZZPH	**脾、寒证类**
		ZZPH10	胃寒证
ZZP072	脾胃亏虚,精微不运证	ZZPH20	脾虚寒湿证
		ZZPH30	脾胃虚寒证
ZZP073	脾胃亏虚,余湿未尽证	ZZPH40	中焦虚寒证
		ZZPH50	中虚脏寒证
ZZP080	脾胃虚弱证	ZZPH60	胃中寒冷证
ZZP090	脾胃失调证		
ZZP091	脾胃失调,湿热郁蒸证	ZZPM	**脾、湿证类**
		ZZPM10	脾虚湿蕴证
ZZP092	脾胃不和证	ZZPM20	脾虚湿泛证
ZZP100	胃脘不和证	ZZPM30	脾虚湿困证
		ZZPM31	脾虚湿困,上犯耳窍证
ZZPA	**脾、阳证类**		
ZZPA10	脾阳不足证	ZZPM32	脾虚湿困,虚火上浮证
ZZPA20	脾阳亏虚证		
ZZPA30	脾阳虚衰证	ZZPM40	脾虚湿滞证
ZZPA40	脾胃阳虚证	ZZPM41	脾虚湿阻证
ZZPA50	脾阳不振证	ZZPM50	脾虚湿热证
		ZZPM60	脾虚湿盛证
ZZPF	**脾、肺证类**	ZZPM61	脾虚湿盛,风痰阻络证
ZZPF10	脾肺气虚证		
ZZPF11	脾肺气虚,膀胱失约证	ZZPM70	脾胃湿热证
ZZPF20	胃肠积热证	ZZPJ	**脾、经络证类**
ZZPF30	胃肠湿热证	ZZPJ10	脾经风热证
ZZPF40	胃肠虚热证	ZZPJ20	脾经湿热证
		ZZPJ30	脾经血燥证

代码	中医证候分类名称	代码	中医证候分类名称
		ZZPS	**脾、肾证类**
ZZPV	**脾、气证类**	ZZPS10	脾肾不固证
ZZPV10	脾气不足证	ZZPS20	脾肾不足证
ZZPV11	脾气不足,胃阴损伤证	ZZPS30	脾肾亏虚证
		ZZPS31	脾肾亏虚,浊阴上逆证
ZZPV20	脾气亏虚证		
ZZPV30	脾虚气弱证	ZZPS40	脾肾两虚证
ZZPV40	脾虚气陷证	ZZPS50	脾肾气虚证
ZZPV50	脾气不升证	ZZPS60	脾肾虚衰证
ZZPV60	脾胃气虚证	ZZPS61	脾肾虚弱证
ZZPV70	胃气不和证	ZZPS70	脾肾阳衰证
ZZPV71	胃气失和证	ZZPS80	脾肾阳虚证
ZZPV80	胃气虚败证	ZZPS90	脾肾阴虚证
ZZPR	**脾、热证类**	ZZPT	**脾、痰证类**
ZZPR10	脾胃伏热证	ZZPT10	脾虚痰湿证
ZZPR20	脾胃积热证	ZZPT11	脾虚痰湿,风邪犯耳证
ZZPR21	脾胃积热,血热伤络证		
		ZZPT20	脾虚痰盛证
ZZPR30	脾胃热盛证	ZZPT30	脾虚痰阻证
ZZPR40	脾胃实热证	ZZPT40	脾虚痰浊证
ZZPR50	胃热证	ZZPT50	脾虚水泛证
ZZPR60	胃热炽盛证	ZZPT60	脾虚水困证
ZZPR61	胃热壅盛证		
ZZPR70	胃热薰蒸证	ZZPU	**脾、火证类**
ZZPR80	胃热津亏证	ZZPU10	脾虚火旺证
ZZPR90	胃热阴虚证	ZZPU20	脾胃火毒证
ZZPRA0	胃热灼阴证	ZZPU30	胃火上逆证
ZZPRB0	胃中积热证	ZZPU40	胃火炽盛证
ZZPRB1	胃中蕴热证		
ZZPRC0	胃热滞脾证	ZZPX	**脾、血证类**
		ZZPX10	脾不统血证

续表

代码	中医证候分类名称	代码	中医证候分类名称
ZZPX20	脾虚血亏证	ZZGA50	风阳内动证
ZZPX30	脾虚血燥证	ZZGA60	风阳痰火证
ZZPY	**脾、阴证类**	ZZGF	**肝、风证类**
ZZPY10	脾胃阴虚证	ZZGF01	肝风证
ZZPY20	胃阴不足证	ZZGF10	肝风内动证
ZZPY30	胃阴亏虚证	ZZGF11	肝风内动,风窜络脉证
ZZPZ	**脾、燥证类**	ZZGF12	肝风内动,阴虚风动证
ZZPZ00	脾燥证		
ZZPZ10	胃燥津伤证	ZZGF13	虚风内动证
ZZPZ20	胃燥血虚证	ZZGF20	肝风痰浊证
ZZG	**肝证类**	ZZGM	**肝、湿证类**
ZZG010	肝郁证	ZZGM10	肝郁湿热证
ZZG011	肝郁不舒证	ZZGM20	肝胆湿热证
		ZZGM21	肝胆湿热上蒸证
ZZGA	**肝、阳证类**		
ZZGA10	肝阳暴亢证	ZZGJ	**肝、经络证类**
ZZGA11	肝阳暴亢,风火上逆证	ZZGJ10	肝经风热证
		ZZGJ20	肝经积热证
ZZGA12	肝阳暴亢,风火上扰证	ZZGJ30	肝经热盛证
		ZZGJ40	肝经郁热证
ZZGA20	肝阳化风证	ZZGJ50	肝经火盛证
ZZGA21	肝阳化风,痰热上扰证	ZZGJ60	肝经郁火证
		ZZGJ70	肝经湿热证
ZZGA30	肝阳上亢证	ZZGJ80	胆经郁热证
ZZGA31	肝阳上亢,脉络瘀阻证	ZZGP	**肝、脾证类**
ZZGA32	肝阳上亢,痰邪阻窍证	ZZGP10	肝脾亏虚证
		ZZGP20	肝脾两虚证
ZZGA40	肝阳上扰证	ZZGP30	肝脾气滞证

续表

代码	中医证候分类名称	代码	中医证候分类名称
ZZGP40	肝脾湿热证	ZZGR40	肝胆郁热证
ZZGP41	肝脾湿火证	ZZGR50	肝郁胆热热
ZZGP50	肝脾血瘀证	ZZGR60	胆腑郁热证
ZZGP60	肝旺脾虚证	ZZGR70	胆热证
ZZGP70	肝旺脾困证		
ZZGP80	肝胃不和证	ZZGS	**肝、肾证类**
ZZGP90	肝胃气滞证	ZZGS10	肝肾不足证
ZZGPA0	肝胃虚寒证	ZZGS11	肝肾亏损证
ZZGPA1	肝胃虚寒,饮邪上犯证	ZZGS20	肝肾亏虚证
		ZZGS21	肝肾亏虚,髓枯筋痿证
ZZGPB0	肝胃阴虚证		
ZZGPC0	肝胃郁热证	ZZGS22	肝肾亏虚,阴血不足证
ZZGPD0	肝郁脾虚证		
ZZGPE0	肝木犯胃证	ZZGS30	肝肾两虚证
		ZZGS31	肝肾两亏证
ZZGV	**肝、气证类**	ZZGS32	肝肾两虚,约束无权证
ZZGV10	肝气郁结证		
ZZGV11	肝气郁结,气滞血瘀证	ZZGS40	肝肾阴虚证
		ZZGS41	肝肾阴虚,风阳上扰证
ZZGV12	肝气郁滞证		
ZZGV20	肝气乘脾证	ZZGS42	肝肾阴虚,肝阳上亢证
ZZGV30	肝气犯胃证		
ZZGV40	肝郁气滞证	ZZGS50	肝郁肾虚证
ZZGV41	肝郁气滞,气火上逆证	ZZGT	**肝、痰证类**
		ZZGT10	肝郁痰火证
ZZGV42	肝郁气滞,痰浊阻络证	ZZGT20	肝郁痰凝证
ZZGR	**肝、热证类**	ZZGU	**肝、火证类**
ZZGR10	肝热上扰证	ZZGU10	肝火炽盛证
ZZGR20	肝郁化热证	ZZGU11	肝火亢盛证
ZZGR30	肝胆热毒证	ZZGU12	肝火旺盛证

续表

代码	中医证候分类名称	代码	中医证候分类名称
ZZGU20	肝火上炎证		
ZZGU21	肝火上扰证	ZZGY	**肝、阴证类**
ZZGU22	肝火上扰清窍证	ZZGY10	肝阴不足证
ZZGU30	肝火湿热证	ZZGY20	肝阴亏虚证
ZZGU31	肝火湿热上攻证		
ZZGU40	肝火痰热证	ZZS	**肾证类**
ZZGU50	肝火犯肺证	ZZS010	肾精不足证
ZZGU60	肝火犯胃证	ZZS011	肾精亏耗证
ZZGU70	肝火流筋证	ZZS012	肾精亏损证
ZZGU80	肝郁化火证	ZZS020	肾精亏虚证
ZZGU90	肝郁火旺证	ZZS030	肾虚证
ZZGUA0	肝胆火炽证	ZZS040	肾虚精亏证
ZZGUA1	肝胆火炽,风火攻目证	ZZS050	肾虚不固证
		ZZS051	肾虚失约证
ZZGUB0	肝胆火热证	ZZS052	肾虚不固,阳虚证
ZZGUC0	肝胆火盛证	ZZS053	肾虚不固,阴虚证
ZZGUC1	肝胆火盛,邪热外侵证	ZZS060	肾虚骨弱证
		ZZS070	肾虚滑脱证
ZZGUD0	肝胆火旺证	ZZS071	肾虚滑脱,精关不固证
ZZGUE0	胆火上逆证		
		ZZS080	肾虚髓亏证
ZZGX	**肝、血证类**	ZZS081	肾虚髓减证
ZZGX10	肝血不足证	ZZS090	肾元不足证
ZZGX11	肝血不足,风中脉络证	ZZS091	肾元不足,内风暗煽证
ZZGX12	肝血不足,外感风邪证	ZZS100	肾元亏虚证
		ZZS101	肾元亏虚,邪毒停聚证
ZZGX20	肝血亏虚证		
ZZGX30	肝郁血热证	ZZS110	膀胱损伤证
ZZGX40	肝郁血虚证	ZZS120	膀胱虚冷证
ZZGX50	肝郁血瘀证		
ZZGX60	肝胆瘀阻证	ZZSA	**肾、阳证类**

续表

代码	中医证候分类名称	代码	中医证候分类名称
ZZSA10	肾阳不足证	ZZSV22	肾气亏虚,阳虚证
ZZSA11	肾阳不足,气化无权证	ZZSV30	肾气衰微证
		ZZSV40	肾气不固证
ZZSA20	肾阳亏虚证	ZZSV50	肾气不摄证
ZZSA30	肾阳虚损证	ZZSV60	肾不纳气证
ZZSA40	肾阳虚衰证		
ZZSA41	肾阳衰惫证	ZZSR	**肾、热证类**
ZZSA42	肾阳衰微证	ZZSR10	肾虚内热证
ZZSA50	命门火衰证	ZZSR20	肾虚髓热证
ZZSA51	命门火衰,脾阳不足证		
		ZZST	**肾、痰证类**
		ZZST10	肾虚水泛证
ZZSG	**肾、肝证类**		
ZZSG10	肾虚肝亢证	ZZSU	**肾、火证类**
		ZZSU10	肾虚火旺证
ZZSH	**肾、寒证类**	ZZSU20	相火炽盛证
ZZSH10	肾虚寒凝证	ZZSU30	相火上炎证
ZZSH20	肾虚寒湿证	ZZSU40	君相火动证
ZZSH30	肾虚寒痰证	ZZSU41	君相火动,心肾不交证
ZZSH40	下元虚寒证		
ZZSH41	下元虚寒,肾气不足证	ZZSU42	君相火旺证
		ZZSY	**肾、阴证类**
ZZSM	**肾、湿证类**	ZZSY10	肾阴不足证
ZZSM10	肾虚湿热证	ZZSY11	肾阴不足,水液不利证
ZZSM20	膀胱湿热证		
		ZZSY20	肾阴亏虚证
		ZZSY30	肾阴耗损证
ZZSV	**肾、气证类**	ZZSY31	肾阴虚损证
ZZSV10	肾气不足证		
ZZSV11	肾气不充证		
ZZSV20	肾气亏虚证	ZZJ	**经络证类**
ZZSV21	肾气亏虚,阴虚证	ZZJ010	冲任失调证

续表

代码	中医证候分类名称	代码	中医证候分类名称
ZZJ020	经脉不和证	ZLTH11	太阳虚寒,心阳虚证
ZZJ030	经脉空虚证		
ZZJ031	络脉空虚,风邪入中证	ZLTH12	太阳虚寒,阳虚兼水气证
ZZJ040	络脉破损证	ZLTH13	太阳虚寒,脾虚证
ZZJ050	胸络不和证	ZLTH14	太阳虚寒,肾阳虚证
ZZJ060	窍络被蒙证		
ZZJ070	络气不和证	ZLTH20	太阳寒实结胸证
		ZLTH30	太阳寒热错杂痞证
ZZJX	经络、血证类	ZLTR	太阳、热证类
ZZJX10	络伤出血证	ZLTR10	太阳热证
ZZJX20	伤络便血证	ZLTR20	太阳热实结胸证
ZZJX30	经络瘀滞证	ZLTR30	太阳热痞证
ZZJX31	经络瘀阻证	ZLTR40	太阳上热下寒证
ZZJX32	经脉瘀阻证		
		ZLTT	太阳、痰证类
ZL	六经证候类	ZLTT10	太阳痰气痞证
		ZLTT20	太阳蓄水证
ZLT	太阳证类	ZLTT30	太阳水痞证
ZLT000	太阳证		
ZLT010	太阳中风表虚证	ZLTU	太阳、火证类
ZLT020	太阳伤寒表实证	ZLTU10	太阳火逆证
ZLT030	太阳表郁轻证		
ZLT040	太阳结胸证	ZLTX	太阳、血证类
ZLT050	太阳脏结证	ZLTX10	太阳蓄血证
ZLT060	太阳痞证		
ZLT070	太阳下焦滑脱痞证	ZLTY	太阳、阴证类
		ZLTY10	太阳阴阳两虚证
ZLTH	太阳、寒证类		
ZLTH00	太阳寒证	ZLY	阳明证类
ZLTH10	太阳虚寒证	ZLY000	阳明证

代码	中医证候分类名称	代码	中医证候分类名称
ZLY010	阳明实证		
ZLY020	阳明发黄证	ZLHH	**少阴、寒证类**
ZLY030	阳明腑实证	ZLHH10	少阴寒化证
ZLY031	阳明腑实,小肠热盛证	ZLHJ	**少阴、津液证类**
		ZLHJ10	少阴伤津动血证
ZLYR	**阳明、热证类**		
ZLYR10	阳明热证	ZLHR	**少阴、热证类**
ZLYR20	阳明热盛证	ZLHR10	少阴热证
ZLYR30	阳明热结证	ZLHR20	少阴热移膀胱证
ZLYR31	阳明热结,气液两虚证	ZLHR30	少阴热化证
ZLYR32	阳明热结,阴液亏损证	ZLJ	**厥阴证类**
		ZLJ000	厥阴证
		ZLJ010	厥阴厥证
ZLYX	**阳明、血证类**	ZLJ020	内陷厥阴证
ZLYX10	阳明血热证	ZLJ030	厥阴呕哕证
		ZLJ040	厥阴下利证
ZLYZ	**阳明、燥证类**		
ZLYZ10	阳明燥结证	ZLJR	**厥阴、热证类**
		ZLJR10	厥阴上热下寒证
ZLS	**少阳证类**		
ZLS000	少阳证	ZW	**卫气营血证候类**
ZLA	**太阴证类**	ZWW	**卫分证类**
ZLA000	太阴证	ZWW010	卫分证
ZLA010	太阴兼表证		
ZLA020	太阴腹痛证	ZWWV	**卫分、气分证类**
		ZWWV10	卫气同病证
ZLH	**少阴证类**	ZWWV11	卫气同病,痰热蕴肺证
ZLH000	少阴证		
ZLH010	少阴咽痛证		

代码	中医证候分类名称	代码	中医证候分类名称
ZWWY	**卫分、营分证类**	ZVV070	筋断筋伤证
ZWWY10	卫营同病证	ZVV080	筋骨不用证
		ZVV090	筋脉失养证
ZWV	**气分证类**	ZVV100	腐筋损骨证
ZWV000	气分证	ZVV110	劳伤筋脉证
		ZVV120	鼻梁内陷,血脉损伤证
ZWVM	**气分、湿证类**		
ZWVM10	气分湿热证	ZVV130	感伤健眼证
		ZVV140	脑髓失养证
ZWVX	**气分、血分证类**	ZVV150	脑窍被蒙证
ZWVX10	气血两燔证	ZVV160	神明失职证
		ZVV170	乳房部漏证
ZWVY	**气分、营分证类**	ZVV180	乳晕部漏证
ZWVY10	气营两燔证	ZVV190	髓海不足证
		ZVV200	元神外脱证
ZWY	**营分证类**	ZVV210	内闭外脱证
ZWY000	营分证	ZVV220	内陷外脱证
		ZVV230	上盛下虚证
ZWX	**血分证类**	ZVV240	下焦虚冷证
ZWX000	血分证	ZVV250	脏腑虚冷证
		ZVV260	虚实夹杂证
ZV	**其他证候类**	ZVV270	三焦壅塞证
		ZVV280	脱证
ZVV	**其他证类**	ZVV290	营卫不和证
ZVV000	其他证		
ZVV010	禀赋不足证	ZVM	**期类**
ZVV011	先天不足证	ZVM010	一期
ZVV020	干陷证	ZVM020	二期
ZVV030	干疳证	ZVM030	三期
ZVV040	疳积证	ZVM040	初期
ZVV050	疳气证	ZVM050	中期
ZVV060	疳肿胀证	ZVM060	后期

续表

代码	中医证候分类名称	代码	中医证候分类名称
ZVM070	晚期	ZVM260	成熟期
ZVM080	见形期	ZVM270	过熟期
ZVM090	出疹期	ZVM280	初发期
ZVM100	收没期	ZVM290	进行期
ZVM110	收口期	ZVM300	退行期
ZVM120	成痈期	ZVM310	昏溃期
ZVM130	酿脓期	ZVM320	清醒期
ZVM140	成脓期	ZVM330	发作期
ZVM150	溃脓期	ZVM340	缓解期
ZVM160	溃后期		
ZVM170	恢复期	ZVX	**型类**
ZVM180	初咳期	ZVX010	脱屑型
ZVM190	痉咳期	ZVX020	鼻赘型
ZVM200	疹前期	ZVX030	糜烂型
ZVM210	疹回期	ZVX040	包块型
ZVM220	未破损期	ZVX050	丘疹型
ZVM230	已破损期	ZVX060	红斑型
ZVM240	发热期	ZVX070	界线型
ZVM250	膨胀期	ZVX080	瘤型

图书在版编目（CIP）数据

中医病历书写基本规范（第一版）/ 王阶主编. —北京：科学技术文献出版社，2010.1（2025.2重印）
ISBN 978-7-5023-6778-7

Ⅰ.①中…　Ⅱ.①王…　Ⅲ.①中医学临床—病案—书写规则　Ⅳ. R197.323

中国版本图书馆 CIP 数据核字（2010）第 218014 号

中医病历书写基本规范（第一版）

| 策划编辑：付秋玲 | 责任编辑：付秋玲 | 责任校对：唐　炜 | 责任出版：张志平 |

出　版　者　科学技术文献出版社
地　　　址　北京市复兴路15号　邮编 100038
编　务　部　（010）58882938，58882087（传真）
发　行　部　（010）58882868，58882874（传真）
邮　购　部　（010）58882873
官方网址　www.stdp.com.cn
发　行　者　科学技术文献出版社发行　全国各地新华书店经销
印　刷　者　中煤（北京）印务有限公司
版　　　次　2010年1月第1版　2025年2月第27次印刷
开　　　本　787×1092　1/16
字　　　数　475千
印　　　张　21.5
书　　　号　ISBN 978-7-5023-6778-7
定　　　价　48.00元

版权所有　违法必究

购买本社图书，凡字迹不清、缺页、倒页、脱页者，本社发行部负责调换